心内科疾病治疗

司鹏先 李玉明 梁玉操 主编

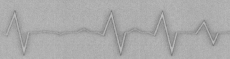

 中国出版集团有限公司

 世界图书出版公司

广州·北京·上海·西安

图书在版编目（CIP）数据

心内科疾病治疗 / 司鹏先，李玉明，梁玉操主编 .

广州 : 世界图书出版广东有限公司 , 2024. 10. —— ISBN

978-7-5232-1774-0

Ⅰ . R540.5

中国国家版本馆 CIP 数据核字第 20245Q5Z43 号

书　　名　心内科疾病治疗
　　　　　XINNEIKE JIBING ZHILIAO

主　　编　司鹏先　　李玉明　　梁玉操

责任编辑　曹桔方

出版发行　世界图书出版有限公司　　世界图书出版广东有限公司

地　　址　广州市新港西路大江冲 25 号

邮　　编　510300

电　　话　020-84460408

网　　址　http：//www.gdst.com.cn

邮　　箱　wpc_gdst@163.com

经　　销　各地新华书店

印　　刷　广州小明数码印刷有限公司

开　　本　787×1092　1/16

印　　张　11.25

字　　数　255 千字

版　　次　2024 年 10 月第 1 版　　2024 年 10 月第 1 次印刷

国际书号　ISBN 978-7-5232-1774-0

定　　价　45.00 元

编委会

主编

司鹏先   济南市中西医结合医院

李玉明   济南市莱芜区茶业口镇卫生院

梁玉操   曹县人民医院

副主编

高海顺   烟台市蓬莱人民医院

前　言

　　求生的本能，促使人类需要劳作果腹的同时，还要与疾病做抗争。探索生命的本质、研究疾病的发生发展、寻找预防和治疗的方法，医学由此诞生。远古人类发现失血过多会导致死亡，血液便成了人最初认识的生命要素，也成为早期体液学说的构成元素之一。心脏，是另一个引起人重视和幻想的要素，人们赋予它生命核心的定义。两千多年前，《黄帝内经》就记载"心者，生之本，神之变也，其华在面，其充在血脉"，心脏是生命的源泉；"经脉流行不止，环周不休"，血液循环往复。

　　如今，心血管疾病的基础研究和临床诊治水平大大提高，但伴随着人口老龄化和社会生活方式的转变，心血管疾病发病率呈指数级增长。严峻的心血管疾病负担给心血管病专科医生带来挑战的同时，也督促全社会广泛采取相关预防措施，优化生活方式，严控危险因素。心血管疾病领域包含多个专科领域，如冠心病学、心律失常电生理学、心衰学、高血压病学等。本书重点阐述心律失常、冠状动脉粥样硬化性心脏病、高血压、心肌疾病、心力衰竭，以及心脏康复与二级预防等，涵盖了心血管疾病的发病机制、临床表现、检查、诊断、治疗与预防等方面。

　　本书所写疾病均为各位编者所擅长的领域，同时参考了近年国内最新的应用研究和权威性著作，使本书内容更加新颖和实用，以适合现代心内科临床诊治常态，可作为心内科医师和其他相关临床学科医务人员的参考用书。但由于我们的水平有限，书中可能有疏漏之处，希望广大读者批评指正，以改进和完善本书。

编　者

2024 年 3 月

目 录

第一章　总论

心脏好像一台水泵，通过血管将氧合后的富氧血液输送到人体器官组织。当心脏不能泵出充足的血液时，就会出现心脏衰竭、组织器官缺氧；心脏停搏，则宣告生命终止。本章阐述心血管系统的基本知识、诊断和药物治疗。

除了传统的视触叩听，科学进步带来了影像学的崛起。心脏超声、磁共振、CT、核素心肌灌注及代谢显像，已经成为心内科医生的常规诊断工具。随着福斯曼将导管插入自己的心脏，介入心脏病学登上历史舞台，成为医学领域发展最快的学科之一。冠状动脉介入治疗的效果不断提高，经皮球囊瓣膜成形术、心律失常的导管消融治疗、先天性心血管疾病的介入治疗、经静脉人工心脏起搏术等也迅速发展。传统药物的疗效经过循证医学验证，新的治疗药物也在进行临床研究。

第一节　心血管系统基本知识

一、心血管系统形成

心血管系统由中胚层分化而来，是胚胎发生过程中结构和功能形成最早的系统。大约在胚胎第 3 周末开始血液循环，使胚胎能有效地获得养料和排出废物。胚胎早期的心血管左右对称，以后通过合并、扩大、萎缩、退化和新生等过程，演变成为非对称器官。

（一）原始心血管系统的建立

1. 血岛和血管的形成　胚胎第 15 d 左右，卵黄囊壁的胚外中胚层内出现许多血岛（blood island），它是间充质细胞密集而成的细胞团。血岛周边的细胞变扁，分化为内皮细胞，内皮细胞围成的内皮管即原始血管；血岛中央的游离细胞分化成为原始血细胞，即造血干细胞。内皮管不断向外出芽延伸，与相邻血岛形成的内皮管互相融合通连，逐渐形成一个丛状分布的内皮管网。与此同时，在体蒂和绒毛膜的胚外中胚层、胚体内间充质也以同样方式形成内皮管网。内皮管网互相沟通，其周围的成分分化为平滑肌和结缔组织而形成血管网。

2. 心脏的发生　心脏发生于生心区。生心区是指位于胚盘头端、口咽膜前方的中胚层，生心区前方的中胚层即原始横膈。第 8～19 d 时，生心区的中胚层细胞密集，形成前后纵行、左右并列的一对长索，称生心板（cardiogenic plate），其背侧出现围心腔（pericardiac coelom）。生心板中央变空，逐渐形成一对心管（cardiac tube）。由于出现头褶，胚体头端向腹侧卷曲，原来位于口咽膜头侧的心管和围心腔便转到咽的腹侧，位于心管背侧的围心腔转至它的腹侧。不久，两条心管融合成一条。其背侧有心背系膜与前肠连接，心背系膜随后退化消失，心管游离在围心腔中，其头、尾两端仍分开，分别与成对的动脉和静脉连接。心管和其周围的间充质分化形成心内膜、心肌膜和心外膜。

3. 原始心血管系统的组成　原始心血管系统左、右对称，其组成包括以下内容：

（1）心管：1 对，位于前肠腹侧。

（2）动脉：包括 1 对腹主动脉、6 对弓动脉（aortic arch）和 1 对背主动脉。腹主动脉分别位于前肠的腹侧，尾端与心管头端相接；在 2 条心管融合时，左、右腹主动脉的近心端也合并形成膨大的动脉囊。6 对弓动脉位分别穿行于相应的鳃弓内，连接背主动脉与腹主动脉，参与主动脉弓和肺动脉的形成。背主动脉位于前肠的背侧，从咽至尾端的左、右背主动脉合并为 1 条，形成降主动脉，沿途发出许多分支。分支包括：数对卵黄动脉（vitelline artery），分布于卵黄囊；1 对脐动脉（umbilical artery），经体蒂分布于绒毛膜；许多成对的节间动脉，分布于胚体。

（3）静脉：前主静脉（anterior cardinal vein）1 对，收集胚胎上半身的血液；后主静脉（posterior cardinal vein）1 对，收集胚胎下半身的血液。两侧的前、后主静脉分别汇合成左、右总主静脉（common cardinal vein）。卵黄静脉（vitelline vein）和脐静脉（umbilical vein）各 1 对，分别来自卵黄囊和绒毛膜。总主静脉、卵黄静脉和脐静脉分别开口于同侧心管尾端。

（二）心脏的发育

1. 心脏外形的改变　2 条心管融合为 1 条后，由于心管各部分生长速度不一，出现 2 个缩窄和 3 个膨大。3 个膨大从头端起依次为心球（bulbus cordis）、心室（ventricle）和心房（atrium）。心球和动脉囊之间的部分，称为动脉干（truncus arteriosus）。接着，在心房的尾端又出现一个膨大，称静脉窦（sinusvenosus）。静脉窦起初位于围心腔的尾侧，它的尾端又分左、右 2 个角，分别接受同侧的卵黄静脉、脐静脉和总主静脉回流的血液。

左、右 2 条心管合并时，心管内皮形成心内膜的内皮层。心管周围的间充质形成心肌外套层（myoepicardial mantle），之后分化为心肌膜和心外膜。心管内皮和心肌外套层之间在心脏发育早期存在一层疏松的间充质，即心胶质（cardiac jelly）。内皮下层及心内膜下层的结缔组织即由心胶质形成。

由于心管的发育快于围心腔，心管连续出现 2 个弯曲，第一个弯曲是心球和心室间的弯曲，使心管呈"U"形；接着在心室和心房间出现第二个弯曲，心管呈"S"形。心房移至心球和心室背侧左上方，静脉窦进入围心腔，位于心房背面尾侧。由于心房腹侧有动脉干，背侧有食管，故心房只能向左、右扩展，膨出于动脉干的两侧。以后心球的一部分并入心室，心房和心室之间的缩窄逐渐变深，形成一狭窄的通道，称房室管。至第 5 周末，原来位于心房头端的心室移至心房的尾侧，而心房位于心室的头端，并向左、右侧膨出。至此，心脏已初具成体的外形，但此时心脏内部尚未完全分隔。

随着心脏的进一步发育，静脉窦参与心房的形成，与其相连的脐静脉、左卵黄静脉消失，左总主静脉演变为左房斜静脉和冠状窦，右总主静脉演变为上腔静脉，右卵黄静脉演变为下腔静脉。

2. 心脏内部的分隔

（1）房室管的分隔：第 4 周末，房室管背侧壁和腹侧壁的正中线上，心内膜组织增生，分别形成背、腹心内膜垫（endocardial cushion）。背、腹心内膜垫向相对方向生长，于第 6 周初愈合，将房室管分隔成左、右房室孔。其内膜发生皱褶隆起，形成左侧的二尖瓣和右侧的三尖瓣。

（2）心房的分隔：当心内膜垫发生时，心房背侧正中线上发生一镰状隔膜，称第一房间隔。它向心内膜垫方向生长，与心内膜垫间留有一孔，称第一房间孔。第一房间隔继续生长，与心内膜垫愈合，使第一房间孔封闭。在第一房间孔封闭前，第一房间隔头端又发生一孔，称第二房间孔。第二房间孔形成时，在第一房间隔的右侧又发生一较厚的呈新月形的隔膜，称第二房间隔，它也向心内膜垫方向生长，逐渐盖住了第一房间隔上的第二房间孔。第二房间隔的下缘与心内膜垫融合，但留有卵圆孔。由于第一房间隔较第二房间隔薄且较软，故第一房间隔相当于卵圆孔的瓣膜。心房达到了形态上的完全分隔。在出生前，由于肺循环血量很少，左房的压力低于右房，从下腔静脉进入右心房的血液，从卵圆孔冲开较薄的卵圆孔瓣，经第二房间孔进入左心房，即功能上存在右向左的单向通道。

（3）心室的分隔：第 4 周末，心室开始分隔。首先在心室底壁的心肌组织向心内膜垫方向生长，形成一半月形的隔膜，称室间隔肌部。但其游离缘与心内膜垫间留有一孔，为室间孔。胚胎发育至第 2 个月时，室间孔由左、右动脉球嵴尾端向下延伸的结缔组织以及心内膜垫增生的结缔组织共同形成的薄膜封闭。此结缔组织薄膜成为室间隔膜部。至此，心室被分隔为左心室和右心室。

（4）动脉干和心球的分隔：动脉干和心球内面局部内膜增生，形成左、右动脉球嵴（aortic obulbar ridge）。这对嵴的位置相对，自动脉干向心室方向呈螺旋形生长，并逐渐在中线融合，形成一螺旋形的隔膜，称主动脉肺动脉隔。此隔膜将动脉干和心球分隔成直径相等的两个管道，即升主动脉和肺动脉干。

二、心血管系统概述

心血管系统由心、动脉、毛细血管和静脉组成，血液在血管中循环流动。心血管系统的主要功能是物质运输。血液将消化系统吸收的营养物质和肺吸收的氧运送到全身器官的组织和细胞，同时将组织和细胞的代谢产物、多余的水和二氧化碳运送到肾、肺、皮肤等排出体外，以保证身体新陈代谢的正常进行。内分泌器官和分散在体内各处的内分泌细胞所分泌的激素及生物活性物质亦由心血管系统输送到相应的靶器官，以实现体液调节。此外，心血管系统对维持人体内酸碱平衡、体温调节，以及实现防卫功能等均具有重要作用。另外，心血管系统还有内分泌功能。心肌细胞、血管平滑肌细胞和内皮细胞等可产生心钠素、肾素、血管紧张素等多种生物活性物质参与机体的功能调节。

（一）心血管系统的组成

心血管系统包括心（heart）、动脉（artery）、毛细血管（capillary）和静脉（vein）。

1. 心　主要是由心肌构成的中空性肌性器官，心腔内充满血液，是血液循环的"动力泵"，也兼有重要的内分泌功能。心内部被心间隔分为左、右两半，每半又各分为心房和心室，故心有 4 个腔：左心房、左心室、右心房和右心室。心房和心室通过房室口相通，左、右半心互不相通。运送血液回心房的血管为静脉，经心室发出的血管为动脉。在房室口和动脉口处均有瓣膜，它们颇似泵的阀门，可顺流而开启，逆流而关闭，保证血液定向流动。心在神经和体液的调节下有节律地收缩和舒张，让静脉内的血液回流到心房，然后泵入心室，再由心室射入动脉，如此推动血液循环。

2. 动脉　是运送血液离心的管道。动脉在走行、分布的过程中，逐渐分支，管径越分越细，管壁越分越薄，最终移行为毛细血管。动脉依照管腔大小和管壁构造不同，分为大、中、小 3 种。动脉管壁较静脉壁厚，可分为 3 层：内膜菲薄，腔面为 1 层光滑扁平的内皮细胞，能减少血流阻力；中膜较厚，含平滑肌、弹性纤维和胶原纤维，大动脉以弹性纤维为主，中、小动脉以平滑肌为主；外膜由疏松结缔组织构成，含胶原纤维和弹性纤维，可防止血管过度扩张。动脉壁的结构与其功能密切相关。大动脉中膜弹性纤维丰富，有较大的弹性，心室射血时，管壁被动扩张，缓冲心搏的压力；心室舒张时，管壁弹性回缩，推动血液继续向前流动。中、小动脉尤其是小动脉的中膜平滑肌可在神经体液调节下收缩或舒张以改变管腔大小，从而影响血流外周阻力的大小和局部的血流量，对正常血压的维持起重要作用。

3. 毛细血管　是血液循环的基本功能单位，为连接动、静脉末梢间的管道。毛细血管管径一般为 7 ～ 9 μm，管壁主要由 1 层内皮细胞和基膜构成。毛细血管彼此吻合成网，除角膜、晶状体、毛发、指甲、软骨、牙釉质和被覆上皮外，遍布全身各处。毛细血管数量多，管壁薄，通透性大，管内血流缓慢，这些结构特点有利于血液与组织液进行物质交换。

4. 静脉　是运送血液回心的管道。小静脉由毛细血管会合而成，在向心回流过程中不断接受属支，逐渐会合成中静脉、大静脉，最后注入心房。静脉管壁也可以分为内膜、中膜和外膜，但其界线常不明显。根据管腔大小和管壁构造不同，静脉也分为大、中、小 3 种。除上腔静脉、下腔静脉、头臂静脉和髂总静脉等大静脉外，其他有名称者，多属于中静脉。与相应的动脉比较，静脉管壁薄，管腔大，弹性小，容血量较大，血流速度缓慢。

（二）血液循环途径

血液由左心室泵出，经主动脉及其分支到达全身毛细血管，血液在此与周围的组织、细胞进行物质和气体交换，再通过各级静脉返回右心房。这种周而复始的循环流动，称为血液循环。

1. 体循环　又称为大循环。血液由左心室搏出，经主动脉及其各级分支到达毛细血管，最后经上、下腔静脉返回右心房。体循环的路径长，流经范围广，把动脉血输送到全身各器官，对其进行滋养，并将全身各处的代谢产物和二氧化碳运回心。

2. 肺循环　又称为小循环。血液由右心室搏出，经肺动脉干及其各级分支到达肺泡毛细血管进行气体交换，再经 4 条肺静脉进入左心房。小循环路径较短，压力较低，只通过肺，主要使静脉血转变成氧饱和的动脉血。

体循环和肺循环同时进行，二者通过左、右房室口相互衔接。两条循环的路径虽然不同，功能各异，但都是血液循环密不可分的组成部分。血液循环路径中任何一部分发生病变，如心瓣膜病、房间隔或室间隔缺损、肺部疾病、血管病变等都会影响血液循环的正常进行。

（三）血管吻合及其功能意义

1. 动脉间吻合　人体内许多部位或器官的两条动脉干之间存在交通支相连，如脑底动脉之间。在经常活动或易受压的部位，其邻近的多条动脉分支常互相吻合成动脉网，如关节网。在时常改变形态的器官，两动脉末端或其分支可直接吻合形成动脉弓，如掌深弓、掌浅弓、胃小弯动脉弓等。这些吻合都有缩短血液循环时间和调节血流量的作用。

2. 静脉间吻合　除具有和动脉相似的吻合形式外，常在脏器周围或脏器壁内形成静脉丛，以保证在脏器扩大或腔壁受压时血流通畅。静脉吻合远比动脉丰富，吻合形式多样。

3. 动、静脉吻合　在体内的许多部位，如指尖、趾端、鼻、唇、外耳皮肤、生殖器勃起组织等处，小动脉和小静脉之间可借血管吻合支直接相连，形成小动、静脉吻合。这种吻合具有缩短血液循环途径、调节局部血流量和体温的作用。

4. 侧支吻合　有的血管主干在行程中发出与其平行的侧副管。发自主干不同高度的侧副管彼此吻合，称侧支吻合。正常状态下侧副管比较细小，但当主干阻塞时，侧副管逐渐增粗，血流可经扩大的侧支吻合到达阻塞以下的血管主干，使血流受阻区的血液循环得到不同程度的代偿恢复。这种通过侧支建立的循环称侧支循环（collateral circulation）或侧副循环。侧支循环的建立显示了血管的适应能力和可塑性，对于保证器官在病理状态下的血液供应具有重要意义。

体内少数器官内的动脉与相邻动脉之间无吻合，这种动脉称为终动脉，如视网膜中央动脉。终动脉的阻塞可导致供血区的组织缺血甚至坏死。如果某一动脉与邻近动脉虽有吻合，但当该动脉阻塞后，邻近动脉不足以代偿其血液供应，这种动脉称功能性终动脉，如脑、肾和脾内的部分动脉分支。

三、心血管系统生理

循环系统（circulation system）是一个相对封闭的管道系统，包括起主要作用的心血管系统（cardiovascular system）和起辅助作用的淋巴系统（lymphatic system）。在整个生命活动过程中，心脏不停地跳动，推动血液在心血管系统内循环流动，称为血液循环（blood circulation）。血液循环的主要功能是完成体内的物质运输：运送细胞新陈代谢所需的营养物质和氧气到全身，以及运送代谢产物和二氧化碳到排泄器官。此外，由内分泌细胞分泌的各种激素及生物活性物质也通过血液循环运送到相应的靶细胞，实现机体的体液调节；机体内环境理化特性相对稳定的维持以及血液的防卫免疫功能的实现依赖于血液的循环流动。循环功能一旦发生障碍，机体的新陈代谢便不能正常进行，一些重要器官将受到严重损害，甚至危及生命。淋巴系统由淋巴管和淋巴器官组成，外周淋巴管收集部分组织液而形成淋巴液，淋巴液沿淋巴管向心流动汇入静脉血液。循环系统的活动受神经和体液因素的调节，且与呼吸、泌尿、消化、神经和内分泌等多个系统相互协调，从而使机体能很好地适应内、外环境的变化。

（一）心脏生理

1. 心肌细胞的生理特性　心肌细胞属于可兴奋的肌细胞，具有受到刺激产生动作电位（兴奋）和收缩的特性。正常情况下，心肌细胞的节律性兴奋源自窦房结，通过可靠的传导到达全部心肌细胞。兴奋通过兴奋 - 收缩耦联（excitation-contraction coupling）引发心肌细胞收缩。心脏泵血则有赖于心肌细胞有力而同步的收缩。

根据组织学和生理学特点，可将心肌细胞分为两类：一类是普通的心肌细胞，即工作细胞，包括心房肌和心室肌；另一类是一些特殊分化了的心肌细胞，组成心脏的特殊传导系统，包括窦房结、房室结、房室束和浦肯野纤维。特殊传导系统细胞具有自发产生动作电位或兴奋的能力，又称为自律细胞。心肌组织具有可兴奋组织的基本特性：①具有在受到刺激后产生动作电位的能力，称为兴奋性（excitability）；②将动作电位从产生部位扩布到同一细胞的其他部分和相邻其他心肌细胞的能力，称为传导性（conductivity）；③在动作电位的触发下产生收缩反应，称为收缩性；④具有自己的独特特性，即自发产生动作电位的能力，称为自动节律性（autorhythmicity）。兴奋性、传导性、收缩性和自动节律性是心肌组织的四种生理特性。收缩性是心肌的一种机械特性，而兴奋性、传导性和自动节律性以细胞膜的生物电活动为基础，称为电生理特性。一般而言，心肌工作细胞具有兴奋性、传导性和收缩性，无自动节律性；而自律细胞有兴奋性、传导性和自动节律性，而无收缩性。

心肌细胞动作电位的形状及其形成机制比骨骼肌细胞要复杂，不同类型心肌细胞的动作电位不仅在幅度和持续时间上各不相同，而且形成的离子基础也有差别。心脏各部分在兴奋过程中出现的生物电活动，通过心脏周围的导电组织和体液传导到身体表面，用专门仪器（心电图仪）可以记录到心脏兴奋过程发生的电变化，称为心电图（electrocardiogram，ECG）。心肌组织的电生理特性及其电活动是形成心电图的基础，疾病情况下的电生理特性及电活动的改变是异常心电图表现的原因。

2. 心肌细胞收缩的特点　心脏在血液循环过程中起着泵的作用。心脏的泵血依靠心脏收缩和舒张的不断交替活动而得以完成。心脏舒张时容纳从静脉返回的血液，收缩时将血液射入动脉，为血液流动提供能量。心房和心室的有序节律性收缩和舒张引起各自心腔内压力、容积发生周期性变化，各心瓣膜随压力差开启、关闭，使血液按单一方向循环流动。心脏对血液的驱动作用称为泵血功能或泵功能，是心脏的主要功能。

心肌细胞中，产生收缩力的最小单元为肌节。心肌细胞具有收缩能力的结构基础是细胞内的肌原纤维。收缩结构由大约 400 根肌原纤维纵向排列组成，每根肌原纤维包含大约 1500 根粗肌丝与 3000 根细肌丝。在纵向上，肌原纤维以大约 2 μm 的间距划分为肌节，因此，平均长为 120 μm 的心肌细胞大约有 60 个肌节。在电镜下，肌原纤维呈明暗交替的条索状。这些有序的肌原纤维构成了心肌兴奋 - 收缩耦联的最终效应器。心肌细胞兴奋时，通过兴奋 - 收缩耦联机制触发其收缩。心肌细胞与骨骼肌细胞同属于横纹肌，它们的收缩机制相似，在细胞质内 Ca^{2+} 浓度升高时，Ca^{2+} 和肌钙蛋白结合，触发粗肌丝上的横桥和细肌丝结合并发生摆动，使肌细胞收缩。但心肌细胞的结构和电生理特性并不完全和骨骼肌相同，所以心肌细胞的收缩有其特点，具体表现如下：①"全或无"式的收缩或同步收缩。心房或心室是功能性合胞体，兴奋一经引起，一个细胞的兴奋可以迅速传导到整个心房或整个心室，引起心房或心室肌细胞近于同步收缩，称为"全或无"收缩，即心房和心室的收缩分别是全心房或全心室的收缩。同步收缩力量大，泵血效果好。②不发生强直收缩。心肌细胞的有效不应期特别长，在收缩期和舒张早期，任何刺激都不能使心肌细胞兴奋，只有等有效不应期过后，即舒张早期结束后，接受刺激才能产生兴奋和收缩，因此，心肌不会产生强直收缩。这一特点保证了心肌细胞在收缩后发生舒张，使收缩与舒张交替进行，有利于血液充盈和射血。③心肌细胞收缩依赖外源性 Ca^{2+}。心肌细胞的收缩有赖于细胞外 Ca^{2+} 的内流，流入胞质的 Ca^{2+} 能触发肌质网终池释放大量 Ca^{2+}，使胞质内 Ca^{2+} 浓度升高约 100 倍，进而引起收缩。这种由少量 Ca^{2+} 的内流引起细胞内肌质网释放大量 Ca^{2+} 的过程或机制称为钙诱导钙释放。

（二）血管生理

血液由心室射出，依次流经动脉、毛细血管和静脉，然后流入心房，再返回到心室，如此循环往复。体循环中的血量约占全身总血量的 84%，其中约 64% 在静脉系统内，约 13% 在大、中动脉内，约 7% 在小动脉和毛细血管内；心脏的血量约占全身总血量的 7%；肺循环中的血量约占总血量的 9%。作为心血管系统的重要组成部分，血管不仅仅是运输血液的管道，而且还参与物质交换、合成和释放各种活性物质，以维持机体内环境的稳态及生命活动的正常进行。

1. 血管的功能性分类　从生理功能上，可将体内的血管分为以下几类。①弹性储器血管（windkessel vessel）。主动脉、肺动脉主干及其发出的最大分支，其管壁厚，富含弹性纤维，具有明显的弹性和可扩张性，称为弹性储器血管。当心室收缩射血时，大动脉压升高，一方面，推动血液快速向前流动；另一方面，使大动脉扩张，暂时储存了一部分血液。当心室舒张时，动脉瓣关闭，扩张的大动脉管壁依其弹性回缩，将在射血期储存的那部分血液继续运向外周，从而维持了血流的连续性，同时避免了心动周期中血压的剧烈波动。大动脉的这种功能称为弹性储器作用。②分配血管（distribution vessel）。从弹性储器血管以后到分支为小动脉前的动脉管道，即中动脉。可将血液输送分配到机体的各器官组织，称为分配血管。③毛细血管前阻力血管（precapillary resistance vessel）。小动脉和微动脉的管径小，对血流的阻力较大，称为毛细血管前阻力血管。微动脉的管壁富含平滑肌，其舒缩活动可使微动脉口径发生明显变化，从而影响对血流的阻力和所在器官组织的血流量。④毛细血管前括约肌（precapillary sphincter）。在真毛细血管的起始部常环绕有平滑肌，称为毛细血管前括约肌。它的舒缩活动可控制毛细血管的开放或关闭，因此可以决定某一时间内毛细血管开放的数量。⑤交换血管（exchange vessel）。真毛细血管的管壁仅由单层血管内皮细胞组成，其外包绕一薄层基膜，具有较高的通透性，因此成为血管内血液和血管外组织液进行物质交换的场所，故将真毛细血管称为交换血管。⑥毛细血管后阻力血管（postcapillary resistance vessel）。微静脉的管径小，对血流也产生一定的阻力，称为毛细血管后阻力血管。微静脉的舒缩可影响毛细血管前阻力与毛细血管后阻力的比值，继而改变毛细血管血压以及体液在血管和组织间隙中的分配。⑦容量血管（capacitance vessel）。与同级动脉相比，体内的静脉数量多、口径大、管壁薄、易扩张，故其容量大。安静状态下，循环血量的60%～70%都储存在静脉中，故将静脉称为容量血管。当静脉的口径发生较小变化时，静脉内容纳的血量就可发生很大的变化，明显影响回心血量。因此，静脉在血管系统中起着血液储存库的作用。⑧短路血管（shunt vessel）。小动脉和小静脉之间的直接吻合支，称为短路血管。它们可使小动脉内的血液不经毛细血管而直接流入小静脉。在手指、足趾、耳郭等处的皮肤中有许多短路血管存在，在功能上与体温调节有关。

2. 血管的内分泌功能　生理情况下，血管内皮细胞能合成和释放多种生物活性物质，以调节血管的收缩与舒张。其中，缩血管活性物质主要有内皮素、血栓素等；舒血管活性物质主要有一氧化氮、前列腺素等。这两类血管活性物质相互制约，保持动态平衡。如果血管内皮细胞受损，其释放的血管活性物质明显减少，将会引发高血压、动脉粥样硬化等疾病。血管平滑肌细胞可合成和分泌肾素、血管紧张素，以调节血管的紧张性和血流量。血管壁中的脂肪细胞、肥大细胞和淋巴细胞等也能分泌多种血管活性物质，以旁分泌、自分泌的形式调节血管的舒缩活动。

第二节　心血管疾病诊断

诊断心血管疾病应根据病史、临床症状和体征、实验室检查和器械检查等资料作出综合分析。

一、症状、体征和实验室检查

（一）症状

心血管疾病的常见症状有发绀、呼吸困难、胸闷、胸痛、心悸、水肿、晕厥，其他症状还包括咳嗽、头痛、头晕或眩晕、上腹胀痛、恶心、呕吐、声音嘶哑等。多数症状也见于一些其他系统的疾病，因此分析时要仔细鉴别。

（二）体征

体征对诊断心血管病多数具有特异性，尤其有助于诊断心脏瓣膜病、先天性心脏病、心包炎、心力衰竭和心律失常。心血管病常见体征如下。

1. 视诊　主要观察一般情况、呼吸状况（是否存在端坐呼吸等），有无胸廓畸形，是否存在发绀、贫血、颈静脉怒张、水肿、心前区隆起、心尖和心前区异常搏动等。心前区隆起多见于先天性心脏病所致右心室肥大。心尖搏动正常位于第 5 肋间，左锁骨中线内侧 0.5～1 cm，直径 2～2.5 cm，心尖搏动移位多见于各种原因所致的左、右心室增大。此外，环形红斑、皮下结节等有助于诊断风湿热，两颧呈紫红色有助于诊断二尖瓣狭窄和肺动脉高压，皮肤黏膜的瘀点、Osler 结节、Janeway 点等有助于诊断感染性心内膜炎，杵状指（趾）有助于诊断右至左分流的先天性心脏病。

2. 触诊 先用全手掌触诊，再用小鱼际触诊，主要判断是否存在心尖搏动异常（左、右心室增大），有无震颤（多见于先天性心脏病和瓣膜狭窄）和心包摩擦感，有无毛细血管搏动、静脉充盈或异常搏动、脉搏的异常变化、肝颈静脉反流征、肝脾大、下肢水肿等。

3. 叩诊 采用轻叩确定心脏相对浊音界（叩诊音由清变浊），判断是否存在心脏增大；先叩左界，后叩右界；从左侧心尖搏动最强点外 2～3 cm 处开始，由外向内，逐个肋间向上，直至第 2 肋间；右界须先叩出肝上界，然后于其上一肋间由外向内，逐个肋间向上，直至第 2 肋间。

4. 听诊 听诊内容包括心率、心律、心音强度、心音分裂、心脏杂音、额外心音、心包摩擦音、肺部啰音、周围动脉的杂音和"枪击声"等。各听诊区听诊顺序为心尖区（二尖瓣听诊区）、肺动脉瓣听诊区、主动脉瓣听诊区、主动脉瓣第二听诊区、三尖瓣听诊区。

（三）实验室检查

实验室检查主要包括血常规、尿常规，各种生化检查（包括血脂检查），心肌损伤标志物血肌钙蛋白、肌红蛋白和心肌酶的测定，心力衰竭标志物脑钠肽的测定等。此外，还有微生物和免疫学检查，如感染性心脏病时微生物培养、病毒核酸及抗体等检查，风湿性心脏病时有关链球菌抗体和炎症反应标志物（如抗"O"抗体、血红细胞沉降率、C 反应蛋白）的检查。

二、辅助检查

（一）非侵入性检查

1. 血压测定 包括诊所血压、动态血压监测和家庭自测血压。诊所血压包括传统的医生测量血压和较新研究中采用的诊所自测血压，诊所自测血压比医生测量要低。24 h 动态血压监测有助于早期高血压病的诊断，可协助鉴别原发性、继发性、难治性高血压。白大衣高血压，以及隐匿性高血压，指导合理用药。家庭自测血压简便易行，适合患者自我监测。

2. 心电图检查 包括常规心电图、24 h 动态心电图、心电图运动负荷试验、遥测心电图、心室晚电位和心率变异性分析等。

（1）常规心电图：分析内容主要包括心率、节律、传导时间、波形振幅、波形形态等，了解是否存在心律失常、心肌缺血/梗死、房室肥大或电解质紊乱等。

（2）运动负荷试验：是目前诊断冠心病最常用的一种辅助手段。通过运动增加心脏负荷而诱发心肌缺血，从而出现缺血性心电图改变。常用运动平板试验。

（3）动态心电图：又称 Holter 监测。可连续记录 24～72 h 心电信号，这样可以提高对非持续性心律失常及短暂心肌缺血发作的检出率。

3. 心脏超声检查

（1）M 型超声心动图：它把心脏各层的解剖结构回声以运动曲线的形式予以显示，有助于深入分析心脏的活动。目前主要用于重点检测主动脉根部、二尖瓣和左室的功能活动。

（2）二维超声心动图：是各种心脏超声检查技术中最重要和最基本的方法，也是临床上应用最广泛的检查。它能实时显示心脏的结构和运动状态。常用的切面包括胸骨旁左室长轴切面、胸骨旁主动脉短轴切面、心尖四腔切面等。

（3）多普勒超声心动图：包括彩色多普勒血流显像（color doppler flow imaging，CDFI）和频谱多普勒，可分析血流发生的时间、方向、流速，以及血流性质。在二维超声基础上应用多普勒技术可很好地观察心脏各瓣膜的功能。另外，近年来多普勒超声心动图（tissue doppler imaging，TDI）技术快速进步，日益成为评价心脏收缩、舒张功能；以及左心室充盈血流动力学的主要定量手段。

（4）经食管超声：由于食管位置接近心脏，因此，提高了对许多心脏结构，尤其是后方心内结构，如房间隔、左侧心瓣膜及左侧心腔病变（如左房血栓等）的可视性和分辨率。

（5）心脏声学造影：声学造影是将含有微小气泡的溶液经血管注入体内，把微气泡超声对比剂作为载体，对特定的靶器官进行造影，可使靶器官显影，从而为临床诊断提供重要依据。右心系统声学造影在发绀型先天性心脏病诊断上仍具有重要价值。左心系统与冠状动脉声学造影则有助于确定心肌灌注面积、了解冠状动脉血液状态及储备能力、判定存活心肌、了解侧支循环情况以及评价血运重建的效果。

（6）实时三维心脏超声：可以更好地对心脏大小、形状及功能进行定量，尤其是为手术计划中异常病变进行定位，还可指导某些心导管操作包括右心室心肌活检等。

4. X 线胸片　能显示出心脏大血管的大小、形态、位置和轮廓，能观察心脏与毗邻器官的关系和肺内血管的变化。

5. 心脏 CT　以往心脏 CT 主要用于观察心脏结构、心肌、心包和大血管改变。而近几年，冠状动脉 CT 造影（CTA）逐渐成为评估冠状动脉粥样硬化的无创成像方法。CTA 可显示冠状动脉主要分支病变情况、冠状动脉解剖异常和桥血管情况，是筛查和诊断冠心病的重要手段。

6. 心脏 MRI　心脏 MRI 除了可以观察心脏结构、功能、心肌心包病变外，采用延迟增强技术可定量测定心肌瘢痕大小、识别存活的心肌，也可用来鉴别诊断各种心肌疾病。

7. 心脏核医学　正常或有功能的心肌细胞可选择性摄取某些显像药物，摄取量与该部位冠状动脉灌注血流量成正比，也与局部心肌细胞的功能或活性密切相关。可以定量分析心肌灌注、心肌存活和心脏功能。显像技术包括心血池显像、心肌灌注显像、心肌代谢显像等。临床上常用的显像剂包括 $^{201}T1$、mTe-MIBI 及 ^{18}FDG 等。常用的成像技术包括单光子发射计算机断层显像（single photon emission computed tomography，SPECT）和正电子发射计算机断层显像（positron emission tomography，PET）。与 SPECT 相比，PET 特异性、敏感性更高。

（二）侵入性检查

1. 右心导管检查　是一种有创介入技术。将心导管经周围静脉送入上、下腔静脉，右心房，右心室，肺动脉及其分支，在腔静脉及右侧心腔进行血流动力学、血氧和心排血量测定，经导管内注射对比剂进行腔静脉、右心房、右心室或肺动脉造影，以了解血流动力学改变，用于诊断先天性心脏病、判断手术适应证和评估心功能状态。

临床上可应用漂浮导管在床旁经静脉（多为股静脉或颈内静脉）利用压力变化将气囊导管送至肺动脉的远端，可持续进行床旁血流动力学测定，主要用于急性心肌梗死、心力衰竭、休克等有明显血流动力学改变的危重患者的监测。

2. 左心导管检查

（1）左心导管检查：在主动脉、左心室等处进行压力测定和心血管造影，可了解左心室功能、室壁运动及心腔大小、主动脉瓣和二尖瓣功能。

（2）选择性冠状动脉造影：可记录冠状动脉全部血管及分支的走行、分布、解剖和功能异常（包括动脉粥样硬化、血栓、先天性异常或冠状动脉痉挛），同时可记录冠状动脉间和冠状动脉自身侧支循环情况，是诊断冠状动脉疾病的传统"金标准"，尽管 CTA 等无创影像学技术不断进步，冠状动脉造影仍然是最普遍被用于确立有无冠状动脉疾病并据此制订治疗方案的影像方法。

3. 心脏电生理检查　心脏电生理检查是以记录标测心内心电图和应用各种特定的电脉冲刺激，借以诊断和研究心律失常的一种方法。对导管射频消融治疗心律失常更是必需的检查。

4. 腔内成像技术

（1）心腔内超声：将带超声探头的导管经周围静脉插入右心系统，显示的心脏结构图像清晰，对瓣膜介入及房间隔穿刺等有较大帮助。

（2）血管内超声（intravascular ultrasound，IVUS）：将小型超声换能器安装于心导管顶端，送入血管腔内，可显示冠状动脉的横截面图像，可评价冠状动脉病变的性质，定量测定其最小管径面积、斑块大小、血管狭窄百分比以及病变性质等，对评估冠脉病变严重程度、指导并优化介入治疗、评价治疗结果及判断预后等方面都有重要价值。

（3）光学相干断层成像（optical coherence tomography，OCT）：将利用红外光的成像导丝送入血管内，可显示冠状动脉的横截面图像，其成像分辨率较血管内超声提高约 10 倍。在评估冠脉病变严重程度、指导介入治疗策略、评价治疗结果等方面的意义和 IVUS 类似。

5. 血管狭窄功能性判断

（1）冠状动脉血流储备分数（fractional flow reserve，FFR）：评估冠状动脉血流的功能学和生理学指标，定义为存在狭窄病变的情况下，该冠状动脉提供给心肌的最大血流量与理论上无狭窄情况下心肌所能获得最大血流量的比值。通过送入压力导丝测定病变两端的压力获得，在冠状动脉供血区域小血管最大化扩张、中心静脉压无明显升高的情况下，FFR 近似等于冠状动脉狭窄远端压力除以主动脉压力。FFR 常用于对临界和多支病变是否行介入治疗进行功能学评价。我国和欧美指南均推荐应用 FFR 指导冠心病患者的血管重建。

（2）冠状动脉定量血流分数（quantitative flow ratio，QFR）：是一种不需要使用压力导丝和腺苷，通过冠脉造影的三维重建与血流动力学分析获得血流储备分数（FFR）的新技术。QFR 具有较好的准确率、灵敏度和特异性，与 FFR 检测结果一致性较高，由于 QFR 不需要冠脉内应用器械，减少操作时间和费用，有望成为心肌缺血功能学评估的替代方案，进一步优化冠状动脉介入治疗策略。

（3）冠状动脉 CT 血流储备分数（fractional flow reserve derived from coronary CT angiography，FFR-CT）：通过对冠状动脉 CTA 三维模型的流体力学计算，模拟冠状动脉血流动力学特点，进而利用得到的参数计算血流储备分数，通过无创方法获得冠状动脉血管所有部位的血流储备分数，与 FFR 检测相比具有较高的一致性。

6. 心内膜和心肌活检　利用活检钳夹取心脏组织，以了解心脏组织结构及其病理变化。一般多采用透视引导下实施，经静脉右心室途径，偶用经动脉左心室途径。右心室间隔活检是最常用的位置，其优势在于造成心脏穿孔的风险相对较低，而且不会带来脑卒中风险。心内膜和心肌活检对于心肌炎、心肌病、心脏淀粉样变性、心肌纤维化等疾病具有确诊意义，对心脏移植后排异反应的判断及疗效评价具有重要意义。

7. 心包穿刺　是有 / 无 X 线透视或心脏超声引导下借助穿刺针直接刺入心包腔的诊断和治疗技术。其目的包括：①通过穿刺抽取心包积液，进行生化检测，涂片寻找细菌和病理细胞，做细菌培养，明确心包积液的原因，诊断各种性质的心包疾病；②紧急心包积液引流，降低心包腔内压，是急性心脏压塞的急救措施；③通过心包穿刺，注射抗生素等药物进行治疗。

第三节　心血管疾病药物治疗

治疗各种常见心血管疾病（cardiovascular diseases，CVDs）的基本用药按药理学分类，主要包括 β 受体阻断药、肾素 - 血管紧张素 - 醛固酮系统（RAAS）抑制药、利尿药、硝酸酯类药、钙通道阻滞药、强心苷及非苷类正性肌力药、抗血小板药、抗凝血药、纤维蛋白溶解药和调血脂药。基于这些药物的作用机制、体内过程、适应证和不良反应等药理学特点，在临床上选择性地用于治疗相应的心血管疾病和综合征。

一、β 肾上腺素受体阻断药

β 肾上腺素受体阻断药（β-adrenoceptor blockers，β-adrenoceptor antagonists，简称 β 受体阻断药）能与去甲肾上腺素能神经递质或肾上腺素受体激动药竞争 β 受体，从而拮抗其 β 型拟肾上腺素作用。它们与激动药呈典型的竞争性拮抗作用。β 受体阻断药是一类广泛用于治疗 CVDs 的基础药物，主要用于高血压、心功能不全、缺血性心脏病和心律失常的治疗。主要包括三大类：非选择性 β 受体阻断药、选择性 β 受体阻断药和 α、β 受体阻断药。β 受体阻断药的药理作用取决于机体去甲肾上腺素能神经张力以及药物对 β 受体亚型的选择性。

（一）非选择性 β 受体阻断药

非选择性 β 受体阻断药对 $β_1$、$β_2$ 受体均有阻断作用。常用的非选择性 β 受体阻断药有普萘洛尔（propranolol）、索他洛尔（sotalol）等。

1. 药理作用

（1）心血管系统：通过阻断心脏的 $β_1$ 受体，引起心率减慢，心肌收缩力减弱，心排血量减少；心肌耗氧量下降，血压下降。β 受体阻断药还能延缓心房和房室结的传导，延长心电图的 P-R 间期（房室传导时间）。应用 β 受体阻断药普萘洛尔引起肝、肾和骨骼肌等血流量减少，一方面，来自其对血管 $β_2$ 受体的阻断作用；另一方面，与其抑制心脏功能，反射性兴奋交感神经，使血管收缩、外周阻力增加有关。β 受体阻断药对正常人血压影响不明显，而对高血压患者具有降压作用。

（2）其他系统：β 受体阻断药通过阻断肾小球旁器细胞的 $β_1$ 受体而抑制肾素的释放，继而抑制 RAAS 的活性，这也是其发挥降压作用的机制之一。非选择性 β 受体阻断药阻断支气管平滑肌的 $β_2$ 受体，收缩支气管平滑肌而增加呼吸道阻力。因此，不适合用于伴发支气管哮喘或慢性阻塞性肺病的 CVDs 患者。同样，由于阻断冠状动脉血管平滑肌上的 $β_2$ 受体，可以导致冠脉痉挛，不宜用于变异型心绞痛患者的治疗。长期应用非选择性 β 受体阻断药可以增加血浆中极低密度脂蛋白（VLDL），中度升高血浆甘油三酯，降低高密度脂蛋白（HDL），而低密度脂蛋白（LDL）浓度无变化，减少游离脂肪酸自脂肪组织的释放，增加冠状动脉粥样硬化性心脏病的危险性。当 β 受体阻断药与 α 受体阻断药合用时则可拮抗肾上腺素升高血糖的作用。此外，β 受体阻断药往往会掩盖低血糖症状如心悸等，从而延误了低血糖的及时诊断。

（3）内在拟交感活性（intrinsic sympathomimetic activity，ISA）：有些 β 受体阻断药除了能阻断 β 受体外，对 β 受体亦具有部分激动作用（partial agonistic action）。由于这种作用较弱，通常被其 β 受体阻断作用所掩盖。ISA 较强的药物在临床应用时，其抑制心肌收缩力、减慢心率和收缩支气管作用较不具 ISA 的药物弱。

2. 临床应用

（1）心律失常：对多种原因引起的快速型心律失常有效，尤其对运动或情绪紧张、激动所致心律失常或因心肌缺血、强心苷中毒引起的心律失常疗效好。

（2）心绞痛和心肌梗死：对心绞痛有良好的疗效；适合与硝酸酯类和钙离子通道阻滞药合用，可以提高疗效，减轻不良反应。但是，β 受体阻断药与非二氢吡啶类钙离子通道阻断药（维拉帕米、地尔硫䓬），均可明显抑制心肌收缩力和心脏传导速度，联合应用中需要特别警惕。

（3）高血压：β 受体阻断药是治疗高血压的基础药物，是一线降压药物。

（4）心功能不全：β 受体阻断药对扩张型心肌病导致的心力衰竭治疗作用明显，对于舒张性心衰亦有一定的改善作用。β 受体阻断药与 RAAS 抑制药（ACEI 或 ARB）组成心衰治疗的"黄金搭档"；它们与醛固酮受体阻断药组成心衰治疗的"金三角"，在心衰治疗过程中发挥重要作用。但是，由于 β 受体阻断药对心脏具有负性变时和变力的作用，一般主张在心衰基本纠正，病情稳定的基础上应用。

3. 不良反应及禁忌证　一般不良反应有恶心、呕吐、轻度腹泻等消化道症状，偶见过敏性皮疹和血小板减少等。严重的不良反应常与应用不当有关，可导致严重后果，主要包括以下几方面：

（1）心血管反应：心功能不全、窦性心动过缓和房室传导阻滞的患者对本类药物敏感性提高，加重病情，甚至引起重度心功能不全、肺水肿、房室传导完全阻滞以致心脏骤停等严重后果。具有 ISA 的 β 受体阻断药较少出现心动过缓、负性肌力等心功能抑制现象。对血管平滑肌 β 受体阻断作用，可使外周血管收缩甚至痉挛，导致四肢发冷、皮肤苍白或发绀，出现雷诺症状或间歇跛行，甚至可引起脚趾溃烂和坏死。

（2）诱发或加重支气管哮喘：非选择性 β 受体阻断药可诱发或加剧哮喘，故对哮喘患者仍应慎重。

（3）反跳现象：长期应用 β 受体阻断药时如突然停药，可引起原来病情加重，如血压上升、严重心律失常或心绞痛发作次数增加，甚至产生急性心肌梗死或猝死，此种现象称为停药反跳。

（4）其他：偶见眼 - 皮肤黏膜综合征，个别患者有幻觉、失眠和抑郁症状。少数人可出现低血糖及加强降血糖药的降血糖作用，掩盖低血糖时出汗和心悸的症状而出现严重后果，此时可慎重选用具有 β_1 受体选择性的药物。

禁忌证：禁用于严重左室心功能不全、窦性心动过缓、重度房室传导阻滞和支气管哮喘的患者。心肌梗死患者及肝功能不良者应慎用。

（二）选择性 β_1 受体阻断药

此类药物对 β_1 受体有选择性阻断作用，缺乏内在拟交感活性。常用药物有美托洛尔（metoprolol）、比索洛尔（bisoprolol）、艾司洛尔（esmolol）、阿替洛尔（atenolol）等。

靶向作用于心脏的 β_1 受体，是目前临床常用的治疗 CVDs 的药物。口服用于治疗各型高血压、心绞痛、心律失常、甲状腺功能亢进症、心脏神经官能征等，近年来也用于伴有左心室收缩功能异常的症状稳定的慢性心力衰竭患者。静脉注射用于室上性快速型心律失常、预防和治疗心肌缺血、急性心肌梗死伴快速型心律失常和胸痛的患者。对 β_2 受体作用较弱，故增加呼吸道阻力作用较轻，但对哮喘患者仍需慎用。

（三）α、β 肾上腺素受体阻断药

本类药物对 α、β 受体的阻断作用选择性不强，临床主要用于高血压和心功能不全的治疗。静脉给药是治疗高血压危象和急性心力衰竭的主要药物之一，尤其是伴有肾脏功能

低下或者不全的患者。代表药物主要包括拉贝洛尔（labetalol）、阿罗洛尔（arottnolol）和卡维地洛（carvedilol）等。

二、肾素 - 血管紧张素 - 醛固酮系统抑制药

（一）肾素抑制药

肾素抑制药通过结合肾素作用于肾素 - 血管紧张素 - 醛固酮系统（renin-angiotensin-aldosterone system，RAAS），阻止血管紧张素原转化为血管紧张素Ⅰ，降低血浆肾素活性，降低血管紧张素Ⅰ、血管紧张素Ⅱ和醛固酮的水平，从而抑制 RAAS 的作用。阿利吉仑（aliskiren）是一种可口服、可静脉注射的低分子量的肾素抑制药。可单独或者联合应用，主要用于控制高血压，有助于防止脑卒中、心肌梗死和肾衰竭的发生。

（二）血管紧张素转化酶抑制药

血管紧张素转化酶抑制药（angiotensin converting enzyme inhibitor，ACEI）有 20 余种。常用的有卡托普利（captopril）、依那普利（enalapril）、赖诺普利（lisinopril）、贝那普利（benazepril）、福辛普利（fosinopril）等，是临床上治疗高血压、慢性心功能不全等 CVDs 的重要药物。

1. 药理作用

（1）抑制 Ang Ⅱ 生成：减少 Ang Ⅱ 和醛固酮的生成，减少抗利尿激素的释放，抑制交感神经活性，抑制心血管重构。因此，ACEI 可以舒张血管，降低外周血管阻力，降低心脏后负荷；降低血容量，降低心脏前负荷；具有明显的靶器官保护作用。

（2）保存缓激肽活性：抑制缓激肽的降解，继而舒张血管、降低血压、抗血小板聚集、抗心血管细胞肥大增生和重构。

（3）保护血管内皮细胞功能：能减轻高血压、心力衰竭、动脉粥样硬化与高血脂引起的内皮细胞功能损伤，改善血管内皮细胞依赖性的血管舒张功能障碍。

（4）保护心肌细胞功能：有抗心肌缺血与梗死作用，能减轻心肌缺血再灌注损伤，拮抗自由基对心肌的损伤效应。

（5）增敏胰岛素受体：卡托普利及其他多种 ACEI 能增加糖尿病与高血压患者对胰岛素的敏感性。该作用可能是由缓激肽所介导的。

2. 临床应用

（1）治疗高血压：轻至中度高血压患者单用 ACEI 常可有效控制血压。加用利尿药增效，比加大 ACEI 的剂量更有效。肾血管性高血压因其肾素水平高，ACEI 特别有效，对心、肾、脑等靶器官具有保护作用，且能减轻心肌肥厚，可改善或逆转心血管病理性重构。对于伴有心肌肥厚、心功能不全、糖尿病或肾病的高血压患者，ACEI 为首选药。

（2）治疗心功能不全与心肌梗死：能降低心力衰竭患者的死亡率，改善充血性心力衰竭预后，延长寿命，其效果比其他血管舒张药和强心药好，且能改善血流动力学和器官灌流。

（3）治疗糖尿病肾病和其他肾病：对 1 型和 2 型糖尿病，无论有无高血压均能改善

或阻止肾功能恶化。除了降压作用之外，具有非血压依赖性的肾脏保护作用，减少蛋白尿，延缓慢性肾病和终末期肾病的发生和进展。

3. 不良反应 ACEI 的不良反应轻微，患者一般耐受良好。除偶有恶心、腹泻等消化道反应或头晕、头痛、疲倦等中枢神经系统反应外，主要的其他不良反应如下：

（1）首剂低血压：口服吸收快、生物利用度高的 ACEI，如卡托普利，首剂低血压副作用多见。

（2）咳嗽：无痰干咳是 ACEI 较常见的不良反应，也是患者不能耐受而被迫停药的主要原因。偶尔有支气管痉挛性呼吸困难，可不伴有咳嗽。

（3）高血钾：在肾功能障碍患者或同时服用保钾利尿药的患者更多见。

（4）低血糖：少数药物能增强机体对胰岛素的敏感性，因此常伴有降低血糖的作用。

（5）肾功能损伤：对于肾动脉阻塞或肾动脉硬化造成的双侧肾动脉严重狭窄患者，ACEI 能进一步加重肾功能损伤，升高血浆肌酐浓度，甚至产生氮质血症，偶有不可逆性肾功能减退发展为持续性肾衰竭者，应予注意。

（6）对妊娠与哺乳的影响：可引起胎儿畸形、胎儿发育不良甚至死胎，故一旦妊娠应立即停药。亲脂性强的 ACEI 如雷米普利与福辛普利从乳汁中分泌，故哺乳期妇女忌用。

（7）血管神经性水肿：可发生于嘴唇、舌头、口腔、鼻部与面部其他部位。偶可发生于喉头，威胁生命。多发于用药的第 1 个月，一旦发生就立即停药。

（8）含 -SH 结构的 ACEI 的不良反应：含有 -SH 基团的卡托普利可产生味觉障碍、皮疹与白细胞缺乏等与其他含 -SH 药物（如青霉胺）相似的反应。

（三）血管紧张素Ⅱ受体阻断药

1. 药理作用 血管紧张素Ⅱ受体阻断药在受体水平阻断 RAAS，与 ACEI 相比，具有靶向性强的特点。血管紧张素Ⅱ（Ang Ⅱ）受体亚型 1（angiotensin Ⅱ receptor type 1，AT_1 受体）被阻断后，Ang Ⅱ收缩血管与刺激肾上腺皮质释放醛固酮的作用受到抑制，导致血压降低。AT_1 受体阻断药（angiotensin Ⅱ receptor blocker，ARB）能通过减轻心脏前、后负荷治疗心功能不全，也可通过抑制 Ang Ⅱ所介导的心血管细胞增殖肥大作用，有效防治心血管重构。

AT_1 受体被阻断后，反馈性地增加血中肾素水平，引起血中 Ang Ⅱ浓度升高。但由于 AT_1 受体已被阻断，这些反馈性作用难以表现。血中升高的 Ang Ⅱ通过激活 AT_3 受体，可激活缓激肽 -NO 途径，产生舒张血管、降低血压、抑制心血管重构等效应，有益于高血压与心力衰竭的治疗。AT_1 受体被阻断后醛固酮产生减少，水钠潴留随之减轻。虽然 ACEI 和 ARB 治疗初期可降低血醛固酮水平，但长期治疗时可发生醛固酮回弹或"逃逸"，因此，选择性醛固酮受体拮抗药对降低高血压患者的靶器官损害具有重要意义。

2. 临床应用 本类药用于高血压和慢性心功能不全的治疗，可作为不能耐受 ACEI 患者的替代治疗，是一线降压药物，也是治疗慢性心功能不全的基础药物。

临床常用的 ARB 有氯沙坦（losartan）、缬沙坦（valsartan）、厄贝沙坦（irbesartan）、坎地沙坦（candesartan）、奥美沙坦酯（olmesartan medoxomil）等。

三、利尿药

利尿药是指作用于肾脏，增加尿液的排出而减少细胞外液的药物。临床上主要用于治疗各种原因引起的水肿，如心力衰竭、肾衰竭、肾病综合征以及肝硬化等；也用于治疗某些非水肿性疾病，如高血压、肾结石、高钙血症。

（一）袢利尿药

常用药物有呋塞米（furosemide，速尿）、依他尼酸（ethacrynicacid，利尿酸）、布美他尼（bumetanide）和托拉塞米（torasemide）等。

1. 药理作用 本类药物利尿作用的分子机制是特异性地抑制分布在髓袢升支粗段上皮细胞顶膜的 Na^+-K^+-$2Cl^-$ 共转运子（NKCC），因而抑制 NaCl 的重吸收，降低肾的稀释与浓缩功能，排出大量接近于等渗的尿液。利尿作用快速而强大，且不易导致酸中毒，是目前最有效的利尿药。与其他利尿药的显著差别是它们具有梯级剂量反应曲线，即药物剂量与利尿作用呈线性关系，即使患者已有肾功能不全或水、电解质平衡失调的情况，应用袢利尿药仍可产生利尿作用。这使它们可以用于肾功能减退的患者，但也容易造成有害的血流动力学后果和严重的水电解质失衡。

2. 临床应用 袢利尿药主要用于治疗急性心力衰竭、肺水肿、脑水肿、高血压危象、急性高血钙、慢性肾功能不全及上部尿道结石的排除等。

3. 不良反应 袢利尿药的不良反应有低钾血症、低钠血症、低镁血症、代谢性碱中毒等电解质平衡紊乱。袢利尿药还可引起耳毒性，表现为眩晕、耳鸣、听力减退或暂时性耳聋。

（二）噻嗪类利尿药

噻嗪类利尿药是临床广泛应用的一类口服利尿药和一线降压药。该类药是由杂环苯并噻二嗪与一个磺酰胺基组成。本类药物作用相似，仅所用剂量不同，但均能达到同样效果。氢氯噻嗪（hydrochlorothiazide）是本类药物的代表药物，其他还有氯噻嗪（chlorothiazide）。吲达帕胺（indapamide）、氯噻酮（chlortalidone，氯酞酮）、美托拉宗（metolazone）和喹乙宗（quinethazone）虽无噻嗪环但有磺胺结构，其利尿作用与噻嗪类相似。

1. 药理作用 噻嗪类利尿药增强 NaCl 和水的排出，产生温和持久的利尿作用。其作用机制是抑制远曲小管近端 Na^+-Cl^- 共转运子（NCC），减少 NaCl 的重吸收。由于转运至远曲小管 Na^+ 增加，促进了 K^+-Na^+ 交换，尿中除排出 Na^+、Cl^- 外，K^+ 的排泄也增多，长期服用可引起低血钾。本类药对碳酸酐酶有一定的抑制作用，故略增加 HCO_3^- 的排泄。与袢利尿药一样，噻嗪类利尿药的作用依赖于前列腺素的产生，而且也能被非甾体抗炎药所抑制。此外，与袢利尿药相反，本类药物还促进基侧质膜的 Na^+-Ca^{2+} 交换，减少尿 Ca^{2+} 含量。

2. 临床应用 噻嗪类利尿药是常用的降压药，用药早期通过利尿、减少血容量而降压，长期用药则通过扩张外周血管而产生降压作用。噻嗪类利尿药可用于各种原因引起的水肿，对轻、中度心源性水肿疗效较好，是慢性心功能不全的主要治疗措施之一。对肾性水肿的疗效与肾功能损害程度有关，受损较轻者效果较好。肝性水肿在应用时，要注意防止低血钾诱发肝性脑病。噻嗪类利尿药还具有抗利尿作用，能明显减少尿崩症患者的尿量及口渴症状。

3. 不良反应　噻嗪类利尿药的主要不良反应是电解质平衡失调，如低血钾、低血钠、低血镁、低氯性碱血症和高钙血症等。也可促进锌的排泄，长期使用可能会影响性功能。噻嗪类利尿药还可引起高血尿酸、高血糖和高血脂等代谢紊乱。伴有高脂血症的患者可用吲达帕胺代替噻嗪类利尿药。剂量较大或者服用过于频繁，可导致肾功能减退。

（三）留钾利尿药

留钾利尿药也称潴钾利尿药或保钾利尿药，主要分为醛固酮受体拮抗药（如螺内酯、依普利酮）和上皮细胞钠离子通道抑制药（如阿米洛利、氨苯蝶啶）。

1. 药理作用

（1）螺内酯（spironolactone）：又称安体舒通（antisterone），是人工合成的甾体化合物，是醛固酮的竞争性拮抗剂，表现出排 Na^+ 留 K^+ 的作用。螺内酯的利尿作用弱，起效缓慢而持久。与噻嗪类利尿药合用，增强利尿效果并预防低钾血症。

（2）氨苯蝶啶（triamterene）和阿米洛利（amiloride）：氨苯蝶啶和阿米洛利均作用于远曲小管末端和集合管，通过阻滞管腔 Na^+ 通道而减少 Na^+ 的重吸收，具有排 Na^+、利尿、留 K^+ 的作用。阿米洛利在高浓度时，阻滞 Na^+-H^+ 和 Na^+-Ca^{2+} 反向转运体（Na^+-H^+ antiporters，NHA；Na^+-Ca^{2+} antiporters，NCA），抑制 H^+ 和 Ca^{2+} 的排泄。

2. 临床应用　临床用螺内酯和依普利酮治疗与醛固酮升高相关的顽固性水肿，对肝硬化和充血性心力衰竭引起的水肿患者较为有效。可作为原发性或继发性高血压的辅助利尿药。氨苯蝶啶和阿米洛利用于治疗心力衰竭、肝硬化及慢性肾炎引起的水肿或腹腔积液，以及糖皮质激素治疗过程中发生的水钠潴留。常与排钾利尿药合用，亦用于对氢氯噻嗪或螺内酯无效的病例。

3. 不良反应　留钾利尿药最严重也是最危险的不良反应是高钾血症。通过和其他类型利尿药合用及检测电解质变化可以预防和及时治疗高钾血症。留钾利尿药能够导致肾功能减退、代谢性酸中毒、低血压、头晕、头痛、恶心、肠胃胀气、类皮疹和流感综合征（发热、发冷、倦怠等）等症状，故应用时有诸多禁忌。患者在无尿、肾损伤、高钾血症、使用钾补充剂和药物时慎用留钾利尿药。

四、硝酸酯类药物

本类药物均有硝酸多元酯结构，脂溶性高，分子中的 -O-NO_2 是发挥疗效的关键结构。此类药物中以硝酸甘油最常用。此外，还有硝酸异山梨酯、单硝酸异山梨酯和戊四硝酯等。

（一）硝酸甘油

硝酸甘油（nitroglycerin）是硝酸酯类的代表药，用于心绞痛的治疗，由于具有起效快、疗效肯定、使用方便和经济等优点，是心绞痛防治最常用的药物。

1. 药理作用　硝酸甘油的基本药理作用是松弛血管平滑肌，但具有组织器官的选择性，以对血管平滑肌的作用最显著。由于硝酸甘油可扩张体循环血管及冠状血管，因此，具有以下作用。

（1）降低心肌耗氧量：最小有效量的硝酸甘油即可明显扩张静脉血管，特别是较大的静脉血管，从而减少回心血量，降低心脏的前负荷，使心腔容积缩小，心室内压减小，心室壁张力降低，射血时间缩短，心肌耗氧量减少。稍大剂量的硝酸甘油也可显著舒张动脉血管，特别是较大的动脉血管，动脉血管的舒张降低了心脏的射血阻力，从而降低左室内压和射血时心脏后负荷而降低心肌耗氧量。但血管舒张同时使血压下降，进而可反射性兴奋心脏导致心率加快和收缩力加强反致心绞痛加重。因此，需要合理控制硝酸甘油的用量，或者与 β 受体阻断药联合应用。

（2）扩张冠状动脉，增加缺血区血液灌注：硝酸甘油选择性扩张较大的心外膜血管、输送血管及侧支血管，尤其在冠状动脉痉挛时更为明显，而对阻力血管的舒张作用较弱。当冠状动脉因粥样硬化或痉挛而发生狭窄时，缺血区的阻力血管已因缺氧和代谢产物的堆积而处于舒张状态。这样，非缺血区阻力就比缺血区大，用药后血液将顺压力差从输送血管经侧支血管流向缺血区，从而增加缺血区的血液供应。

（3）降低左室充盈压，增加心内膜供血，改善左室顺应性：硝酸甘油扩张静脉血管，减少回心血量，降低心室内压；扩张动脉血管，降低心室壁张力，从而增加了心外膜向心内膜的有效灌注压，有利于血液从心外膜流向心内膜缺血区。

（4）保护缺血的心肌细胞，减轻缺血性损伤：硝酸甘油释放一氧化氮（nitricoxide，NO），促进内源性的 PGI_2、降钙素基因相关肽（calcitonin gene-related peptide，CGRP）等物质的生成与释放。这些物质对心肌细胞均具有直接保护作用。

2. 临床应用　舌下含服硝酸甘油能迅速缓解各种类型心绞痛。在预计可能发作前用药也可预防发作。对急性心肌梗死者多静脉给药，不仅能降低心肌耗氧量、增加缺血区供血，还可抑制血小板聚集和黏附，从而缩小梗死范围。反复连续使用要限制用量，以免血压过度降低引起心、脑等重要器官灌注压过低，反而加重心肌缺血。此外，由于硝酸甘油可降低心脏前、后负荷，因此，也可用于心力衰竭的治疗。还可舒张肺血管，降低肺血管阻力，改善肺通气，用于急性呼吸衰竭及肺动脉高压的治疗。

3. 不良反应　多数不良反应是由其血管舒张作用所引起的，如头、面、颈、皮肤血管扩张暂时性面颊部皮肤潮红，脑膜血管舒张引起搏动性头痛，眼内血管扩张则可升高眼压等。大剂量可出现直立性低血压及晕厥。剂量过大可使血压过度下降，冠状动脉灌注压过低，并可反射性兴奋交感神经、加快心率、加强心肌收缩性，使耗氧量增加而加重心绞痛发作。超剂量时还会引起高铁血红蛋白血症，表现为呕吐、发绀等。

（二）硝酸异山梨酯和单硝酸异山梨酯

硝酸异山梨酯（isosorbide dinitrate）又称消心痛，其作用及机制与硝酸甘油相似，但作用较弱，起效较慢，作用维持时间较长。本药经肝代谢生成的异山梨醇 -2- 单硝酸酯和异山梨醇 -5- 单硝酸酯，仍具有扩张血管及抗心绞痛作用。此外，本品剂量范围个体差异较大，剂量大时易致头痛及低血压等副作用，缓释剂可减少不良反应。主要口服用于心绞痛的预防和心肌梗死后心衰的长期治疗。单硝酸异山梨酯（isosorbide mononitrate）的作用及应用与硝酸异山梨酯相似。

五、钙通道阻滞药

钙通道阻滞药（calcium channel blocker，CCB）又称钙拮抗药（calcium antagonists），是一类选择性阻滞钙通道，抑制细胞外 Ca^{2+} 内流，降低细胞内 Ca^{2+} 浓度的药物。

常用的钙通道阻滞药主要有选择性作用于 L 型钙通道的药物，根据其化学结构特点，分为 3 亚类。①二氢吡啶类：硝苯地平（nifedipine）、尼卡地平（nicardipine）、尼群地平（nitrendipine）、氨氯地平（amlodipine）、尼莫地平（nimodipine）等；②苯二氮䓬类：地尔硫䓬（diltiazem）、克仑硫䓬（clentiazem）、二氯呋利（diclofurine）等；③苯烷胺类：维拉帕米（verapamil）、加洛帕米（gallopamil）、噻帕米（tiapamil）等。非选择性钙通道阻滞药主要有普尼拉明（prenylamine）、苄普地尔（bepridil）、卡罗维林（caroverine）和氟桂利嗪（flunarizine）等。

1. 药理作用

（1）对心肌的作用：钙通道阻滞药使心肌细胞内 Ca^{2+} 量减少，因而呈现负性肌力作用。它可在不影响兴奋除极的情况下，明显降低心肌收缩性，使心肌兴奋 - 收缩脱耦联，降低心肌耗氧量。钙通道阻滞药还能舒张血管平滑肌降低血压，继而使整体动物中交感神经活性反射性增高，抵消部分负性肌力作用。硝苯地平的这一作用明显，可能超过其负性肌力作用而表现为轻微的正性肌力作用。

钙通道阻滞药还有负性频率和负性传导作用。钙通道阻滞药能减慢房室结的传导速度，降低窦房结自律性，从而减慢心率。该作用以维拉帕米和地尔硫䓬的作用最强；而硝苯地平扩张血管作用强，对窦房结和房室结的作用弱，还能反射性加快心率。

（2）对平滑肌的作用：该类药物能明显舒张血管，主要舒张动脉，对静脉影响较小。动脉中又以冠状血管较为敏感，能舒张大的输送血管和小的阻力血管，增加冠脉流量及侧支循环量，治疗心绞痛有效。脑血管也较敏感，尼莫地平舒张脑血管作用较强，能增加脑血流量。钙通道阻滞药也能舒张外周血管，解除其痉挛，可用于治疗外周血管痉挛性疾病。

（3）抗动脉粥样硬化作用：钙通道阻滞药可减少钙内流，减轻 Ca^{2+} 超载所造成的动脉壁损害；抑制平滑肌增殖和动脉基质蛋白质合成，增加血管壁顺应性；抑制脂质过氧化，保护内皮细胞；硝苯地平可因增加细胞内环磷酸腺苷（cAMP）含量，提高溶酶体酶及胆固醇酯的水解活性，有助于动脉壁脂蛋白的代谢，从而降低细胞内胆固醇水平。

（4）对红细胞和血小板结构与功能的影响：钙通道阻滞药抑制 Ca^{2+} 内流，减轻 Ca^{2+} 超负荷对红细胞的损伤。地尔硫䓬能抑制血栓素（TXA_2）的产生和由腺苷二磷酸（ADP）、肾上腺素以及 5- 羟色胺（5-HT）等所引起的血小板聚集。

（5）对肾脏功能的影响：钙通道阻滞药有排钠利尿作用，而且这种作用与影响肾小管对电解质的转运有关。钙通道阻滞药对肾脏的这种保护作用，在伴有肾功能障碍的高血压病和心功能不全的治疗中有重要意义。

2. 临床应用

（1）高血压：二氢吡啶类药物如硝苯地平、氨氯地平、尼卡地平、尼莫地平等扩张外周血管作用较强，为控制高血压的常用药物。长期用药后，全身外周阻力下降 30%～40%，肺循环阻力也下降。后一作用特别适合于并发心源性哮喘的高血压危象患者。维拉帕米和地尔硫䓬可用于轻度及中度高血压。临床应用时应根据具体病情选用适当的药物，如对兼有冠心病的患者，以选用硝苯地平为宜；伴有脑血管病的应用尼莫地平；伴有快速型心律失常者最好选用维拉帕米。这些药物可以单用，也可以与其他药物合用，如与 β 受体阻断药普萘洛尔合用，以消除硝苯地平因扩血管作用所产生的反射性心动过速。也可与利尿药合用以消除扩血管药可能引起的水钠潴留，并加强其降压效果。

（2）心绞痛：对于变异型心绞痛，硝苯地平疗效较佳；对于稳定型（劳累型）心绞痛，三类钙通道阻滞药均可使用；对于不稳定型心绞痛，维拉帕米和地尔硫䓬疗效较好，硝苯地平宜与 β 受体阻断药合用。

（3）心律失常：钙通道阻滞药治疗室上性心动过速及后除极触发活动所致的心律失常有良好效果。三类钙通道阻滞药减慢心率的作用程度有差异，维拉帕米和地尔硫䓬减慢心率作用较明显。硝苯地平较差，甚至反射性加快心率，因而不用于治疗心律失常。

（4）脑血管疾病：尼莫地平、氟桂利嗪等可预防由蛛网膜下腔出血引起的脑血管痉挛及脑栓塞。

（5）其他：钙通道阻滞药用于外周血管痉挛性疾病，硝苯地平和地尔硫䓬可改善大多数雷诺病患者的症状，还用于预防动脉粥样硬化的发生。

3. 不良反应　钙通道阻滞药相对比较安全，但由于这类药物的作用广泛，选择性相对较低。不良反应与其阻滞钙通道、扩张血管以及抑制心肌等作用有关。常见颜面潮红、头痛、眩晕、恶心、便秘等。维拉帕米及地尔硫䓬严重不良反应有低血压及心功能抑制等。

钙通道阻滞药与血浆蛋白结合率高，用药应注意药物间的相互作用。钙通道阻滞药能提高地高辛浓度，延长西咪替丁的 $t_{1/2}$，而硝苯地平可降低奎尼丁的血药浓度。维拉帕米与地高辛合用时，可使地高辛的血药浓度升高 70%，引起心率减慢，因为维拉帕米能抑制地高辛经肾小管分泌，减少消除，故二药合用时宜减少地高辛用量。

六、强心苷类及非苷类正性肌力药

（一）强心苷类

强心苷（cardiac glycosides）是一类具有强心作用的苷类化合物。可供使用的制剂有地高辛（digoxin）、洋地黄毒苷（digitoxin）、毛花苷 C（lanatoside C，又叫西地兰，

cedilanid）和毒毛花苷 K（strophanthin K）。临床常用的为地高辛。

1. 药理作用

（1）对心脏的作用

1）正性肌力作用（positive inotropic action）：强心苷对心脏具有高度的选择性，能显著加强衰竭心脏的收缩力，增加心排血量，从而改善心衰的症状。

2）减慢心率作用（负性频率，negative chronotropic action）：治疗量的强心苷对正常心率影响小，但对心率加快及伴有房颤的心功能不全者则可显著减慢心率。心功能不全时反射性交感神经活性增强，使心率加快。应用强心苷后心搏出量增加，反射性地兴奋迷走神经，抑制窦房结，使心率减慢。

3）对传导组织和心肌电生理特性的影响：治疗剂量下，强心苷缩短心房与心室的动作电位时程（APD）和有效不应期（ERP）；强心苷因改善心功能反射性地兴奋迷走神经及其对迷走神经中枢的兴奋作用，可降低窦房结自律性，减慢房室传导；强心苷可因兴奋迷走神经，促进 K^+ 外流，使心房肌细胞静息电位加大，加快心房的传导速度。高浓度时，强心苷可通过抑制 Na^+-K^+-ATP 酶，使细胞失钾，最大舒张电位减小（负值减小），使自律性提高，K^+ 外流减少而使 ERP 缩短，细胞内 Ca^{2+} 增加进而引起 Ca^{2+} 振荡、早后除极、迟后除极等；中毒剂量下，强心苷也可增强中枢交感活动。故强心苷中毒时可出现各种心律失常，以室性期前收缩、室性心动过速多见。

（2）对神经和内分泌系统的作用：中毒剂量的强心苷可兴奋延髓极后区催吐化学感受区而引起呕吐，还可兴奋交感神经中枢，明显地增加交感神经冲动发放，从而引起快速型心律失常。强心苷的减慢心率和抑制房室传导作用也与其兴奋脑干副交感神经中枢有关。

强心苷还能降低慢性心力衰竭（CHF）患者血浆肾素活性，进而减少血管紧张素 II 及醛固酮含量，对心功能不全时过度激活的 RAAS 产生拮抗作用。

（3）利尿作用：强心苷对心功能不全患者有明显的利尿作用，主要原因是心功能改善后增加了肾血流量和肾小球的滤过功能。此外，强心苷可直接抑制肾小管 Na^+-K^+-ATP 酶，减少肾小管对 Na^+ 的重吸收，促进钠和水排出，发挥利尿作用。

（4）对血管的作用：强心苷能直接收缩血管平滑肌，使外周阻力上升，这一作用与交感神经系统及心排血量的变化无关。但 CHF 患者用药后，因交感神经活性降低的作用超过直接收缩血管的效应，因此血管阻力下降、心排血量及组织灌流增加、动脉压不变或略升。

2. 临床应用

（1）治疗心力衰竭：在过去几十年对心力衰竭的治疗中，强心苷加利尿药几乎用于每一位心力衰竭的患者，但随着对心力衰竭病理生理认识的不断加深及对 ACEI、β 受体阻断药临床疗效的肯定，强心苷现多用于以收缩功能障碍为主且对利尿药、ACEI、β 受体阻断药疗效欠佳者。

（2）治疗某些心律失常：强心苷可通过兴奋迷走神经或对房室结的直接作用减慢房

室传导、增加房室结中隐匿性传导、减慢心室率、增加心排血量，从而治疗心房纤颤。强心苷是治疗心房扑动最常用的药物，它可不均一地缩短心房的有效不应期，使扑动变为颤动，强心苷在心房纤颤时更易增加房室结隐匿性传导而减慢心室率，同时有部分病例在转变为心房纤颤后停用强心苷可恢复窦性节律。强心苷还可增强迷走神经功能，降低心房的兴奋性而终止阵发性室上性心动过速的发作。

3. 不良反应　强心苷治疗安全范围小，一般治疗量已接近中毒剂量的 60%，而且生物利用度及对强心苷的敏感性个体差异较大，故易发生不同程度的毒性反应。特别是当低血钾、高血钙、低血镁、心肌缺氧、酸碱平衡失调、发热、心肌病理损害、肾功能不全、高龄及合并用药等因素存在时更易发生。

（1）心脏反应：是强心苷最严重、最危险的不良反应，约有 50% 的病例发生各种类型心律失常。①快速型心律失常：强心苷中毒最多见和最早见的是室性期前收缩，约占心脏毒性发生率的 1/3，也可发生二联律、三联律及心动过速，甚至发生室颤。强心苷引起快速型心律失常的机制除因 Na^+-K^+-ATP 酶被高度抑制外，也与强心苷引起的迟后除极有关。据此，近来有人主张应用 Ca^{2+} 通道阻滞药治疗由强心苷中毒所引起的快速型心律失常。②房室传导阻滞：强心苷引起的房室传导阻滞除与提高迷走神经兴奋性有关外，还与高度抑制 Na^+-K^+-ATP 酶有关。因为细胞失钾，静息膜电位变小（负值减少），使零相除极速率降低，故发生传导阻滞。③窦性心动过缓：强心苷可因抑制窦房结、降低其自律性而发生窦性心动过缓，有时可使心率降至 60 次 / 分以下。一般应作为停药的指征之一。

氯化钾是治疗由强心苷中毒所致的快速型心律失常的有效药物。钾离子能与强心苷竞争心肌细胞膜上的 Na^+-K^+-ATP 酶，减少强心苷与酶的结合，从而减轻或阻止毒性的发生和发展。钾与心肌的结合比强心苷与心肌的结合疏松，强心苷中毒后补钾只能阻止强心苷继续与心肌细胞结合，而不能将已经与心肌细胞结合的强心苷置换出来，故防止低血钾比治疗补钾更重要。补钾时不可过量，同时还要注意患者的肾功能情况，以防止高血钾的发生。对并发传导阻滞的强心苷中毒不能补钾盐，否则可致心脏停搏。

对心律失常严重者还应使用苯妥英钠。苯妥英钠不仅有抗心律失常作用，还能与强心苷竞争 Na^+-K^+-ATP 酶，恢复该酶的活性，因而有解毒效应。

利多卡因可用于治疗强心苷中毒所引起的室性心动过速和心室颤动。

对强心苷中毒所引起的心动过缓和房室传导阻滞等缓慢型心律失常，不宜补钾，可用 M 受体阻断药阿托品治疗。

国外应用地高辛抗体治疗严重危及生命的地高辛中毒。地高辛抗体的 Fab 片段对强心苷有高度选择性和强大亲和力，能使强心苷自 Na^+-K^+-ATP 酶的结合中解离出来，对严重中毒有明显效果。

（2）胃肠道反应：最常见的早期中毒症状。主要表现为厌食、恶心、呕吐及腹泻等。剧烈呕吐可导致失钾而加重强心苷中毒，所以应注意补钾或考虑停药。

（3）中枢神经系统反应：主要表现有眩晕、头痛、失眠、疲倦和谵妄等症状及视觉障碍，如黄视、绿视症及视物模糊等。视觉异常通常是强心苷中毒的先兆，可作为停药的指征。

（二）非苷类正性肌力药

非苷类正性肌力药包括 β 肾上腺素受体激动药及磷酸二酯酶（PDE）抑制药等。由于这类药物可能增加心衰患者的病死率，故不宜作常规治疗用药。

1. 肾上腺素受体激动药　受体激动药主要用于强心苷反应不佳或禁忌者，更适用于伴有心率减慢或传导阻滞的患者。多巴胺（dopamine）小剂量时激动 D_1、D_2 受体，稍大剂量激动 β 受体，大剂量时激动 α 受体；多巴酚丁胺（dobutamine）主要激动心脏 $β_1$ 受体；异布帕明（ibopamine）激动 D_1、D_2、β 和 $α_1$ 受体。

2. 磷酸二酯酶抑制药　磷酸二酯酶抑制药（phosphodiesterase inhibitor，PDEI）有氨力农（amrinone，氨吡酮）、米力农（milrinone，甲氰吡酮）、维司力农（vesnarinone）、匹莫苯（pimobendan）等。

磷酸二酯酶抑制药通过抑制 PDE-Ⅲ 而明显提高心肌细胞内的 cAMP 含量，增加细胞内钙浓度，发挥正性肌力和血管舒张双重作用，缓解心力衰竭症状，属正性肌力扩血管药。对于这类药物是否能降低心衰患者的病死率和延长其寿命，目前尚有争论。主要用于心衰时的短时间支持疗法，尤其是对强心苷、利尿药及血管扩张药反应不佳的患者。

七、抗血小板药、抗凝血药、纤维蛋白溶解药

（一）抗血小板药

抗血小板药又称血小板抑制药，即具有抑制血小板黏附、聚集以及释放，阻抑血栓形成等功能的药物。根据作用机制可分为四种：①抑制血小板花生四烯酸代谢的药物；②抑制 ADP 活化血小板的药物；③增加血小板内 cAMP 的药物；④ GP Ⅱ b/ Ⅲ a 受体阻断药。

1. 环氧化酶抑制药　环氧化酶抑制药阻断花生四烯酸转化为 PGG_2 和 PGH_2，从而使血小板 TXA_2 合成减少，以非甾体抗炎药阿司匹林为代表。磺吡酮、吲哚美辛、布洛芬等作用机制与阿司匹林相似，作用强度和持续时间有差异。

阿司匹林（aspirin）又称乙酰水杨酸。低剂量阿司匹林（75 ～ 150 mg/d）即可抑制血小板聚集，作用持续 5 ～ 7 d。对胶原、ADP、抗原 - 抗体复合物以及某些病毒和细菌引起的血小板聚集都有明显的抑制作用，可防止血栓形成。阿司匹林能部分拮抗纤维蛋白原溶解导致的血小板激活，还可抑制 t-PA 的释放。

阿司匹林是临床应用最广泛的抗血小板药，小剂量用于冠状动脉硬化性疾病、心肌梗死、脑梗死、深静脉血栓形成和肺梗死等，作为溶栓疗法的辅助抗栓治疗，能减少缺血性心脏病发作和复发的危险，也可使一过性脑缺血发作患者的卒中发生率和病死率降低。

2. 抑制 ADP 活化血小板的药物　噻氯匹定（ticlopidine）和氯吡格雷（clopidogrel）为第一代 ADP 受体阻断药，能选择性及特异性地干扰 ADP 介导的血小板活化，不可逆地抑制血小板聚集和黏附。早年使用的噻氯匹定由于其骨髓抑制等不良反应，临床已很少使用。

新一代 ADP 受体阻断药包括普拉格雷（prasugrel）和替格瑞洛（ticagrelor）。普拉格

雷是新一代噻吩吡啶类药物，也是前体药物，代谢后不可逆抑制 P_2Y_{12} 受体，但起效快，因出血风险升高禁用于有短暂性脑缺血发作或脑卒中病史和年龄大于 75 岁的患者；替格瑞洛属环戊基 - 三唑并嘧啶活性药物，可逆性地抑制 P_2Y_{12} 受体。与氯吡格雷相比，两者具有抗血小板聚集作用更强、起效更快、作用更持久、不受代谢酶遗传多态性影响的特点。目前建议首选用于急性冠状动脉综合征患者。

3. 增加血小板内 cAMP 的药物　该类药物有依前列醇（epoprostenol，PGI_2）、双嘧达莫 [dipyridamole，又称潘生丁（persantin）]、西洛他唑（cilostazol），还有伊洛前列素（iloprost）、前列腺素 E_2（prostaglandin E_2）等。其作用机制是通过升高细胞内 cAMP 水平，促进胞质内 Ca^{2+} 再摄取进入 Ca^{2+} 库，胞质内游离 Ca^{2+} 浓度降低，血小板处于静止状态，对各种刺激物均不引起反应。对胶原、ADP、肾上腺素及低浓度凝血酶诱导的血小板聚集有抑制作用，体内外均可抗血栓，还可延长已缩短的血小板生存时间。

主要用于防治血栓栓塞性疾病、人工心脏瓣膜置换术后、缺血性心脏病、脑卒中和短暂性脑缺血发作，防止血小板血栓形成。还可阻抑动脉粥样硬化早期的病变过程。不良反应有胃肠道刺激以及由于血管扩张引起的血压下降、头痛、眩晕、潮红、晕厥等。少数心绞痛患者用药后可出现"窃血"现象，诱发心绞痛发作，应慎用。

4. 血小板糖蛋白（glycoprotein，GP）Ⅱ b/Ⅲ a 受体阻断药　由于纤维蛋白与 GP Ⅱ b/Ⅲ a 相互作用是血小板聚集的最后一个关键步骤，并且 Ⅱ b/Ⅲ a 受体只在血小板表达，因此 GP Ⅱ b/Ⅲ a 受体阻断药可以发挥强大的抑制血小板聚集的作用。该类药物常用的包括阿昔单抗（abciximab）和替罗非班（tirofiban），常用于急性冠状动脉综合征患者。需注意出血和血小板减少等不良反应。

（二）抗凝血药

抗凝血药（anticoagulants）是通过影响凝血因子，从而阻止血液凝固过程的药物，临床主要用于血栓栓塞性疾病的预防与治疗。

1. 间接凝血酶抑制药

（1）普通肝素（heparin）：是该类药物的代表药。其极性高，分子大，不易通过生物膜，口服不吸收，肌内注射易引起局部出血和刺激症状，临床常静脉注射给药。静脉注射后，抗凝作用立即发生，可使多种凝血因子灭活。静脉注射后 10 min 内血液凝固时间及部分凝血酶时间均明显延长，对凝血酶原时间影响弱。作用维持 3 ～ 4 h。

普通肝素主要用于防治血栓的形成和扩大，如深静脉血栓、肺栓塞和周围动脉血栓栓塞等，也可用于防治心肌梗死、脑梗死、心血管手术及外周静脉术后血栓形成。也可用于各种原因引起的弥散性血管内凝血（DIC），如脓毒血症、胎盘早期剥离、恶性肿瘤溶解等所致的 DIC。还可用于体外抗凝，如心导管检查、体外循环及血液透析等。

普通肝素的主要不良反应表现为各种黏膜出血、关节腔积血和伤口出血等。血小板减少症发生率可达 5%。偶有过敏反应，如哮喘、荨麻疹、结膜炎和发热等。长期应用可致骨质疏松和骨折。孕妇应用可致早产及死胎。

（2）低分子量肝素（low molecular weight heparin，LMWH）：是从普通肝素中分离或由普通肝素降解后得到的短链制剂。LMWH 具有选择性抗凝血因子 Xa 活性而对凝血酶及其他凝血因子影响较小的特点。与普通肝素相比，LMWH 具有以下特点：①抗凝血因子 Xa 活性／抗凝血因子 IIa 活性比值明显增加，保持了肝素的抗血栓作用而降低了出血的危险；②抗凝血因子 Xa 活性的 $t_{1/2}$ 长。

低分子量肝素可引起出血、血小板减少症、低醛固酮血症伴高钾血症、皮肤坏死、过敏反应和暂时性谷丙转氨酶（ALT）、谷草转氨酶（AST）升高等不良反应。治疗时需通过测定血浆凝血因子 Xa 活性进行监护。低分子量肝素引起的出血可用鱼精蛋白解救。

2. 直接凝血酶抑制药

（1）水蛭素（hirudin）：是水蛭唾液中的抗凝成分。口服不吸收，静脉注射后进入细胞间隙。水蛭素是强效、特异的凝血酶抑制药，以 1 : 1 分子比直接与凝血酶的催化位点和阴离子外位点结合，抑制凝血酶活性，减少纤维蛋白的生成。水蛭素也抑制凝血酶引起的血小板聚集和分泌，从而产生抗血栓作用。

（2）比伐卢定（bivalirudin）：是一种人工合成的抗凝血药物，是水蛭素的 20 肽类似物。能与凝血酶催化位点和阴离子外结合位点发生特异性结合，直接抑制凝血酶的活性，从而抑制凝血酶所催化和诱导的反应，其作用是可逆的。比伐卢定主要作为抗凝药用于成人择期经皮冠状动脉介入治疗。

（3）阿加曲班（argatroban）：为合成的精氨酸衍生物。与凝血酶的催化部位结合，抑制凝血酶所催化和诱导的反应，阻碍纤维蛋白凝块的形成，并抑制凝血酶诱导的血小板聚集及分泌作用，最终抑制纤维蛋白的交联并促使纤维蛋白溶解。本药治疗安全范围窄，且过量无对抗药，须监测活化部分凝血酶原时间（APTT）使之保持在 55～85 s。

3. 维生素 K 拮抗药　维生素 K 是凝血因子 II、VI、IX、X 活化必需的辅助因子，具有拮抗维生素 K 作用的药物为香豆素类抗凝药，包括双香豆素（dicoumarol）、华法林（warfarin，苄丙酮香豆素）和醋硝香豆素（acenocoumarol，新抗凝）等，其中以华法林最为常用。

华法林常规应用于防治血栓栓塞性疾病（如心房纤颤和心脏瓣膜病所致血栓栓塞）；接受心脏瓣膜修复手术的患者须长期服用华法林；髋关节手术患者应用可降低静脉血栓形成的发病率。应注意本类药物显效慢，作用时间长，不易控制。防治静脉血栓和肺栓塞一般采用先用肝素或与肝素合用，后用香豆素类维持治疗的序贯疗法。与抗血小板药合用，可减少外科大手术、风湿性心脏病、人工瓣膜置换术后的静脉血栓发生率。

华法林应用过量易致自发性出血，最严重者为颅内出血，应密切观察。使用药物期间必须测定凝血酶原时间（prothrombin time，PT）和国际标准化比值（international normalized ratio，INR），一般建议将 INR 控制在 2.0～3.0 之间，并据此调整剂量。如用量过大引起出血时，应立即停药并缓慢静脉注射大量维生素 K 或输新鲜血液。华法林能通过胎盘屏障，引起胎儿出血性疾病，还可影响胎儿骨骼和血液蛋白质的 γ - 羧化作用，影响胎儿骨骼正常发育，孕妇禁用。

4.新型口服抗凝药 新型口服抗凝药特指 Xa 因子和 II a 直接抑制药，前者包括阿哌沙班（apixaban）、利伐沙班（rivaroxaban）等，后者有达比加群（dabigatran）。这两类药物都是针对单个有活性的凝血因子，抗凝作用不依赖于抗凝血酶，口服起效快，相对于华法林半衰期较短，与食物和药物之间很少相互作用，口服使用无须监测常规凝血指标，可以减少或者尽量避免因用药不当造成的药物疗效下降或出血不良事件。

（三）纤维蛋白溶解药

纤维蛋白溶解药（fibrinolytics）可使纤维蛋白溶酶原（plasminogen，又称纤溶酶原）转变为纤维蛋白溶酶（plasmin，又称纤溶酶），纤溶酶通过降解纤维蛋白和纤维蛋白原而限制血栓增大和溶解血栓，故又称血栓溶解药（thrombolytics）。

该类药有链激酶（streptokinase，SK）、尿激酶（urokinase）、阿尼普酶（anistreplase，又称茴香酰化纤溶酶原-链激酶激活剂复合物，anisolated plasminogen-streptokinaseactivator complex，ASPAC）、葡激酶（staphylokinase，SAK，葡萄球菌激酶）、阿替普酶（alteplase）、瑞替普酶（reteplase，rPA）。

八、调血脂药

根据药物作用机制不同，调血脂药可分为主要降低总胆固醇（TC）和低密度脂蛋白（LDL）的药物、主要降低甘油三酯（TG）及极低密度脂蛋白（VLDL）的药物、降低脂蛋白（a）[Lp（a）]的药物等。

（一）主要降低 TC 和 LDL 的药物

TC 或 LDL 升高是冠心病的重要危险因素，降低 TC 或 LDL 的血浆水平可降低冠心病和脑血管病的发病率和死亡率。药物通过抑制肝细胞内胆固醇的合成、加速 LDL 分解或减少肠道内胆固醇的吸收发挥作用，包括他汀类、胆固醇吸收抑制剂、PCSK9 抑制剂等。

1.他汀类 他汀类（statins）又称羟甲基戊二酸单酰辅酶 A（3-hydroxy-3-methylglutaryl CoA，HMG-CoA）还原酶抑制药。该类药有洛伐他汀（lovastatin）、辛伐他汀（simvastatin）、普伐他汀（pravastatin），氟伐他汀（fuvastatin）、阿托伐他汀（atorvastatin）、瑞舒伐他汀（rosuvastatin）等。

所有他汀类均有较高的肝脏首过效应，大部分由细胞色素 P4503A4 酶（简称 CYP3A4）代谢，经胆汁由肠道排出，少部分由肾排出。

他汀类有明显的调血脂作用。在治疗剂量下，对 LDL-C 的降低作用最强，TC 次之，降 TG 作用很弱；HDL-C 略有升高。用药 2 周出现明显疗效，4～6 周达高峰，长期应用可保持疗效。

他汀类主要用于杂合子家族性和非家族性 II a、II b 和 III 型高脂蛋白血症，也可用于 2 型糖尿病和肾病综合征引起的高胆固醇血症。对病情较严重者可与其他调血脂药合用。对冠心病一级和二级预防有效而安全，可使冠心病发病率和死亡率明显降低。他汀类对肾功能有一定的保护和改善作用，除与调血脂作用有关外，可能还与其抑制肾小球系膜细胞的增殖、延缓肾动脉硬化有关。他汀类能增加粥样斑块的稳定性或使斑块缩小，故减少缺血性脑卒中、稳定型和不稳定型心绞痛发作、致死性和非致死性心肌梗死的发生，并减少血管成形术后再狭窄等。

他汀类不良反应较少而轻，大剂量应用时患者偶可出现胃肠反应、皮肤潮红、头痛失眠等暂时性反应。偶见无症状性转氨酶升高（发生率为 0.5% ～ 3%），停药后即恢复正常。需注意本类药物可引起肌肉不良反应，表现为肌痛、肌炎和横纹肌溶解症（rhabdomyolysis）。

2. 胆汁酸结合树脂（胆酸螯合剂）　考来烯胺（cholestyramine）又称消胆胺；考来替泊（colestipol）又称降胆宁。二者是弱碱性阴离子交换树脂，口服不吸收，在肠道通过离子交换与胆汁酸结合后发生下列作用：①被结合的胆汁酸失去活性，减少食物中脂类（包括胆固醇）的吸收；②阻滞胆汁酸在肠道的重吸收；③由于大量胆汁酸丢失，肝内胆固醇经 7α- 羟化酶的作用转化为胆汁酸；④由于肝细胞中胆固醇减少，导致肝细胞表面 LDL 受体增加或活性增强；⑤ LDL-C 经受体进入肝细胞，使血浆 TC 和 LDL-C 水平降低；⑥此过程中的 HMG-CoA 还原酶可有继发性活性增加，但不能补偿胆固醇的减少，若与他汀类合用，有协同作用。

药物能降低 TC 和 LDL-C，其强度与剂量有关，也相应降低载脂蛋白 B（ApoB），但对 HDL 几乎无影响，对 TG 和 VLDL 的影响较小。

适用于 Ⅱ a 及 Ⅱ b 及家族性杂合子高脂蛋白血症，对纯合子家族性高胆固醇血症无效。对 Ⅱ b 型高脂蛋白血症者，应与降 TG 和 VLDL 的药物配合应用。

由于本类药物应用剂量较大，且有特殊的臭味和一定的刺激性，常见便秘、腹胀、嗳气和食欲减退等胃肠道症状，一般在 2 周后消失，若便秘过久，应停药。偶可出现短时的转氨酶升高、高氯酸血症或脂肪痢等。

3. 胆固醇吸收抑制药　依折麦布（ezetimibe）为新型胆固醇吸收抑制药。依折麦布通过与小肠上皮刷状缘上的 NPC1L1 蛋白（Niemann-Pick Cl-like 1 protein，在肠道吸收胆固醇的过程中起关键作用）特异性结合，抑制饮食及胆汁中胆固醇的吸收，而不影响胆汁酸和其他物质的吸收。成人推荐剂量为 10 mg/d，$t_{1/2}$ 约 22 h。与他汀类合用显示良好的调血脂作用，可克服他汀类剂量增加而效果不显著增强的缺陷。在他汀类药物基础上使用依折麦布，能够进一步降低心血管事件发生率。不良反应轻微且多为一过性，与他汀类合用可致头痛、乏力、腹痛、便秘、腹泻、腹胀、恶心、ALT 和 AST 升高、肌痛。

4. 前蛋白转化酶枯草溶菌素 9（PCSK9）　抑制药前蛋白转化酶枯草溶菌素 9（proprotein convertase subtilisin kexin type 9，PCSK9）是由肝脏合成的分泌性丝氨酸蛋白酶，释放入血后与 LDL 受体结合，促进其进入肝细胞后至溶酶体降解，从而减少肝细胞表面的 LDL 受体数量，使血浆 LDL-C 水平升高。PCSK9 抑制药通过抑制 PCSK9，阻止 LDL 受体降解，促进 LDL-C 清除。

（二）主要降低 TG 及 VLDL 的药物

1. 贝特类贝特类（fibrates，苯氧芳酸类）药物有降低 TG 及 VLDL 的作用。目前应用的贝特类药物有吉非贝齐（gemfbrozil）、非诺贝特（fenofibrate）、苯扎贝特（benzafibrate）等。

口服吸收快而完全，在血液中与血浆蛋白结合，不易分布到外周组织，最后大部分在肝与葡萄糖醛酸结合，少量以原形经肾排出。吉非贝齐和苯扎贝特具活性酸形式，吸收后发挥作用快，持续时间短，$t_{1/2}$ 为 1～2 h；氯贝丁酯和非诺贝特需水解成活性酸形式发挥作用，t_{max}4～5 h，$t_{1/2}$ 为 13～20 h。

贝特类既有调血脂作用也有非调脂作用。能降低血浆 TG、VLDL-C、TC、LDL-C；升高 HDL-C。各种贝特类的作用强度不同，吉非贝齐、非诺贝特和苯扎贝特作用较强。非调脂作用有抗凝血、抗血栓和抗炎作用等，共同发挥抗动脉粥样硬化的效应。

主要用于以 TG 或 VLDL 升高为主的原发性高脂血症，如Ⅱb、Ⅲ、Ⅳ型高脂血症，亦可用于低 HDL 和高动脉粥样硬化性疾病风险（如 2 型糖尿病）的高脂蛋白血症患者。

一般耐受良好，不良反应主要为消化道反应，如食欲缺乏、恶心、腹胀等。其次为乏力、头痛、失眠、皮疹、阳痿等。偶有尿素氮增加、ALT 和 AST 升高，停药后可恢复。肌炎不常见，但一旦发生可能导致横纹肌溶解症，出现肌红蛋白尿症和肾衰竭，尤见于已有肾损伤的患者及易患高 TG 血症的酒精中毒患者。一般不与他汀类合用，以减少横纹肌溶解的风险。患肝胆疾病、孕妇、儿童及肾功能不全者禁用。

2. 烟酸（nicotinic acid） 属 B 族维生素，大剂量烟酸能降低血浆 TG 和 VLDL，服后 1～4 h 生效；降低 LDL 作用慢而弱，用药 5～7 d 生效，3～5 周达 E_{max}，与胆汁酸结合树脂配伍使用作用增强，再加上他汀类作用还可进一步加强；可升高血浆 HDL；目前认为烟酸是少有的降低 Lp（a）的药物。

烟酸可降低细胞 cAMP 的水平，使激素敏感脂肪酶的活性降低，脂肪组织中的 TG 不易分解出游离脂肪酸（FFA），肝脏合成 TG 的原料不足，VLDL 的合成和释放减少，LDL 来源也减少。烟酸升高 HDL 是 TG 浓度降低，导致 HDL 分解代谢减少。HDL 的增加有利于胆固醇的逆向转运，阻止动脉粥样硬化病变的发展。此外，烟酸还抑制 TXA_2 的生成，增加 PGI_2 的生成，发挥抑制血小板聚集和扩张血管的作用。

烟酸属广谱调血脂药，对Ⅱb 和Ⅳ型高脂血症作用最好。适用于混合型高脂血症、高 TG 血症、低 HDL 血症及高 Lp（a）血症。若与他汀类或贝特类合用，可提高疗效。

由于用量较大，不良反应较多。最常见为皮肤潮红及瘙痒等，可能是前列腺素引起的皮肤血管扩张所致，其他有肝脏损害、高尿酸血症、高血糖、棘皮症等。阿司匹林不仅能缓解烟酸所致的皮肤血管扩张，还能延长其半衰期，并防止烟酸所致的尿酸浓度升高。另外，烟酸刺激胃黏膜，加重或引起消化道溃疡，餐时或餐后服用可以减轻。溃疡病、糖尿病及肝功能异常者禁用。

阿昔莫司（acipimox）化学结构类似烟酸。口服吸收快而全，t_{max} 约 2 h，不与血浆蛋白结合，原形由尿排出，$t_{1/2}$ 约 2 h。药理作用类似烟酸，可使血浆 TG 明显降低，HDL 升高，与胆汁酸结合树脂伍用可加强其降 LDL-C 作用，作用较强而持久，不良反应少而轻。除用于 Ⅱ b、Ⅲ 和 Ⅳ 型高脂血症外，也适用于高 Lp（a）血症及 2 型糖尿病伴有高脂血症患者。此外，尚能降低血浆纤维蛋白和全血黏度。

（三）降低 Lp（a）的药物

目前认为降低血浆 Lp（a）水平可防治动脉粥样硬化。烟酸、烟酸戊四醇酯、烟酸生育酚酯、阿昔莫司、新霉素及多沙唑嗪等可降低血浆 Lp（a）水平。

第二章　心律失常

正常心脏的窦房结（sino atrial node，SAN）以一定范围的频率有规律地发放冲动，继以一定的顺序和速率传导至心房和心室，协调心脏各部位同步收缩、形成一次心脏搏动，周而复始，即为正常节律（rhythm）。心律失常（cardiac arrhythmia）是指心脏冲动的频率、节律、起源部位、传导速度或激动次序发生异常，导致心脏搏动的频率和 / 或节律异常。心律失常可单独发病，亦可与其他心血管病伴发。其预后与心律失常的病因、诱因、演变趋势、是否导致严重血流动力障碍有关，可突然发作而致猝死，亦可持续累及心脏而致其衰竭。临床诊断心律失常除病史和常规体格检查外，更需要依靠各种无创和有创的检查，如心电图、长时间心电监测、食管心电生理检查、运动试验和心腔内电生理检查等。临床医生须根据患者临床表现与心律失常特征，明确病因诊断，并对心律失常进行综合分析与危险分层，从而选择合适的治疗策略和方法。

第一节　心律失常概述

一、心传导系解剖

心肌细胞按形态和功能可分为两类：普通心肌细胞和特化的心肌细胞。前者构成心房壁和心室壁的主要部分，主要功能是机械性收缩心脏；后者具有自律性和传导性，其主要功能是产生和传导兴奋，控制心的节律性活动。心传导系（conduction system of heart）主要由特化的心肌细胞构成，包括窦房结、结间束、房室结与房室交界区、房室束、左右束支和浦肯野纤维网。

（一）窦房结

窦房结（sinuatrial node），是正常心脏的起搏点。人的窦房结位于上腔静脉和右心耳交界处的界沟上端。结的长轴与界沟平行，位于界沟上 1/3 的心外膜深面，其前上方的"头"位置较高，可达界沟与右心耳嵴连接处，后下方的"尾"位置略低。窦房结头端一般距腔耳角约 3.8 mm。窦房结位于心外膜下 1 mm 的心房壁内，表面无心肌覆盖。结的深面一般不邻接心内膜，与心内膜之间常隔以右心房的心肌。窦房结浅面常可见到神经纤维、神经末梢和神经节。窦房结一般肉眼不易察见，常采用组织学切片观察。

窦房结的形态大多呈两端尖、中间粗的梭形或半月形。但其形态多变，或粗短，或细长，或呈分叉形，或中间变窄。结的边缘不整齐，与普通心房肌之间相互穿插。窦房结下缘较厚，在横切面上呈三角形。中国人窦房结的大小为长 14 mm、宽 3.6 mm、厚 1 mm，呈扁平状态，结的长为宽的 2 ～ 3 倍。与成人相比，婴幼儿的窦房结相对较大。

一般认为窦房结内主要由起搏细胞（pacemaker cell，P 细胞）和过渡细胞（transitional cell，T 细胞）构成，还有丰富的胶原纤维，形成网状支架。窦房结能自发地发出节律性冲动，是心的正常起搏点。

P 细胞主要位于窦房结的中央部位。一般呈椭圆形或多边形，常聚集成团或成行，共同被一基膜包裹，可使几个细胞共同形成一个功能单位。P 细胞的连接方式简单，可能与窦房结的内部传导慢有关。T 细胞多位于窦房结的周边部，其形态介于 P 细胞和一般心肌细胞之间。T 细胞是 P 细胞和一般心肌细胞之间的连接细胞，由窦房结周边至心房肌细胞体积逐渐增大，肌原纤维逐渐增多。T 细胞在与 P 细胞的连接面较简单。T 细胞主要功能是把 P 细胞的冲动由此传向心房肌。T 细胞受损易发生传导阻滞（窦房传导阻滞）。

窦房结的中央有一条较粗的窦房结动脉穿经结的中央，故该动脉又名中央动脉。窦房结动脉在进入结前的外径约 0.13 mm，入结后分为一粗一细 2 支，粗者系主干的延续，即中央动脉。该动脉起自右冠状动脉者占 $58.7\% \pm 1.22\%$，发自左冠状动脉旋支者占 $38.5\% \pm 1.21\%$，二者皆发支供应者占 $2.8\% \pm 0.41\%$。窦房结动脉周围由结细胞围绕构成窦房结的主体。这些细小的结细胞聚集成簇，散在于由致密的胶原纤维编织成的网状结构的支架中。

（二）结间束

结间束（internodal tract）是窦房结和房室结之间的纤维传导束。长期以来一直未有定论，目前大多数学者还是倾向于结间束的存在。结间束有 3 条。①前结间束：由窦房结头端发出向左行，弓状绕上腔静脉前方和右房前壁，向左行至房间隔上缘分为两束。一束左行分布于左房前壁，称上房间束（Bachmann 束）；另一束下行经卵圆窝前方的房间隔，下降至房室结的上缘。②中结间束（又称 Wenchebach 束）：由窦房结右上缘发出，向右、向后弓状绕过上腔静脉，然后进入房间隔，经卵圆窝前缘，下降至房室结上缘。③后结间束（又称 Thorel 束）：由窦房结下端（尾部）发出，在界嵴内下行，然后转向下内，经下腔静脉瓣，越冠状窦口的上方，至房室结的后缘，此束在行程中分出纤维至右房壁。

目前大多认为结间束是由排列规律的心房肌构成，形成优势传导路，而并非由特化的心肌细胞构成。

（三）房室结与房室交界区

1. 房室结的位置、形态和结构房室结（atrioventricular node）　位于冠状窦口前上方的房间隔内，成人房室结后端距冠状窦口前缘平均约 3.7 mm，胎儿 0.4 mm。距三尖瓣隔瓣附着缘上方约 4 mm，上方距 Todaro 腱附着点约 1 mm，向前距室间隔膜部后缘约 4 mm。位于 Koch 三角内的心内膜下，结的右表面距心内膜平均不超过 1 mm。房室结深面贴附于右纤维三角的右房侧斜面上。房室结的右侧面有心房肌纤维覆盖，称为覆盖层。此层纤维上方来源于房间隔右侧的心房肌，下行至三尖瓣隔侧瓣的基部。房室结分为浅部和深部 2 部分：浅部的纤维细长，相互平行，排列松散，一般有 4 ～ 8 层，浅部纤维上方来自房间隔，呈半弧状环绕房室结的右侧面，终止于房室结的下端；深部细胞密集，杂乱无规律，有许多胶原纤维束将结细胞分隔成大小不等的细胞团。

房室结的形态呈扁椭圆形，近似扁球拍，也有人形容为细烧瓶状或小脾状。总体看来，房室结的基本形态是中份较膨大，前后端较细，尤其是前端逐渐移行为房室束而明显变细。房室结的形态差异可能与中心纤维体的发育程度不同有关。

通过不同切面，可以观察到结的细胞构筑特点。在水平切面上，房室结可分为3层：后上部为移行细胞，交织成网；中部由较短小的细胞形成更致密的束，组成致密结；前下部为贴于中心纤维体上的一束纤维，前连房室束，向后延伸至冠状窦口下方，这3层结构可能与生理上分为房结区、结区和结束区基本一致。房室结的左上缘朝向二尖瓣的根部，即二尖瓣环；右下缘伸向右下，指向三尖瓣隔侧瓣的附着缘，房室结的大小为 8 mm×4 mm×1 mm。

2. 房室交界区（atrioventricular junction area） 又称房室结区或房室交界连接区，是指传导系统在心房与心室之间的连接部分。传统的房室结是指房室交界区的一小部分，即与房室束相连的膨大部分。后来有学者根据形态和功能相结合的原则，将房室结的范围向后方（冠状窦口方向）扩大，而称为功能性房室结。有人将房室结一词用以粗指房室交界区的所有特化传导组织而成为结区的同义词。目前大多数学者认为房室交界区应包括以下3部分：①房室结；②结间束进入房室结的终末部，或称为房室结向心房的扩展；③房室束（His束）近侧部，即指房室束穿过中心纤维体的部分和未分叉前的部分（未分叉部）。房室结与另两部分之间相连接的区域可分别称为房结区和结束区。有人根据微电极研究将传统的房室结分为3部分，即房-结区、结区（相当于本书所示的房室结）和结-束区。尽管各学者对房室交界区分法不尽一致，但综合起来整个区域可共分5区，即房（A）区、房结（A-N）区、结（N）区、结束（N-H）区和束（H）区。

在房室结的上缘、后缘和右侧面均接受一些从心房来的移行纤维，它们构成房室交界区的房区，即房室结的后扩展部。前结间束的终末部从卵圆窝前方向下经 Todara 腱的浅面和深面止于结的上缘。中结间束的终末止于结的上缘后部。从冠状窦口前上缘来的纤维连于房室结的后缘，其中可能包括来自后结间束的纤维。从冠状窦口深面和下方来的肌纤维连于结的后缘及右侧面。房室结表面的覆盖层肌纤维与房室结的浅层纤维密切相邻，且与其深部的纤维有交通，这些细胞具有移行细胞的特点，可进入房室结的浅部。以上这些移行纤维在房室结的上方和后方相互交织成网。止于房室结侧面的纤维，有人认为是旁路纤维，结的浅层和右侧的移行细胞均可成为双径路传导的解剖学基础。78% 的交界心律起源于房室结的后扩展部。

3. 房室结的组织结构 房室结的结构致密，分为浅部和深部。浅部位于房室结右侧的表层，其纤维方向为自上而下走行，由数层移行细胞构成，上方连于心房肌，向下止于房室结下缘，有的可伸向隔侧瓣的附着缘附近；深部的特化心肌纤维排列致密，且相互交织成网，深层细胞可浸入中心纤维体内，形成结细胞岛。幼儿结细胞岛较多，随年龄增长，结细胞岛逐渐减少。电镜下可见到房室结内有三种细胞：P细胞、T细胞和浦肯野细胞。前两类细胞的形态基本与窦房结内的 P 细胞和 T 细胞相同，只是 P 细胞少，主要是 T 细胞。

浦肯野细胞主要位于结的周围和前下部。

4.房室结的功能

（1）传导作用：房室结的传导是双向的，即可将心房传来的冲动向下传入心室，有时也可以从心室传向心房。冲动经过房室交界区时可分离成两条通路，一条快速传导，一条慢速传导。双路传导的物质基础可能与房室结的分层和具有旁路纤维束有关，这些结构可形成折返环路。快传导路可能位于结区前上部，慢传导路可能位于结区后下部。

（2）延搁作用：由于房室结内纤维细小、排列紊乱、间隙连接少、胶原纤维较多等，房室结的传导速度仅有 0.05 ～ 0.1 m/s，而心房的冲动下传至此延搁了 0.04 s。由于延搁的存在，保证了心房和心室以先后顺序分开收缩。

（3）过滤作用：在某些情况下，如心房颤动时，由心房传来的冲动不但频率快，而且强弱不一，但由于此区结纤维组织相互交织，可使经此区的冲动产生相互碰撞，一些弱小的冲动可以减轻乃至消失，于是进入心室的冲动大为减少，从而保证了心室以基本正常的心率收缩。冲动减少也可能与此区间隙连接有关。

（4）起搏作用：房室交界区为次级起搏点，起搏部位主要在结的两端，而结中央的起搏作用弱或无起搏作用。房室结的起搏作用与其内存在起搏细胞有关，在房室传导正常的情况下，房室结的起搏作用被窦房结下传的冲动所掩盖，呈现为潜在的起搏作用。

除行使正常功能外，房室结是心脏自律传导系统中最易发生隐匿传导、超常传导、文氏现象、裂隙现象、单向阻滞、纵行分离、折返、干扰和脱节的部位，加上自主神经的影响，房室传导成为心律失常分析中最复杂的部分。

（四）房室束

房室束（atrioventricular bundle）又称 His 束，是心房传导至心室的主要通道。起自房室结前端，穿中心纤维体，向前下行于室间隔膜部的后下缘，分为右束支和左束支。His 束长约 18 mm，直径 2 ～ 3 mm。房室束行程中与一些重要结构相毗邻，心外科手术如瓣膜置换、室间隔修补时要注意避免损伤房室束。房室束与房室结之间没有明显的界线，因此，房室束的起始部与房室结的结构相似，由较细的特化心肌纤维组成。随着房室束向前延伸，肌纤维变粗，相互平行排列，大部分为浦肯野细胞，其间夹杂少量移行细胞。

（五）左束支

左束支（left bundle branch）自房室束起始后，主干短宽，行于室间隔左侧心内膜下，于肌性室间隔上、中 1/3 交界水平，分为前组、后组和间隔组 3 组，其分支从室间隔上部的前、中、后 3 个方向散向整个左室内面，分别称为前支、中支和后支。其中左前分支，呈扇形分布。前分支主要支配左室前乳头肌，前壁、侧壁及室间隔前半部，并由前降支的间隔穿支供血；后分支则主要分布于左心室后乳头肌、下壁及室间隔后半部，由右冠状动脉后降支及左旋回支远段分支供血；中隔支于前后分支夹角发出，或由各分支高度交叉的分支网集合而成，并主要由前降支供血。所有分支均在心内膜深面互相吻合成一个浦肯野纤维网。

（六）右束支

右束支（right bundle branch）起于房室束分叉部的末端，其主干从室间隔膜部下缘的中部向前下弯行，表面有室间隔右侧面的薄层心肌覆盖，经过右室圆锥乳头肌的后方，向下进入隔缘肉柱，到达右室前乳头肌根部移行为浦肯野细胞，分布至右室壁。

右束支的分支较晚，主干为圆索状，较左束支细长，沿室间隔右侧心内膜下走行过程中，分为三支：右前分支于右室前壁分散，至肺动脉口；右后分支行经并分布于室间隔后部、后乳头肌及右室后壁；右外分支自乳头肌基底右前外方分出行至右室壁。最终三支反复分支形成浦肯野纤维网并与左室浦肯野纤维相连。

（七）浦肯野纤维网

左、右束支最终在心内膜下交织成浦肯野纤维网，浦肯野纤维由浦肯野细胞规则地排列而成，主要分布在室间隔中下部、心尖、乳头肌的下部和游离室壁的下部，室间隔上部、动脉口和房室口附近则分布稀少或没有。心内膜下浦肯野纤维网发出纤维分支，以直角或钝角进入心室壁内侧，构成心肌内浦肯野纤维网，最后与收缩心肌相连。

二、心脏生物电活动

（一）心肌细胞的电活动

心肌细胞的动作电位与骨骼肌细胞明显不同，主要表现在：①能自发产生；②能从一个细胞直接传导到另一个细胞；③有较长的时程，可防止相邻收缩波的融合。

1. 心室肌细胞的电活动

（1）静息电位：人类心室肌细胞的静息电位约为 -90 mV。心室肌细胞在静息时，膜对 K^+ 的通透性较高，K^+ 顺浓度梯度由膜内向膜外扩散所达到的平衡电位，是心室肌细胞静息电位的主要组成部分。

（2）动作电位：心室肌细胞动作电位的主要特征在于复极过程复杂，持续时间较长，动作电位降支与升支不对称。通常将心室肌细胞兴奋的动作电位分为 0、1、2、3、4 五个时期。

2. 窦房结起搏细胞的电活动　正常情况下，窦房结 P 细胞发生动作电位的频率最高。窦房结起搏细胞的动作电位由 0 期、3 期和 4 期组成，没有 1 期和 2 期。窦房结起搏细胞的 4 期膜电位在前一动作电位复极末达到最大值（- 70 mV），即最大复极电位（maximal repolarization potential）后，膜电位立即开始自动去极化，达阈电位（- 40 mV）后引起一次新的动作电位。这种 4 期自动去极化（phase 4 spontaneous depolarization）过程，具有随时间而递增的特点，其去极化速度较缓慢，是自律细胞产生自动节律兴奋的基础。

3. 浦肯野细胞动作电位　浦肯野细胞动作电位形状与心室肌相似，也分为 0 期、1 期、2 期、3 期和 4 期五个时相；4 期膜电位不稳定，这是与心室肌细胞动作电位最显著的不同之处。此外，在所有心肌细胞中，浦肯野细胞的动作电位时程最长。

（二）心肌的生理特性

心肌细胞具有兴奋性、传导性、自动节律性和收缩性4种基本生理特性。

1. 兴奋性

（1）心肌细胞兴奋性的周期性变化：心室肌细胞在一次兴奋过程中，兴奋性经历了绝对不应期、局部反应期（绝对不应期和局部反应期合称为有效不应期）、相对不应期和超常期。

（2）影响心肌细胞兴奋性的因素：心肌细胞兴奋的产生包括细胞膜去极化达到阈电位水平以及引起0期去极化的离子通道激活这两个环节。任何能影响这两个环节的因素均可改变心肌细胞的兴奋性。此外，引起快、慢反应动作电位0期去极化的钠通道和L型钙通道的功能状态，也会影响细胞的兴奋性。

2. 传导性

（1）兴奋在心脏内的传导：起源于窦房结的兴奋能直接传给心房肌纤维。经优势传导通路，可将兴奋直接传到房室结（也称房室交界）。兴奋在房室结区的传导非常缓慢，经过此处将出现一个时间延搁，称为房-室延搁。兴奋在浦肯野纤维内的传导速度在整个传导系统中最快。

（2）决定和影响传导性的因素：心肌的传导性受细胞直径和细胞间的缝隙连接等结构因素影响外，心肌细胞的电生理特性是决定和影响心肌传导性的主要因素。心脏内兴奋的传导受到以下因素的影响：①动作电位0期去极化的速度和幅度；②兴奋前膜电位水平；③邻近未兴奋部位膜的兴奋性。

3. 自动节律性　窦房结P细胞的自律性最高，每分钟约100次，但由于受心迷走神经张力的影响，其节律性表现为每分钟70次左右。由窦房结起搏而形成的心脏节律称为窦性节律（sinus rhythm）。当正常起搏点起搏功能障碍或传导发生障碍时，潜在起搏点的起搏作用才显现出来；或当潜在起搏点的自律性异常增高超过窦房结时，可代替窦房结产生可传播的兴奋而控制心脏的活动，此时异常的起搏部位称为异位起搏点（ectopic pacemaker）。

影响自律性的因素包括自律细胞动作电位4期自动去极化的速度、最大复极电位和阈电位水平，其中以4期自动去极化速度最为重要。

4. 收缩性　心肌细胞的收缩由动作电位触发，通过兴奋-收缩耦联使肌丝滑行而引起。心肌一旦兴奋，心房和心室这两个功能合胞体的所有心肌细胞将先后发生同步收缩，保证了心脏各部分之间的协同工作和发挥有效的泵血功能。

三、离子通道

离子通道（ion channel）是细胞膜中的跨膜蛋白质分子，在脂质双分子层膜上构成具有高度选择性的亲水性孔道，对某些离子能选择性通过，是细胞生物电活动的基础。

1. 离子通道的特性　离子通道具有离子选择性及门控性两大特征。离子选择性是指每种通道只对一种或几种离子有较高的通透能力。大部分离子通道分子内部有一些可移动的结构或化学基团，在通道开口处起"闸门"作用。闸门运动引起通道的开放或关闭，这一过程称为门控。通道可表现为静息态（resting state）、激活态（activated state）和失活态（inactivated state）。静息态是膜电位保持在静息电位水平时通道尚未开放的状态；激活态是膜在迅速去极化时，通道立即开放的状态；失活态是通道在激活态后对去极化刺激不再反应的状态，此时通道不仅处于关闭状态，而且即使有外来刺激也不能使之开放。

2. 离子通道的分类　根据激活方式不同，离子通道可分为电压门控离子通道、配体门控离子通道和机械门控离子通道。根据通透的离子不同，离子通道可分为钠通道、钙通道、钾通道和氯通道等。

3. 离子通道的生理功能　离子通道的功能主要包括：①决定细胞的兴奋性和传导性；②介导兴奋 - 收缩耦联和兴奋 - 分泌耦联；③调节血管平滑肌的舒缩活动；④参与细胞膜信号转导过程；⑤维持细胞正常形态和功能完整性。

四、心律失常发生机制

心律失常的发生机制包括冲动形成异常和 / 或冲动传导异常。冲动形成异常包括自律性（automaticity）异常和触发活动（triggered activity）等；冲动传导异常包括折返激动、冲动传导障碍和传导途径异常等。

（一）冲动形成异常

1. 自律性异常　自律性是指可兴奋细胞在没有外来刺激时发生舒张期自动除极并形成电冲动的能力。自律性异常指具有自律性的心肌细胞如窦房结、结间束、房室结细胞和希氏束 - 浦肯野纤维系统等因自主神经兴奋性改变或其内在病变导致不适当的冲动发放，或无自律性的心肌细胞，如心房和心室肌细胞，在病理状态下出现异常自律性。前者为正常节律点的自律性发生异常，而后者为异常节律点的形成。药物、心肌缺血、电解质紊乱、儿茶酚胺增多等均可导致自律性异常而形成各种快速型心律失常。自律性异常引起的心律失常可分为两类，一类是窦房结频率减慢或冲动被阻滞时，异位冲动夺获心室，称为被动性异位心律（逸搏或逸搏心律）；另一类是异位自律点频率超过窦房结频率而主导心脏节律，称为主动性异位心律（期前收缩或自主性心动过速）。

2. 触发活动　触发活动是一种异常的细胞电活动。在动作电位复极过程中或复极刚刚完毕时出现的膜电位振荡，称为振荡性后电位或后除极（afterdepolarization），当这种震荡强度达到阈电位时可发生一次新的除极和兴奋反应，从而形成触发活动。根据后除极在动作电位中出现的时相，可分为早期后除极（early after depolarization，EAD）和延迟后除极（delayed after depolarization，DAD）。EAD 发生在心脏动作电位曲线的 2 相或 3 相，主要与内向钙电流有关，在动作电位的这一时期，任何引起细胞内正电荷增加的干预，都可引起 EAD。EAD 具有长周期依赖性，心率减慢、期前收缩后代偿间歇等形成的较长心动周期之后容易发生。DAD 发生在动作电位曲线的 4 相，是膜电位复极完毕之后发生的电位振荡，多与细胞内钙超载、缺血再灌注、交感应激、钙释放通道（兰尼碱受体）功能障碍有关。DAD 有短周期依赖性，即心动周期越短，后除极振荡电位振幅越高，越容易达到阈电位而产生兴奋，并有利于下一个 DAD 振荡达到阈电位，循环往复，形成快速型心律失常。这种快速型心律失常，易被快速刺激诱发，不易被快速刺激抑制。

（二）冲动传导异常

冲动传导异常包括折返激动、冲动传导障碍和传导途径异常等。

1.折返激动　冲动在传导过程中，途经解剖性或功能性分离的两条或两条以上径路时，在一定条件下，可循环往复，即形成折返激动。折返激动一旦形成，趋向于连续运行，形成环形运动性心动过速。折返是快速型心律失常最常见的发生机制。折返形成与维持的 3 个必备条件是折返环路、单向传导阻滞和缓慢传导。

（1）折返环路：存在解剖上或功能上相互分离的径路（折返环）是折返激动形成的必要条件。冲动从一条途径传出，又从另一条途径返回，这两条途径形成折返的环形径路。这一传导途径可以是成形的解剖结构，如房室结区等；也可以是功能性的传导途径，例如普通心肌，在电生理功能条件适合时亦可成为折返的径路。

（2）单向阻滞：若两条径路传导能力相同，则冲动会分别从两条径路下传，两股波峰或汇合从共同出口传出，或碰撞抵消，一条径路中的波峰不能从另一条径路中返回原处，因而不能形成折返活动。当折返环的两条径路中有一条发生单向阻滞，冲动进入折返环后，只能循一条径路前传，而不能从另一条径路向前传播。前传的波峰除了可从共同出口传出外，还可以从另一条径路返回，而发生单向阻滞的径路若能容许激动逆传，则会完成一次折返活动，冲动在环内如此反复循环，便会产生持续而快速的心律失常。

（3）缓慢传导：环形径路中若有缓慢传导区，传导运行时间长，不应期短，则环形径路的应激性和传导性恢复得快，可再次应激传导，而延缓的时间足以使发生单向阻滞部位的组织恢复应激性，使得冲动可以逆传。

折返性心律失常折返的波峰与后方波尾的距离为折返波长，等于传导速率与不应期的乘积；波峰与前方波尾的间距为可激动间隙，是指折返环路已具有兴奋性的部分，折返环路 = 折返波长 + 可激动间隙。当传导速率减慢和／或不应期缩短时，波长将缩短，进而使可激动间隙增大，有利于折返的形成。当波长特性改变，超过现有折返环路时，折返波的前缘将与不应性组织的尾端相撞，折返波因而被湮灭。

2.冲动传导障碍　是指兴奋或动作电位在心肌细胞扩布功能的异常，传导障碍机制如下。

（1）心肌组织处于不应期：冲动在心肌细胞中连续性传导的前提条件是各组织在冲动抵达之前已脱离前一个冲动的不应期而恢复到应激状态。冲动抵达部位心肌若处于有效不应期或相对不应期，则冲动不能传导或传导延迟。由生理因素导致不应期延长发生的传导障碍称为干扰现象；由疾病导致的病理性不应期延长，则称为传导阻滞。

（2）递减性传导：若冲动在传导过程中遇到的心肌细胞舒张期膜电位尚未充分复极，其反应将异于正常：0 期除极速度及振幅均减小，使冲动传导过程中引起的组织反应性依次减弱，传导性能递减。冲动若能传播到膜电位正常的区域，则递减性传导现象便可消失而恢复正常传导。

（3）不均匀传导：冲动在心脏传导时因组织的解剖生理特征不同致局部传导性能不匀齐而失去同步性，波峰前进速度参差不齐，冲动传导效力减低。例如，缺血或梗死心肌纤维程度不同，激动在其中传播时，可发生不均匀传导。

3. 传导途径异常　正常情况下心房和心室之间仅能通过房室结区 - 希氏束 - 浦肯野纤维进行房室传导。各种类型的旁路（如 Kent 束、James 旁路纤维、Mahaim 纤维等）参与的房室传导则可引起组织激动时间和顺序异常，形成不同类型的异常心律。如通过经典的房室旁路下传可形成 PR 间期缩短、QRS 波异常的心室预激波（WPW 综合征）。

五、心律失常的分类

心律失常按发生部位分为室上性（包括窦性、房性、房室交界性）和室性心律失常两大类；按发生时心率的快慢，分为快速性与缓慢性心律失常两大类；按发生机制主要包括冲动形成异常和冲动传导异常等。本章主要依据心律失常发生部位与机制以及心率快慢进行综合分类。

（一）冲动起源异常

1. 窦性心律失常

（1）窦性心动过速。

（2）窦性心动过缓。

（3）窦性心律不齐。

（4）窦性停搏。

2. 异位心律

（1）被动性异位心律：逸搏及逸搏心律（房性、房室交界区性、室性）。

（2）主动性异位心律：①期前收缩，亦称过早搏动或早搏，分为房性、房室交界区性、室性；②阵发性心动过速与非阵发性心动过速，分为房性、房室交界区性、房室折返性、室性；③心房扑动、心房颤动；④心室扑动、心室颤动。

（二）冲动传导异常

1. 干扰及干扰性房室分离　常为生理性。

2. 心脏传导阻滞

（1）窦房阻滞。

（2）房内阻滞。

（3）房室阻滞（一度、二度和三度房室阻滞）。

（4）室内阻滞（左束支、右束支、左前分支和左后分支）。

3. 折返性心律　阵发性心动过速（窦房结折返、房内折返、房室结折返、房室折返、希氏束折返和束支内折返、心室内折返）。

4. 房室间传导途径异常　预激综合征。

（三）冲动起源异常与冲动传导异常并存

反复心律和并行心律等。

（四）人工心脏起搏参与的心律

包括 DDD（R）和 VVI（R）起搏器所具有的时间周期、起搏、感知与自身心律的相互影响等。

第二节　抗心律失常药物

一、抗快速型心律失常药物

（一）抗快速型心律失常药物分类

根据药物的主要作用通道和电生理特点，Vaughan Williams 分类法将众多抗快速型心律失常药物归纳成四大类：①I 类钠通道阻滞药；②II 类 β 肾上腺素受体阻断药；③III 类延长动作电位时程药（钾通道阻滞药）；④IV 类钙通道阻滞药。

抗快速型心律失常药物的分类和作用特点如下。

1.I 类钠通道阻滞药　根据对钠通道阻滞强度和阻滞后通道的复活时间常数将其分为 3 个亚类，即 Ia、Ib、Ic。

（1）Ia 类：适度阻滞钠通道，降低动作电位 0 期除极速率，不同程度地抑制心肌细胞钾及钙通道，延长复极过程，尤其显著延长有效不应期。代表药是奎尼丁、普鲁卡因胺等。

（2）Ib 类：轻度阻滞钠通道，轻度降低动作电位 0 期除极速率，降低自律性，缩短或不影响动作电位时程。代表药是利多卡因、苯妥英钠等。

（3）Ic 类：明显阻滞钠通道，显著降低动作电位 0 期除极速率及幅度，明显减慢传导。代表药是普罗帕酮、氟卡尼等。

2. II 类 β 肾上腺素受体阻断药　药物通过拮抗心肌细胞 β 受体，抑制交感神经兴奋所致的起搏电流、钠电流和 L 型钙电流增加，减慢 4 相舒张期自动除极速率，降低自律性；还减慢动作电位 0 相除极速率，减慢传导速度。代表药是普萘洛尔等。

3. III 类延长动作电位时程药　阻滞多种钾通道，延长动作电位时程和有效不应期。代表药是胺碘酮，属典型的多靶点单组分药物，除阻滞钾通道外，还阻滞起搏细胞的钠、钙通道等。

4. IV 类钙通道阻滞药　主要抑制 L 型钙电流，降低窦房结自律性，减慢房室结传导性，抑制细胞内钙超载。本类药物有维拉帕米和地尔硫草。

（二）常用抗快速型心律失常药物

1.Ia 类　奎尼丁、普鲁卡因胺等。

2.Ib 类　利多卡因、美西律等。

3.Ic 类　普罗帕酮、氟卡尼、莫雷西嗪等。

4. **Ⅱ类β肾上腺素受体阻断药** 用于抗快速型心律失常的β肾上腺素受体阻断药主要有普萘洛尔、美托洛尔、阿替洛尔、纳多洛尔、醋丁洛尔、噻吗洛尔、阿普洛尔、艾司洛尔、比索洛尔等。拮抗β肾上腺素受体是其治疗心律失常的基本机制。

激动β肾上腺素受体可使 L 型钙电流、起搏电流（I）增加，病理条件下可触发早后除极和迟后除极。因此，β肾上腺素受体阻断药可通过减慢心率、抑制细胞内钙超载、减少后除极等作用治疗心律失常。

5. **Ⅲ类延长动作电位时程药** 胺碘酮、索他洛尔、伊布利特、多非利特、决奈达隆等。

6. **Ⅳ类钙通道阻滞药** 维拉帕米、地尔硫䓬等。

二、抗缓慢型心律失常药物

（一）抗缓慢型心律失常药物分类

缓慢型心律失常主要由于心肌细胞自律性下降（如窦房结退行性变、缺血缺氧时）或电冲动传导受阻（如房室结病变）而引起，故药物治疗的目的是加强窦房结自律性、促进心脏传导。根据作用机制不同大致分为β肾上腺素受体激动药、M 胆碱受体阻断药及其他药物如氨茶碱、甲状腺素等。

需要特别注意的是，治疗缓慢型心律失常的药物均具有明显促发快速型心律失常的作用，且可能出现更致命的恶性心律失常，因此应优先考虑起搏治疗。即使因紧急情况或条件限制而必须使用此类药物，亦应尽可能减少使用剂量并缩短使用时间。

（二）常用抗缓慢型心律失常药物

1. **异丙肾上腺素（isoprenaline）** 异丙肾上腺素同时激动 β_1 和 β_2 肾上腺素受体，用于严重窦性心动过缓及二度Ⅱ型及以上房室传导阻滞。用法为 0.5～1 mg 稀释后缓慢静脉滴注，维持心率在 60 次 / 分左右。常见不良反应有心悸、颜面潮红、心慌、出汗及各种快速型心律失常，对冠心病患者容易诱发心绞痛或心肌梗死，故须慎用。

2. **肾上腺素（epinephrine）** 肾上腺素同时激动 α、β_1 和 β_2 肾上腺素受体，主要用于心脏骤停的抢救。使用时 1mg 直接静脉推注，无效者 5 min 后可重复或增加剂量至 3～5 mg。不良反应包括恶心呕吐、面色苍白、心动过速、血压急剧上升等。

3. **阿托品（atropine）** 阿托品阻滞心脏 M 胆碱受体，适用于严重窦性心动过缓、窦房或房室传导阻滞。皮下或静脉内注射 1 mg/ 次，必要时 30 min 可重复。口服 0.3～0.6 mg/ 次，3 次 / 天。副作用包括口干、心悸、瞳孔扩大、视物模糊、排尿困难等，严重者可出现谵妄、惊厥等神经系统症状，禁用于青光眼、前列腺肥大、肠梗阻等情况。

4. **氨茶碱（aminophylline）** 氨茶碱通过抑制磷酸二酯酶减少环磷腺苷的降解，产生拟交感神经兴奋效应，可用于严重窦性心动过缓或房室传导阻滞等。口服 0.1～0.2 g/ 次，3 次 / 天，静脉使用 0.5 g 稀释后缓慢静滴。常见不良反应有恶心、呕吐等消化道不适，也可见头痛、烦躁、惊厥及快速型心律失常。

第三节　窦性心律失常

正常窦性节律的激动起源于窦房结，频率为 60 ～ 100 次 / 分。但正常心率变化范围较大，取决于多种因素，如年龄、性别、体力活动、迷走神经与交感神经张力、代谢与药物等。正常窦性 P 波在心电图 I、II、aVF 导联正向，aVR 导联负向，V_1、V_2 导联可为负，V_3 ～ V_6 导联为正；P-R 间期 0.12 ～ 0.20 s。窦性心律失常是指窦房结冲动的频率异常或冲动向心房的传导受阻所致的心律失常，包括窦性心动过速、窦性心动过缓、窦性停搏、窦房阻滞以及病态窦房结综合征等。

一、窦性心动过速

窦性心动过速（sinus tachycardia）指成人窦性心律的频率超过 100 次 / 分。

1. 病因　最常见为生理性，如婴幼儿、运动、紧张、焦虑或饮用咖啡、浓茶或过量饮酒等；病理因素包括心源性疾病如心功能不全、心包积液和心肌炎等，非心源性因素如发热、贫血、甲亢、休克以及应用肾上腺素、阿托品等。

一般地，窦性心动过速是上述生理或病理因素影响机体自主神经的生理反应性结果，去除这些因素后心率可恢复正常，故称为生理性窦性心动过速。部分人静息状态下心率持续增快，或窦性心律的增快与生理、情绪激动、病理状态或药物作用水平无关或不一致，称为不适当窦性心动过速或特发性窦性心动过速，其发生机制不明，可能与窦房结本身的自律性增强，或自主神经对窦房结的调节异常有关。还有一种少见窦房结折返性心动过速，常呈阵发性、非持续性发作，具有突发突止特点，其病理基础可能为窦房结内传导不均一性形成折返，对迷走神经刺激和腺苷敏感。

2. 心电图特征　窦性 P 波，常逐渐开始和终止，频率大多在 100 ～ 150 次 / 分之间，偶有高达 200 次 / 分。

3. 临床表现　生理因素者多无症状，病理因素如发热、低血压、甲状腺功能亢进、贫血、心衰或休克时除原有疾病的症状外，可有心悸、乏力、运动耐力下降等表现。

4. 治疗　应针对病因和诱发因素治疗为主，如治疗心衰、纠正贫血、控制甲亢等。必要时单用或联合应用 β 受体阻断药和非二氢吡啶类钙通道阻滞药（如地尔硫䓬），亦可考虑选用伊伐布雷定。导管消融治疗可用于药物无效而症状显著的不适当窦性心动过速和窦房结折返性心动过速。

二、窦性心动过缓

窦性心动过缓（sinus bradycardia）指成人窦性心律的频率低于 60 次 / 分。

1. 病因　常见原因为迷走神经张力增高，如青壮年、运动员、睡眠状态以及颅内压增高和内脏疼痛等；其次缺血缺氧、炎症、中毒及老年退行性变等造成窦房结功能受损亦常引起窦性心动过缓，如急性下壁心肌梗死、心肌炎和心肌病等；代谢紊乱如甲减、高钾血症以及某些药物如 β 受体阻断药、非二氢吡啶类钙通道阻滞药、胺碘酮、洋地黄类和镇静剂等均可导致心动过缓。

2. 临床表现 生理性者一般无症状，亦无临床意义；严重者可有头晕、乏力、气短、易疲劳等症状。病理情况下可有心悸、胸闷，严重时出现黑蒙和晕厥。

3. 心电图特征 窦性 P 波，频率＜ 60 次 / 分，24 h 动态心电图总心搏数＜ 80 000 次；可伴有窦性心律不齐。

4. 治疗 生理性或无症状者通常无须治疗。疾病引起者应治疗原发病，可酌情使用阿托品、氨茶碱或沙丁胺醇，但这些药物长期应用往往效果不确定，且易发生严重副作用，因此显著心动过缓且伴相关症状者，应给予永久心脏起搏治疗。

三、窦性停搏

窦性停搏（sinus pause，sinus arrest，或称窦性静止）是指窦房结不能产生冲动而使心房无除极，若潜在起搏点无逸搏则致心室停搏。

1. 病因 同窦性心动过缓。需要注意的是，快速心律失常发作终止后，往往会出现窦性停搏，2 ～ 4 s 不等，但窦房结功能欠佳者停搏时间可能更长。

2. 心电图特征 正常窦性节律中，突然出现一个或多个 PP 间距显著延长，其间无 P 波、QRS 波及 T 波；长的 PP 间期与正常的 PP 间期无倍数关系；长的 PP 间歇后，可出现逸搏或逸搏心律。

3. 临床表现 短暂（≤ 3 s）的窦性停搏可无临床症状，自身的潜在起搏点产生逸搏能避免心室停搏或避免因心率过慢诱发其他心律失常。严重的停搏（＞ 3 s）者可有头晕、黑蒙、短暂意识障碍、阿 - 斯综合征甚至猝死。

4. 治疗 参照病态窦房结综合征。

四、窦房阻滞

窦房阻滞（sino-auricular block，SAB）指窦房结发出的激动不能传导至心房或到达心房的时间延长，导致心房和心室发生停搏。

1. 病因 同窦性心动过缓。

2. 心电图特征 正常预期的 P 波不出现而形成间歇；间歇时间是基础 PP 间期的倍数。理论上窦房阻滞分为三度。由于体表心电图不能显示窦房结电活动，因而无法确立一度窦房阻滞的诊断。三度窦房阻滞与窦性停搏鉴别困难。二度 I 型（文氏）窦房阻滞时，间歇前的 PP 间期逐渐缩短，间歇期＜ 2 倍 PP 间期；二度 II 型窦房阻滞的特征是没有 P 波的间歇约等于 2、3 或 4 倍的正常 PP 间期。窦房阻滞后可出现逸搏心律。

3. 临床表现 通常是暂时的，一般无重要临床意义。偶尔窦房阻滞致停搏时间过长且无逸搏心律出现可致晕厥。

4. 治疗 去除病因。无症状者，通常无须治疗；有症状者，行永久心脏起搏治疗。

五、病态窦房结综合征

病态窦房结综合征（sick sinus syndrome，SSS）简称病窦综合征，是包含多种窦房结功能异常的综合征,由窦房结及其周围组织病变引起起搏和/或激动传出障碍,常累及心房、交界区和心室内传导系统。

1. 病因　窦房结及其周围的细胞结构和功能异常,理论上包括炎症、缺血、纤维化和退行性变、淀粉样变等,均可引起病窦综合征,但实际临床中很难明确病因。常见疾病包括冠心病、心肌病、外科手术(如小儿房缺修补术)、长期房颤复律后和传导系统退行性变等。

2. 心电图特征　①非药物引起的持续而显著的窦性心动过缓(50次/分以下);②窦性停搏与窦房阻滞;③窦房阻滞与房室阻滞并存;④心动过缓—心动过速综合征(bradycardia-tachycardiasyndrome),是指窦性心动过缓基础上出现各种房性快速性心律失常,如房速、房扑和房颤(多为阵发性房颤),又称为慢 - 快综合征或缓速综合征(slow-fast syndrome);⑤未应用抗心律失常药物下,心房颤动的心室率缓慢,或其发作前后有窦性心动过缓和/或一度房室阻滞;⑥变时功能不全,表现为运动后心率提高不显著;⑦部分房室交界区逸搏心律等。须注意,同一患者可出现多种心电图表现。

3. 临床表现　一般起病隐匿,进展缓慢。早期多无明显症状,当进展为严重窦性心动过缓、窦性停搏或窦房传导阻滞时,可出现心、脑、肾等重要器官供血不足的症状,轻者表现为头晕、心悸、乏力、运动耐力下降、记忆力减退,重者可引起心绞痛、黑蒙、晕厥,甚至阿 - 斯综合征、心脏骤停或继发心室颤动而猝死。查体显示严重的心动过缓或漏搏、长时间心跳间歇,且体位改变和 Valsalva 动作对心动过缓无影响。此外,部分患者可发生脑卒中等栓塞并发症,多见于慢 - 快综合征患者。

4. 治疗

(1)病因治疗:针对不同病因采取改善心肌缺血、纠正电解质紊乱和药物过量等。

(2)对症治疗:无症状者不必治疗,仅定期随诊;有症状者,应尽早永久起搏器治疗。阿托品、异丙肾上腺素等药物以及临时起搏器等仅作为对症治疗而短时间应用。

对慢 - 快综合征患者,一般是植入永久起搏器后服用抗心律失常药物治疗快速心律失常。但临床部分患者的窦性心动过缓和窦性停搏只出现在心房扑动、心房颤动和房性心动过速发作终止后,即表现为原发性房性快速性心律失常(primary atrial tachyarrhythmia)和继发性窦房结功能障碍(secondary sick sinus dysfunction),称为快 - 慢综合征,对这些患者可先行导管射频消融根除快速心律失常发作,再根据随访期间心动过缓的情况评估心脏起搏治疗的必要性。绝大多数患者随着快速心律失常的消失,窦性心动过缓和窦性停搏也好转或消失,不再需要永久起搏治疗。已植入永久起搏器的患者,如药物治疗不能控制快速心律失常的发作,亦可考虑射频消融治疗。对于血栓风险高的患者,应考虑抗栓治疗。

第四节　房性心律失常

一、房性期前收缩

房性期前收缩（premature atrial beats），又称房性早搏，是指起源于窦房结以外心房的任何部位的心房激动。房性期前收缩常见于器质性心脏病患者，也可见于心脏正常者。房性期前收缩的心电图特点：P波提前发生，与窦性P波形态不同；PR间期 > 120 ms；QRS波群呈室上性，部分可有室内差异性传导；多为不完全代偿间歇。如发生在舒张早期，适逢房室结尚未脱离前次搏动的不应期，可产生传导中断，无QRS波发生（被称为阻滞的或未下传的房性期前收缩）或缓慢传导（下传的PR间期延长）现象。房性期前收缩通常无须治疗。有明显症状患者可给予β受体阻断药、非二氢吡啶类钙通道阻滞药、普罗帕酮和胺碘酮等治疗。

二、房性心动过速

房性心动过速（atrial tachycardia）简称房速，指起源于心房且无须房室结参与维持的心动过速。发生机制包括自律性增加、折返与触发活动。根据起源点不同，分为局灶性房性心动过速（focal atrial tachycardia）和多源性房性心动过速（multifocal atrial tachycardia），后者也称为紊乱性房性心动过速（chaotic atrial tachycardia），是严重肺部疾病常见的心律失常，最终可能发展为心房颤动。

1. 病因　冠心病、慢性肺部疾病、洋地黄中毒、大量饮酒以及各种代谢障碍均可成为致病原因。心外科手术或导管消融术后所导致的手术瘢痕也可以引起房性心动过速。部分心脏结构正常的患者中也能见到。

2. 临床表现　可表现为心悸、头晕、胸痛、憋气、乏力等症状，有些患者可能无任何症状。合并器质性心脏病的患者甚至可表现为晕厥、心肌缺血或肺水肿等。症状发作可呈短暂、间歇或持续发生。当房室传导比例发生变动时，听诊心律不恒定，第一心音强度变化。

3. 心电图特点　局灶性房性心动过速心电图特点包括：①心房率通常为150～200次/分；②P波形态与窦性P波不同；③当房率加快时可出现二度I型或II型房室阻滞，呈现2∶1房室传导者亦属常见，但心动过速不受影响；④P波之间的等电线仍存在（与心房扑动时等电线消失不同）；⑤发作开始时心率逐渐加速；⑥刺激迷走神经不能终止心动过速，仅加重房室传导阻滞。

4. 治疗　房性心动过速的处理主要取决于心室率的快慢及患者的血流动力学情况。如心室率不太快且无严重的血流动力学障碍，不必紧急处理。如心室率达140次/分以上，由洋地黄中毒所致或临床上有严重充血性心力衰竭或休克征象，应进行紧急治疗。其处理方法如下：

（1）病因与诱因治疗：主要针对基础疾病治疗，尤其是紊乱性房性心动过速。肺部疾病患者应纠正低氧血症、控制感染等治疗。如洋地黄引起者，须立即停用洋地黄，并纠正可能伴随的电解质紊乱，特别要警惕低钾血症，必要时选择利多卡因、β受体阻断药和普罗帕酮等。

（2）控制心室率：血流动力学稳定的患者，可先静脉使用腺苷，如无效，可使用β受体阻断药（艾司洛尔、美托洛尔）、非二氢吡啶类钙通道阻滞药（维拉帕米、地尔硫䓬）减慢心室率。

（3）转复窦性心律：可用Ic或Ⅲ类（胺碘酮、伊布利特）抗心律失常药物转复窦性心律，血流动力学不稳定的患者立即同步直流电复律。反复发作、特别是无休止发作或导致心动过速性心肌病的患者，推荐导管消融治疗。

三、心房扑动

心房扑动（atrial flutter）简称房扑，是介于房速和心房颤动之间的快速性心律失常。健康者很少见，患者多伴有器质性心脏病。

1.病因　多见于器质性心脏病如风湿性心脏病、冠心病、高血压性心脏病、心肌病等。此外，肺栓塞，慢性充血性心力衰竭，二、三尖瓣狭窄与反流导致心房扩大，甲状腺功能亢进，酒精中毒，心包炎等亦可出现房扑。部分患者也可无明显病因。

2.临床表现　患者的症状主要与房扑的心室率相关，心室率不快时，患者可无症状；房扑伴有极快的心室率，可诱发心绞痛与充血性心力衰竭。房扑往往有不稳定的倾向，可恢复窦性心律或进展为心房颤动，但亦可持续数月或数年。房扑患者也可产生心房血栓，进而引起体循环栓塞。体格检查可见快速的颈静脉扑动。当房室传导比例发生变动时，第一心音强度亦随之变化。有时能听到心房音。

3.心电图特点　心房扑动的心电图特点包括：①窦性P波消失，代之以振幅、间距相同的有规律的锯齿状扑动波，称为F波，扑动波之间的等电线消失，频率常为250～350次/分；②心室率规则或不规则，取决于房室传导比例是否恒定，房扑波多以2∶1及4∶1交替下传；③QRS波形态正常，当出现室内差异传导、原先有束支传导阻滞或经房室旁路下传时，QRS波增宽、形态异常。

4.治疗

（1）药物治疗：减慢心室率的药物包括β受体阻断药、非二氢吡啶类钙通道阻滞剂（维拉帕米、地尔硫䓬）。转复房扑并预防复发的药物包括Ia类、Ic类（氟卡尼、普罗帕酮）和Ⅲ类（伊布利特、多非利特和胺碘酮）抗心律失常药。伊布利特用于新发房扑复律治疗，禁用于严重器质性心脏病、QT间期延长和窦房结功能障碍者；多非利特亦可选用。合并冠心病、充血性心力衰竭的房扑患者，应用Ia与Ic类药物容易导致严重室性心律失常，应选用胺碘酮。长期维持窦性心律可选用胺碘酮、多非利特或索他洛尔等药物。

（2）非药物治疗：直流电复律是终止房扑最有效的方法。通常应用低能量可迅速将房扑转复为窦性心律。食管调搏也是转复房扑的有效方法，尤其适用于服用大量洋地黄制剂患者。有症状且药物控制心室率效果不佳的心房扑动、持续性心房扑动导致心动过速性心肌病的患者，推荐导管消融治疗。

（3）抗凝治疗：持续性心房扑动的患者发生血栓栓塞的风险明显增高，应给予抗凝治疗。具体抗凝策略同心房颤动。

四、心房颤动

心房颤动（atrial fibrillation，AF）简称房颤，是指规则有序的心房电活动丧失，代之以快速无序的颤动波，是严重的心房电活动紊乱。心房无序的颤动即失去了有效的收缩与舒张，心房泵血功能恶化或丧失，加之房室结对快速心房激动的递减传导，引起心室极不规则的反应。因此，心室律（率）紊乱、心功能受损和心房附壁血栓形成是房颤患者的主要病理生理特点。2004 年中国部分区域 30 ～ 85 岁成年人的流行病学调查显示，我国房颤患病率约为 0.77%，在 ≥ 80 岁人群中可高达 7.5%。2010 年，世界范围内房颤患病率约为 3%。

1. 病因　房颤常发生于器质性心脏病患者，常见于高血压性心脏病、冠心病、风湿性心脏病二尖瓣狭窄、心肌病以及甲状腺功能亢进症，其次缩窄性心包炎、慢性肺源性心脏病、预激综合征和老龄也可引起房颤。部分房颤原因不明，可见于正常人，可在情绪激动、外科手术、运动或大量饮酒时发生；房颤发生在无结构性心脏病的中青年，称为孤立性房颤或特发性房颤。

2. 发病机制　房颤的发生机制仍未阐明。肺静脉异常电活动触发和驱动是房颤重要的发生机制，房颤的维持涉及多发子波折返、局灶激动、转子样激动等多个机制参与。高龄、遗传因素、性别等不变的因素和高血压、糖尿病、吸烟等可改变的因素均可导致心房电重构和结构重构，为房颤的发生、维持提供相应的基质。此外，心力衰竭和心肌缺血等原发心血管疾病则与房颤互为因果、相互促进，导致疾病进展加速和恶化。

3. 分类　一般将房颤分为首诊房颤（first diagnosed AF）、阵发性房颤（paroxysmal AF）、持续性房颤（persistent AF）、长期持续性房颤（long-standing persistent AF）及永久性房颤（permanent AF）。

4. 临床表现　房颤症状的轻重受心室率快慢的影响。心悸、乏力、胸闷、运动耐量下降是最常见的临床症状。心室率超过 150 次 / 分，患者可发生心绞痛与充血性心力衰竭。心室率不快时，患者可无症状。房颤时心房有效收缩消失，心排血量比窦性心律时减少达 25% 或更多。房颤并发血栓栓塞的危险性甚大，尤以脑栓塞危害最大，常可危及生命并严重影响患者的生存质量。瓣膜性心脏病合并房颤者发生脑栓塞的风险高出正常人 17 倍；非瓣膜性心脏病合并房颤者发生脑卒中的机会较无房颤者高出 5 ～ 7 倍。

心脏听诊第一心音强度变化不定，心律极不规则。当心室率快时可发生脉搏短绌，原因是许多心室搏动过弱以致未能开启主动脉瓣，或因动脉血压波太小，未能传导至外周动脉。使用抗心律失常药物治疗过程中，房颤患者的心室律变得规则，应考虑以下可能性：①恢复窦性心律；②转变为房性心动过速；③转变为房扑（固定的房室传导比率）；④发生房室交界区性心动过速或室性心动过速。如心室律变为慢而规则（30～60次/分），提示可能出现完全性房室传导阻滞。心电图检查有助于确立诊断。房颤患者并发房室交界区性与室性心动过速或完全性房室传导阻滞，最常见原因为洋地黄中毒。

5. 心电图特点　心房颤动的心电图特点包括：①P波消失，代之以小而不规则的基线波动，形态与振幅均变化不定，称为f波；频率为350～600次/分；②心室率极不规则；③QRS波形态通常正常，当心室率过快，发生室内差异性传导，QRS波增宽变形。

6. 治疗　心房纤颤治疗强调长期综合管理，即在治疗原发疾病和诱发因素基础上，积极预防血栓栓塞、转复并维持窦性心律及控制心室率，这是房颤治疗的基本原则。

第五节　心脏骤停与心脏性猝死

心脏性猝死是人类因疾病死亡的主要方式之一，由于其具有极高的致死率及不可预知性，是目前临床处置的难点。心脏骤停是心脏性猝死的直接原因。心脏骤停一旦发生，及时有效地进行心肺复苏（cardiopulmonary resuscitation，CPR）至关重要。随着急救医疗体系的不断完善以及心肺复苏技术水平的提高，患者发生心脏骤停后经最初CPR恢复自主循环（return of spontaneous circulation，ROSC）成功率显著提高。2015年国际CPR指南指出，4 min内成功被救者，存活率可达32%。目前，CPR的理念已不仅仅局限于专业医疗人员，在任何时间、任何场地，只要具有心肺复苏基本知识的人都有可能挽救他人的生命。

一、定义及流行病学

心脏骤停（cardiac arrest，CA）是指心脏射血功能突然终止，造成全身血液循环中断、呼吸停止和意识丧失。根据其机制可分为4种情况：心室颤动、无脉性室性心动过速、心脏静止和电机械分离，其中前2种被称为"可复律"心脏骤停。导致心脏骤停的病理生理机制最常见的为快速型室性心律失常（室颤和室速），其次为缓慢型心律失常或心脏停搏，较少见的为无脉性电活动（pulseless eletrical activity，PEA）。

心脏性猝死（sudden cardiac death，SCD）是指急性症状发作后1 h内发生的以意识突然丧失为特征的、由心脏原因引起的自然死亡。无论是否有心脏病，死亡的时间和形式未能预料。

由于SCD的不可预知性，目前尚无准确的流行病学人群统计资料。据估计，美国每年有32万多人在医院外发生心脏性猝死，发病率为103.2/10万，抢救成功率为5.6%。国家"十五"科技攻关项目资料显示，我国心脏性猝死发生率为41.84/10万。若以14亿人口推算，我国每年发生心脏性猝死的总人数约为58.6万。心脏性猝死发生率男性高于女性。减少心脏性猝死发生率对降低心血管病死亡率有重要意义。

二、病因

绝大多数心脏性猝死发生在有器质性心脏病的患者。西方国家心脏性猝死中约80%

由冠心病及其并发症引起，这些冠心病患者中约 75% 有心肌梗死病史。心肌梗死后左心室射血分数（LVEF）降低是心脏性猝死的主要预测因素；频发性与复杂性室性期前收缩的存在，亦可预示心肌梗死存活者具有发生猝死的危险。各种心肌病引起的心脏性猝死占 5%～15%，是冠心病易患年龄前（＜35 岁）心脏性猝死的主要原因，如梗阻性肥厚型心肌病、扩张型心肌病、致心律失常型右心室心肌病。另外 5%～10% 患者包括先天性心脏结构异常，如冠脉异常及各种发绀 / 非发绀先天性心脏病；离子通道病，如长 QT 间期综合征、Brugada 综合征及儿茶酚胺敏感性多形室性心动过速等。此外，极度情绪变化精神刺激通过兴奋交感神经、抑制迷走神经导致原发性心脏骤停，也可通过影响呼吸中枢调节，引发呼吸性碱中毒导致呼吸、心跳骤停，还可诱使原有心血管病发作，诱发心脏骤停，如应激性心肌病等。

三、病理及病理生理

冠状动脉粥样硬化是 SCD 最常见的病理表现。病理研究显示在心脏性猝死患者急性冠脉内血栓形成的发生率为 15%～64%，但有急性心肌梗死表现者仅为 20% 左右。陈旧性心肌梗死亦是常见的病理表现。心脏性猝死患者也可见左心室肥厚，左心室肥厚可与急性或慢性心肌缺血同时存在。

心脏性猝死主要为心律失常所致，其病理生理机制十分复杂，与心脏基质病变、心电基质异常以及内环境紊乱相关，这三大因素可独立引起猝死，也能相互组合、相互影响而引发猝死。

致命性快速型心律失常是 SCD 的主要原因，它的发生是冠状动脉血管事件、心肌损伤、心肌代谢异常和 / 或自主神经张力改变等因素相互作用引起的一系列病理生理异常的结果。但这些因素相互作用产生致死性心律失常的最终机制尚无定论。严重缓慢型心律失常和心脏停搏是心脏性猝死的另一重要原因。其电生理机制是当窦房结和 / 或房室结功能异常时，次级自律细胞不能承担起心脏的起搏功能，常见于病变弥漫累及心内膜下浦肯野纤维的严重心脏疾病。无脉性电活动，过去称电 - 机械分离（electrome chanical dissociation，EMD），是引起心脏性猝死相对少见的原因，可见于急性心肌梗死时心室破裂、大面积肺梗死时。非心律失常性心脏性猝死所占比例较少，常为心脏破裂、心脏流入和流出道的急性阻塞、急性心脏压塞等导致。

四、临床表现

心脏性猝死的临床经过可分为 4 个时期，即前驱期、终末事件期、心脏骤停与生物学死亡。不同患者各期表现有明显差异。

1. 前驱期　在猝死前数天至数个月，有些患者可出现胸痛、气促、疲乏、心悸等非特异性症状。在心脏骤停前最后几小时或几分钟出现的症状是最特异的心脏表现，常表现为心律失常、心肌缺血和心功能不全的症状。但亦可无前驱表现，瞬间发生心脏骤停。

2. 终末事件期　是指心血管状态出现急剧变化到心脏骤停发生前的一段时间，自瞬间至持续 1 h 不等。心脏性猝死所定义的 1 h，实质上是指终末事件期的时间在 1 h 内。由于猝死原因不同，终末事件期的临床表现也各异。典型的表现包括严重胸痛、急性呼吸困难、突发心悸或眩晕等。若心脏骤停瞬间发生，事先无预兆，则绝大部分是心脏性。在猝死前数小时或数分钟内常有心电活动的改变，其中以心率加快及室性异位搏动增加最为常见。因室颤猝死的患者，常先有室性心动过速。另有少部分患者以循环衰竭发病。

3. 心脏骤停　当心脏丧失搏动功能，循环血流中断，会出现意识丧失，此为该期的特征。抢救若不及时，一般在数分钟内进入死亡期。极少出现自发逆转者。心脏骤停的症状和体征依次出现如下：①心音消失；②颈动脉搏动不能触及，血压测不出；③意识突然丧失或伴有短暂抽搐，伴有双眼上翻；④呼吸中断，呈叹息样，随即停止；⑤昏迷；⑥瞳孔散大；⑦皮肤苍白、发绀，以及大小便失禁。需要注意的是，此时期尚未到生物学死亡期，若及时抢救，则可能复苏成功。

4. 生物学死亡　从心脏骤停至发生生物学死亡时间的长短取决于原发病的性质以及心脏骤停至复苏开始的时间。心脏骤停发生后，大部分患者将在 4～6 min 内开始发生不可逆脑损害，随后经数分钟过渡到生物学死亡。心脏骤停发生后立即实施心肺复苏和尽早除颤，是避免发生生物学死亡的关键。心脏复苏成功后死亡的最常见原因是中枢神经系统的损伤，其他常见原因有继发感染、低心排血量及心律失常复发等。

五、心脏骤停的处理

心脏骤停的生存率很低，抢救成功的关键是尽早进行 CPR 和尽早进行复律治疗。CPR 分为 3 个层次：初级 CRP、高级 CRP 及复苏后处理。心脏骤停发生后可按照以下顺序进行。

1. 识别心脏骤停　首先需要判断患者的反应，快速检查是否没有呼吸或不能正常呼吸（停止、过缓或喘息）并同时判断有无脉搏（5～10 s 内完成）。确立心脏骤停诊断后，应立即开始初级心肺复苏。

2. 呼救　在不延缓实施心肺复苏的同时，应设法（打电话或呼叫他人打电话）通知并启动急救医疗系统，有条件时寻找并使用自动体外除颤仪（automated external defibrillator，AED）。

3. 初级心肺复苏　即基础生命活动的支持（basic life support，BLS），一旦确立心脏骤停的诊断，应立即进行。首先应使患者仰卧在坚固的平面上，在患者的一侧进行复苏。主要复苏措施包括人工胸外按压（circulation）、开通气道（airway）和人工呼吸（breathing）。其中人工胸外按压最为重要，心肺复苏程序为 CAB。

（1）胸外按压和早期除颤：胸外按压和早期除颤是恢复循环最有效的方法。通过胸外按压可以使胸膜腔内压升高和直接按压心脏而维持一定的血液流动，配合人工呼吸可为心脏和脑等重要器官提供一定含氧的血流。

人工胸外按压时，患者应仰卧平躺于硬质平面，救助者跪在其旁。若胸外按压在床上进行，应在患者背部垫以硬板。胸外按压的部位是胸骨下半部，双乳头连线中点。用一只手掌根部放在胸部正中双乳头之间的胸骨上，另一手平行重叠压在手背上，保证手掌根部横轴与胸骨长轴方向一致，以手掌根部为着力点，保证手掌用力在胸骨上，不要按压剑突。施救者身体稍微前倾，使肩、肘、腕位于同一轴线，与患者身体平面垂直，按压时肘关节伸直，依靠上身重力垂直向下按压，每次按压后让胸廓完全回弹，放松时双手不要离开胸壁，按压和放松的时间大致相等。高质量的胸外按压强调快速、有力，对按压的速率和幅度都有要求，按压频率区间为 100～120 次/分；成人按压胸骨的幅度至少为 5 cm，但不超过 6 cm。儿童和婴儿的按压幅度至少为胸部前后径的 1/3（儿童约 5 cm，婴儿约 4 cm）。施救者应尽可能减少中断胸外按压的次数和时间，若因急救需求不得不中断，则应把中断时间控制在 10 s 以内。胸外按压的并发症主要包括：肋骨骨折、心包积血或心脏压塞、气胸、血胸、肺挫伤、肝脾撕裂伤和脂肪栓塞。应遵循正确的操作方法，尽量避免并发症发生。

心脏体外电除颤是利用除颤仪在瞬间释放高压电流经胸壁到心脏，使心肌细胞瞬间同时除极，终止导致心律失常的异常折返或异位兴奋灶，从而恢复窦性心律。由于室颤是非创伤心脏骤停患者最常见的心律失常，CPR 的关键起始措施是胸外按压和早期除颤。如果具备 AED，应该联合应用 CPR 和 AED。由于 AED 便于携带、容易操作，能自动识别心电图并提示进行除颤，非专业人员也可以操作。

施救者应尽早进行 CPR 直至 AED 准备就绪，并尽快使用 AED 除颤。尽可能缩短电击前后的胸外按压中断，每次电击后要立即进行胸外按压。

（2）开通气道：若患者无呼吸或出现异常呼吸，先使患者仰卧，行 30 次心脏按压后，再开通气道。保持呼吸道通畅是成功复苏的重要一步，若无颈部创伤，可采用仰头抬颏法开放气道。方法是术者将一手置于患者前额用力加压，使头后仰，另一手的示、中两指抬起下颏，使下颌尖、耳垂的连线与地面呈垂直状态，以通畅气道。应清除患者口中的异物和呕吐物，若有义齿松动应取下。

（3）人工呼吸：开放气道后，首先进行 2 次人工呼吸，每次持续吹气时间 1 s 以上，保证足够的潮气量使胸廓起伏。无论是否有胸廓起伏，两次人工通气后应该立即胸外按压。

气管内插管是建立人工通气的最好方法。当时间或条件不允许时，可以采用口对口、口对鼻或口对通气防护装置呼吸。首先要确保气道通畅。术者用置于患者前额的手拇指与示指捏住患者鼻孔，吸一口气，用口唇把患者的口全罩住，然后缓慢吹气，每次吹气应持续 1 s 以上，确保呼吸时有胸廓起伏。施救者实施人工呼吸前，正常吸气即可，无须深吸气。无论是单人还是双人进行心肺复苏时，按压和通气的比例为 30∶2，交替进行，也可以在持续胸外按压过程中以每分钟 10 次（每 6 秒 1 次）进行人工呼吸。上述通气方式只是临时性抢救措施，应争取马上气管内插管，以人工气囊挤压或人工呼吸机进行辅助呼吸与输氧，纠正低氧血症，但同时应避免过度通气。与成人心脏骤停不同，儿童和婴儿心脏骤停多为各种意外（特别是窒息）导致，因此施救更重视人工通气的重要性，不建议对儿童实施单纯胸外按压的复苏策略。对于儿童与婴儿 CPR 时，若有 2 名以上施救者在场，按压和通气比例应为 15 ∶ 2。

六、复苏后处理

心脏骤停复苏后自主循环的恢复仅是猝死幸存者复苏后治疗过程的开始。因为患者在经历全身性缺血性损伤后，将进入更加复杂的缺血再灌注损伤阶段。后者是复苏后院内死亡的主要原因，称为"心脏骤停后综合征"（post-cardiac arrest syndrome）。研究表明，早期干预这一独特的、复杂的病理生理状态可有效降低患者死亡率，进而改善患者预后。

心肺复苏后的处理原则和措施包括维持有效的循环和呼吸功能，特别是脑灌注，预防再次心脏骤停，维持水、电解质和酸碱平衡，防治脑水肿、急性肾衰竭和继发感染等，其中重点是脑复苏。

1. 原发疾病的治疗　对患者进行全面的心血管系统及相关因素的评价，仔细寻找引起心脏骤停的原因，鉴别是否存在诱发心脏骤停的 5H 和 5T 可逆病因，其中 5H 是指低血容量（hypovolemia）、缺氧（hypoxia）、酸中毒（hydrogenion）、低钾血症（hypokalemia）、高钾血症（hyperkalemia），5T 是指张力性气胸（tension pneumothorax）、心脏压塞（cardiac tamponade）、中毒（toxins）、肺栓塞（pulmonary thrombosis）和冠脉血栓形成（coronary thrombosis），并对心脏骤停的病因和诱因进行积极的治疗。急性冠状动脉综合征是成人心脏骤停的常见病因之一，早期急诊冠脉造影和开通梗死血管可显著降低病死率及改善预后。无论患者昏迷或清醒，对于怀疑有心脏性病因或心电图有 ST 段抬高的院外心脏骤停患者，都应尽快行急诊冠脉造影。对怀疑有心脏性病因但 ST 段未见抬高的院外心脏骤停患者，若存在血流动力学不稳定或心电不稳定，也可考虑行急诊冠脉造影。

2. 维持有效循环　心脏骤停后常出现血流动力学不稳定，导致低血压、低心排血量。其原因可能是容量不足、血管调节功能异常和心功能不全。对危重患者常需放置肺动脉漂浮导管进行有创血流动力学监测。患者收缩压须维持不低于 90 mmHg，平均动脉压不低于 65 mmHg。对于血压低于目标值的患者，应在监测心功能的同时积极进行容量复苏，并根据动脉血气分析结果纠正酸中毒。容量复苏效果不佳时，应考虑使用血管活性药物，维持目标血压。同时监测心率和心律，积极处理影响血流动力学稳定的心律失常。完善床旁心脏超声，以帮助判断是否有心脏压塞出现。当上述治疗措施处理后，生命体征仍不平稳，可考虑使用主动脉球囊反搏、体外膜肺氧合（ECMO）等技术辅助治疗。

3. 维持稳定的呼吸　自主循环恢复后，患者可有不同程度的呼吸系统功能障碍，一些患者可能仍然需要机械通气和吸氧治疗。呼气末正压通气（PEEP）对呼吸功能不全合并左心衰竭的患者可能很有帮助，但需注意此时血流动力学是否稳定。临床上可以依据动脉血气结果和 / 或无创监测来调节吸氧浓度、PEEP 和每分钟通气量。

4. 脑复苏　脑复苏是心肺复苏最后成功的关键，应重视对复苏后神经功能的连续监测和评价，积极保护神经功能。在缺氧状态下，脑血流的自主调节功能丧失，脑血流的维持主要依赖脑灌注压，任何导致颅内压升高或体循环平均动脉压降低的因素均可减低脑灌注压，从而进一步减少脑血流。对昏迷患者应维持正常的或轻微增高的平均动脉压，降低增高的颅内压，以保证良好的脑灌注。

主要措施有五个方面：①降温：低温治疗是保护神经系统和心脏功能的最重要治疗策略，复苏后昏迷患者应将体温降低至 $32 \sim 36$ ℃，并至少维持 24 h；②脱水：应用渗透性利尿剂配合降温处理，以减轻脑组织水肿和降低颅内压，有助于大脑功能恢复；③防治抽搐：通过应用冬眠药物控制缺氧性脑损害引起的四肢抽搐以及降温过程的寒战反应；④高压氧治疗：通过增加血氧含量及弥散，提高脑组织氧分压，改善脑缺氧，降低颅内压；⑤促进早期脑血流灌注：抗凝以疏通微循环，用钙通道阻滞剂解除脑血管痉挛。

5.防治急性肾衰竭　若心脏骤停时间较长或复苏后持续低血压，则易发生急性肾衰竭。原有肾脏病变的老年患者尤为多见。心肺复苏早期出现的肾衰竭多为急性肾缺血所致，其恢复时间较肾毒性者长。由于通常已使用大剂量脱水剂和利尿剂，临床可表现为尿量正常甚至增多，但血肌酐升高（非少尿型急性肾衰竭）。防治急性肾衰竭时应注意维持有效的心脏和循环功能，避免使用对肾脏有损害的药物。若注射呋塞米后仍然无尿或少尿，则提示急性肾衰竭。此时应按急性肾衰竭处理。

6. 其他　及时发现和纠正水电解质紊乱与酸碱失衡，防治继发感染。对于肠鸣音消失和机械通气伴有意识障碍患者，应该留置胃管，并尽早地应用胃肠道营养。

7. 复苏后疗效评判标准

（1）BLS 有效时，可打到颈动脉或股动脉搏动，瞳孔缩小，对光反射恢复，皮肤色泽改善，收缩压 $\geqslant$ 60 mmHg（8 kPa），达不到以上标准为无效。

（2）ALS 有效时，患者自主心搏恢复，皮肤色泽改善，瞳孔缩小，出现自主呼吸及意识的恢复，达不到以上标准为无效。

（3）心搏恢复后继续治疗及并发症的处理，如患者生命体征平稳，神志清楚，肾功能正常，又无继发感染等表现即为痊愈，未全部达到以上标准即为好转。

七、心脏性猝死的预防

心脏性猝死的预防，关键是识别出高危人群。除了年龄、性别、心率、高血压、糖尿病等一般危险因素外，病史、体格检查、心电图、24 h 动态心电图、心率变异性等方法可提供一定的信息，用于评估患者发生心脏骤停的危险性。

β 受体拮抗剂能明显减少急性心肌梗死、心肌梗死后及充血性心力衰竭患者心脏性猝死的发生。对扩张型心肌病、长 QT 间期综合征、儿茶酚胺依赖性多形性室速及心肌桥患者，β 受体拮抗剂亦有预防心脏性猝死的作用。ACEI 对减少充血性心力衰竭猝死的发生有作用。胺碘酮对心肌梗死后合并左心室功能不全或心律失常患者能显著减少心律失常导致的死亡，但对总死亡率无明显影响。胺碘酮在心脏性猝死的二级预防中优于传统的 I 类抗心律失常药物。

抗心律失常的外科手术治疗通常包括电生理标测下的室壁瘤切除术、心室心内膜切除术及冷冻消融技术，在预防心脏性猝死方面的作用有限。长 QT 间期综合征患者，经 β 受体拮抗剂足量治疗后仍有晕厥发作或不能依从药物治疗的患者，可行左侧颈胸交感神经切断术，对预防心脏性猝死的发生有一定作用。

鉴于大多数心脏性猝死发生在冠心病患者，减轻心肌缺血、预防心肌梗死或缩小梗死范围等措施应能减少心脏性猝死的发生率。但即使全面采用最佳的药物治疗和完全血运重建，仍有很多冠心病患者在病程的不同阶段出现左心室射血分数降低、心力衰竭和室性心律失常。心脏性猝死是这类患者的主要死亡方式。植入型心律转复除颤器（ICD）作为预防心脏性猝死的重要措施，能在十几秒内自动识别室颤、室速并电除颤，成功率极高，是目前防治心脏性猝死的最有效方法。对有器质性心脏病的心脏性猝死高危患者或心脏骤停存活者，导管射频消融术预防心脏性猝死的作用有待进一步研究。

第三章　冠状动脉粥样硬化性心脏病

冠状动脉粥样硬化性心脏病（coronary atherosclerotic heart disease）指冠状动脉粥样硬化引起管腔狭窄或闭塞，导致心肌缺血缺氧而引起的冠状动脉性心脏病（coronary heart disease，CHD），简称冠心病。本病多发于 40 岁以后，男性多于女性。随着人民生活水平提高，中国冠心病和脑卒中发病率逐年上升，成为超过恶性肿瘤的第一大疾病死亡原因。

鉴于对动脉粥样硬化过程动态变化的深入认识，近年将冠心病分为急性冠状动脉综合征和慢性冠脉综合征。慢性冠脉综合征发生心血管事件的风险受危险因素的控制程度、药物治疗优化、再血管化治疗等影响。冠状动脉疾病还存在其他表现形式，如心肌桥、冠脉痉挛、微血管性心绞痛等。

第一节　动脉粥样硬化

动脉粥样硬化（atherosclerosis，AS）的特点是受累动脉的病变从内膜开始，局部有脂质积聚、纤维组织增生和钙质沉着形成斑块，继发性病变有斑块内出血、斑块破裂及局部血栓形成（称为粥样硬化 - 血栓形成，atherosclerosis-thrombosis）。现代细胞和分子生物学技术显示动脉粥样硬化病变具有巨噬细胞游移、平滑肌细胞增生；大量胶原纤维、弹力纤维和蛋白多糖等结缔组织基质形成，以及细胞内、外脂质积聚的特点。由于在动脉内膜积聚的脂质外观呈黄色粥样，因此称为动脉粥样硬化。

一、危险因素

动脉粥样硬化的发病过程十分复杂，其确切病因尚未完全阐明。大量流行病学调查揭示不少遗传或环境因素与动脉粥样硬化的发生存在明显相关性，但未必一定具有直接的因果关系。由于这些因素尚不能作为确切的病因，这些因素称为危险因素。主要的危险因素如下：

（一）年龄、性别

本病临床上多见于 40 岁以上的中老年人，49 岁以后进展较快，近年来临床发病年龄有年轻化趋势。高血压、脂质异常和糖尿病，这些危险因素均随着年龄的增大而相继出现，而且动脉粥样硬化的形成本身就是一个慢性过程。成年后的任一年龄段，男性的危险度都比女性的要高，因此，男性性别相对于女性性别是一项危险因素。女性发病率较低，因为雌激素有抗动脉粥样硬化作用，故女性在绝经期后发病率迅速增加。年龄和性别属于不可改变的危险因素。

（二）血脂异常

脂质代谢异常是动脉粥样硬化最重要的危险因素。临床资料表明，动脉粥样硬化常见于高胆固醇血症。实验动物给予高胆固醇饲料可以引起动脉粥样硬化。总胆固醇（TC）、甘油三酯（TG）、低密度脂蛋白胆固醇或极低密度脂蛋白胆固醇增高，相应的载脂蛋白B（apoB）增高。高密度脂蛋白胆固醇（HDL-C）减低、载脂蛋白 A（apoA）降低都被认为是危险因素，目前最肯定的是 LDL-C 的致动脉粥样硬化作用。此外，脂蛋白（a）[Lp（a）]增高也可能是独立的危险因素。

大量流行病学及基础研究均证实，LDL-C 水平的增高是冠心病的一项主要、独立的危险因素。LDL-C 在动脉粥样硬化的形成中是必不可少的。大规模的临床试验已证明降低 LDL-C 水平可明显减低冠心病的发生率和死亡率。且无论患者性别和年龄，既往是否吸烟、合并高血压、糖尿病等，以及基线 LDL-C 水平如何，降低 LDL-C 水平均能够降低冠心病风险。

流行病学研究显示，HDL-C 水平降低与冠心病发病率和死亡率相关，是冠心病的一项独立危险因素。在经基因修饰的动物研究中，高水平 HDL 可延缓动脉粥样硬化的发展。此外，低水平 HDL 与其他致动脉粥样硬化的因素相互关联。例如，甘油三酯和脂蛋白残粒的增加、小颗粒 LDL、胰岛素抵抗、促炎状态、促血栓形成状态和高血压。血浆 HDL-C 水平的意义与 LDL-C 相反，是一种具有拮抗动脉粥样硬化的保护性因素。可能与其能促进周围组织包括动脉壁内的胆固醇转运到肝脏进行代谢有关，即所谓的胆固醇逆转运（reverse cholesterol transport，RCT）。最近有人发现 HDL 还具有抗 LDL 氧化、促进损伤内皮细胞修复和稳定前列环素活性等作用，也有助于拮抗动脉粥样硬化的发生。正常人 HDL-C 水平高于 35 mg/dL（0.9 mmol/L），如果低于此值，属于低 HDL-C。在冠心病的一级预防中，HDL-C 水平的测定有助于对 TC 在理想或者临界高水平的人群做进一步的分类。

（三）高血压

60%～70% 的冠状动脉粥样硬化患者有高血压，高血压患者患冠心病概率增高 3～4 倍。高血压可促进冠状动脉粥样硬化的发展，而且血压水平与主要冠心病临床事件（心肌梗死和冠脉死亡）的发生风险正相关。我国人群流行病学研究表明，血压水平的升高与人群心脑血管病发生危险呈连续正相关。与血压低于 110/75 mmHg 者相比，血压 140～149/90～94 mmHg 者，心血管发病危险增加 2 倍，血压高于 180/110 mmHg 者增加 10 倍。其机制可能是由于高血压时内皮细胞损伤，LDL-C 易于进入动脉壁，并刺激平滑肌细胞增生，引起动脉粥样硬化。

（四）吸烟

吸烟是公认的冠心病和其他心血管疾病的一个独立的危险因素。与不吸烟者比较，吸烟者的发病率和病死率增高 2～6 倍，且与每日吸烟的支数呈正比。被动吸烟也是危险因素。不分性别，吸烟均可按剂量依赖性方式增高其患心血管疾病的危险性，而戒烟则可减少心血管疾病患病风险，风险的降低在戒烟开始后短短几个月内便出现。吸烟致病机制是多方面的，吸烟可产生尼古丁和一氧化碳等有害物质，刺激交感神经，促使儿茶酚胺和血管升压素分泌增加，可引起心率加快、血压升高和心律失常。可促进血浆纤维蛋白原含量增加，血小板黏附和聚集能力增强，使凝血系统功能紊乱。能增加白细胞数量，使小血管堵塞，血流特性改变，或者损害内皮细胞。吸烟产生的一氧化碳易与血红蛋白结合，形成碳氧血红蛋白，所引起的缺氧和尼古丁的直接作用能损伤血管内皮细胞，使血管壁通透性增加，血脂侵入动脉壁。以上变化均可加速动脉粥样硬化发生或者增加血栓的形成，还可使血浆 LDL-C 轻度升高和 HDL-C 降低。另外，烟草所含尼古丁可直接作用于冠状动脉和心肌，引起动脉痉挛和心肌受损。

（五）糖尿病和糖耐量异常

糖尿病是最早被公认的动脉粥样硬化的重要危险因素之一，糖尿病患者的动脉粥样硬化性疾病发生率比非糖尿病患者高 2 ~ 4 倍，而且发病年龄提前，且病变进展迅速，病情也较重。糖尿病者多伴有高甘油三酯血症或高胆固醇血症，如再伴有高血压，则动脉粥样硬化的发病率明显增高。糖尿病患者还常有凝血Ⅷ因子增高、血小板功能增强，加速动脉粥样硬化血栓形成和引起动脉管腔的闭塞。近年来的研究认为胰岛素抵抗与动脉粥样硬化的发生有密切关系。2 型糖尿病患者常有胰岛素抵抗及高胰岛素血症伴发冠心病。

对尚无冠心病的糖尿病患者而言，主要冠脉事件发生的绝对风险与已患有冠心病但无糖尿病的人群相似，因而糖尿病被认为是 CHD 的等危症。糖尿病引起心血管病发生的危险性增高的原因有很多，包括血脂异常、高血压、肾病、胰岛素抵抗、凝血和纤溶系统异常、高度糖基化终末产物形成增多等。流行病学研究证明，空腹血浆胰岛素水平是心血管疾病一个独立的预测指标。对于 2 型糖尿病，胰岛素可因其直接作用或通过胰岛素样生长因子（insulin-like growth factor，IGF）引起血管壁增厚和管腔狭窄。胰岛素抵抗和代偿性高胰岛素血症还可使患者易于出现众多其他危险因素，如糖耐量受损、血浆甘油三酯升高、HDL-C 降低、小而致密的 LDL 增加、循环中纤溶酶原激活因子抑制物 -1（PAI-1）水平升高和血压升高等，从而增加心血管病发生的危险性。

（六）肥胖

标准体重（kg）＝身高（cm）－ 105（或 110），体质指数（BMI）＝体重（kg）/身高（m）²。超过标准体重 20% 或 BMI ＞ 24 kg/m² 者称肥胖症。肥胖也是动脉粥样硬化的危险因素。肥胖可导致血浆甘油三酯及胆固醇水平的增高，并常伴发高血压或糖尿病。近年研究认为肥胖者常有胰岛素抵抗，导致动脉粥样硬化的发病率明显增高。

（七）家族史

一级亲属男性＜ 55 岁，女性＜ 65 岁发生疾病，考虑存在早发冠心病家族史。常染色体显性遗传所致的家族性血脂异常是这些家族成员易患本病的因素。此外，近年已克隆出与人类动脉粥样硬化危险因素相关的易感或突变基因 200 种以上，尤其是也发现一些在中国人动脉粥样硬化发生发展过程中发挥重要作用的突变基因，例如，乙醛脱氢酶 2 基因突变。随着研究的进展，可能会进一步促进我国动脉粥样硬化疾病的精准化防治。

其他的危险因素如下。①A型性格者：有较高的冠心病患病率，精神过度紧张者也易患病，可能与体内儿茶酚胺类物质浓度长期过高有关；②口服避孕药：长期口服避孕药可使血压升高、血脂异常、糖耐量异常，同时改变凝血机制，增加血栓形成机会；③不良饮食习惯：进食高热量、高动物脂肪、高胆固醇、高糖饮食易致动脉硬化。上述多种危险因素在动脉粥样硬化中的致病作用经过多方研究已被反复证实和广泛接受。近年来的研究又陆续发现和确认了一些新的危险因素，主要有新的脂质危险因素、凝血和纤溶功能异常、炎症及其标志物（如C反应蛋白）、氧化应激（oxidative stress）、高同型半胱氨酸血症和代谢综合征。

二、发病机制

动脉粥样硬化主要累及大中型动脉，主要表现为内膜及中层增厚，泡沫细胞聚集形成动脉粥样斑块。斑块不断进展，增大到一定程度可引起动脉管腔狭窄，造成组织器官缺血。斑块破裂可募集和激活血小板，形成动脉血栓，最终导致严重心脑血管事件，甚至死亡。

动脉粥样硬化的病因和发病机制一直是医学领域的关键科学问题。经过医学科学家百余年的努力探索研究，动脉粥样硬化发病机制的很多环节已有较深入的了解，但其确切的始动原因至今仍未能阐明。

尽管目前有关动脉粥样硬化的学说数量众多，理论内容繁杂，但追溯其源基本上都是从脂质浸润学说、内皮损伤反应学说和炎症学说三大学说衍生发展而来。在动脉粥样硬化发生发展过程中包含着许多关键环节，如脂质浸润、内皮损伤、单核细胞和淋巴细胞浸润、免疫反应、平滑肌细胞及细胞外基质增殖、血栓形成等。这些病理环节并非彼此孤立，而是互相关联和相互影响的。上述几种学说针对某个病理环节进行了较深入的研究。将这些侧面加以综合，有助于对动脉粥样硬化的发生发展获得更全面的认识。

（一）脂质浸润学说

1847年Vogel首次鉴定出胆固醇是动脉粥样硬化斑块中的主要成分之一。1863年德国病理学家Virchow提出动脉粥样硬化的脂质浸润学说，认为动脉粥样硬化病变主要由血浆脂质水平增高引起。然而，直到1913年Anitchkov才证实胆固醇能单独导致动脉粥样硬化病变，并描述了外周血胆固醇水平和动脉粥样硬化之间的重要关联，成为动脉粥样硬化研究的重大里程碑，为脂质浸润学说奠定了坚实的实验基础。动脉粥样硬化的脂质浸润学说认为，正常的动脉内皮是阻止脂蛋白颗粒进入动脉内膜的屏障。血脂过高和内皮屏障受损时，大量脂质尤其是胆固醇进入血管内膜并在局部沉积。沉积的胆固醇引发单核细胞、巨噬细胞和平滑肌细胞局部聚集，这些细胞吞噬脂质后形成泡沫细胞。同时各种基质成分合成增多，血管内膜增厚，逐渐形成动脉粥样硬化斑块。

脂质浸润学说具有比较坚实的科学依据，随着时间的推移和科学事实的积累，目前已得到大部分学者普遍认同和接受。支持动脉粥样硬化的脂质浸润学说的研究资料主要如下：①血脂水平与动脉粥样硬化发病率呈正相关，降低血浆胆固醇浓度可明显减少冠状动脉粥样硬化患病率和严重程度；②放射性核素标记实验证实动脉壁内的脂质来自血液；③动脉粥样斑块内存在大量脂质，尤其是胆固醇酯，泡沫细胞中堆积的也主要是胆固醇酯；④高脂、高胆固醇饲料喂养动物均可诱发类似人类动脉粥样硬化的病变；⑤家族性高胆固醇血症患者仅仅由于细胞表面低密度脂蛋白（LDL）受体功能缺陷导致血浆胆固醇水平极度升高，便可使年轻患者产生严重的动脉粥样硬化病变。这有力地证明高脂血症在动脉粥样硬化发生发展中的重要地位。此外，大量流行病学调查均已证实血浆胆固醇水平的升高与冠心病的发生之间存在密切关系。

目前一般认为脂蛋白浸润动脉内膜主要有两条途径：①血浆脂质随同血浆其他成分一起非选择性地浸润动脉壁，这可能是多数血浆脂蛋白进入动脉壁内膜的主要途径；②血浆中脂质由内皮细胞血管腔面的胞膜小泡摄取，通过穿胞作用进入内皮下间隙，这种穿胞作用可能是 LDL 通过动脉内皮细胞的主要途径。

与动脉粥样硬化发生过程相关的血浆脂质成分主要是 LDL、脂蛋白（a）[（Lp（a）]、甘油三酯（TG）和高密度脂蛋白（HDL）。LDL 是最早确定的独立危险因素，由于经 LDL 受体进入细胞的 LDL 水解后产生的游离胆固醇可引起负反馈调节，所以 LDL 本身并不会导致细胞内的胆固醇积聚；而滞留于内皮下的 LDL 经过细胞氧化修饰形成氧化低密度脂蛋白（Ox-LDL）之后，Ox-LDL 可由细胞膜上的清道夫受体介导进入细胞，由于经过清道夫受体途径摄入胞内的胆固醇缺乏负反馈调节机制，促使 Ox-LDL 不断摄入胞内，造成脂质大量积聚，导致泡沫细胞形成。

Lp（a）致动脉粥样硬化的机制比较复杂，可能与下述过程有关：Lp（a）化学修饰之后可由清道夫受体介导进入巨噬细胞，促使泡沫细胞的形成；Lp（a）与钙离子或多聚葡胶结合后很容易在动脉壁内膜下和其他组织中沉积；沉积于受损伤的血管内皮细胞下的 Lp（a）还可促进血管平滑肌细胞的增殖。

HDL 具有防止动脉内膜下脂质沉积、抑制动脉粥样硬化发生发展的作用。流行病学数据已经证实血浆 HDL 水平与动脉粥样硬化性心血管病的发病率呈负相关，血浆 HDL 降低是动脉粥样硬化病变的危险因素之一。提高血浆 HDL 水平可以减少胆固醇在血管壁的沉积，缩小斑块脂质核心，并且可以阻止易损斑块的形成。HDL 的抗动脉粥样硬化作用主要与其促进胆固醇逆转运以清除动脉壁多余的胆固醇有关。

（二）内皮损伤反应学说

内皮损伤反应学说认为各种危险因素造成的动脉内膜损伤是动脉粥样硬化斑块发生发展的始动环节。

正常动脉壁的内膜是由单层内皮细胞所组成，具有多种重要功能。内皮层是血液与组织之间的重要屏障，通过改变通透性可以调节组织与血液之间的物质交换；内皮细胞具有抗血栓形成的作用，协助维持血液的流动性；内皮细胞可合成和分泌多种血管活性物质，如一氧化氮（NO）、内皮素、前列环素（PGI_2）等，协助调节血管平滑肌舒缩功能；内皮细胞还分泌多种细胞因子以调节血管壁各种细胞的增殖和游走，影响血小板、白细胞的黏附等。

人类动脉粥样硬化斑块可在动物中以损伤内膜的方法诱发，而高脂饮食并非动脉粥样硬化斑块所必需。对于血脂正常的动物，反复或持续损伤脉内膜可引起与人类动脉粥样硬化斑块类似的病变。主动脉留置导管数月可引起平滑肌细胞增生、脂质斑纹及粥样硬化斑块形成。动脉内皮损伤与高脂血症对动脉粥样硬化斑块发生发展有协同作用。引起内皮损伤的因素很多，如：机械性因素（如高血压）、化学性因素（如吸烟、糖尿病、高脂血症、高同型半胱氨酸血症、毒素等）、免疫性因素（如多发性大动脉炎）等。内皮损伤的概念非常广泛，包括内皮细胞坏死、剥脱及无形态改变的功能性损伤。最常见的损伤是个别内皮细胞的剥离，但很快由邻近的细胞伸展填补，结果形成非剥脱性损伤。在多种病理因素（包括机械因素、化学因素和免疫因素等）的反复刺激之下，内皮细胞可遭受严重损伤，甚至出现内皮剥脱，破坏内膜的平滑性和完整性，出现通透性和分泌功能障碍，促进血液中的脂质进入动脉壁。进入动脉壁的脂质沉积于内膜下并趋化血液中单核细胞进入内膜下，进一步引发中膜平滑肌细胞向内膜迁徙和过度增殖。进入内膜的这些单核细胞、巨噬细胞和平滑肌细胞可吞噬大量的脂质形成泡沫细胞。与此同时，内皮损伤处引发大量血小板迅速黏附、聚集，并被暴露的胶原等激活，释放出多种血管活性物质和生长因子。其中血栓素 A_2（TXA_2）可促使更多的血小板进一步聚集，并诱导血管强烈收缩。内皮释放的多种生长因子可促进细胞分裂增殖。增殖的平滑肌细胞表型改变，可迅速合成和分泌大量胶原等细胞外基质，最终诱导动脉粥样硬化斑块发生。如果只是单次而轻微的内皮损伤，可能不会引起平滑肌细胞的增殖及随后一系列病理变化，病变趋于痊愈。只有长期反复多次的慢性内皮损伤脱落才会引发一系列复杂的连锁反应和恶性循环而引起动脉粥样硬化斑块发生发展。

然而，不能将内皮损伤视为脂质沉积和动脉粥样硬化斑块形成的前提。许多实验结果提示，没有内皮细胞的损伤剥脱也可以出现脂质沉积，内皮细胞功能变化可能在此过程中起重要作用。内皮细胞功能活化可以引发一系列变化，也可促进血管壁的脂质沉积。

（三）炎症学说

动脉粥样硬化的炎症学说最早可追溯到 1856 年，即由德国病理学家 Virchow 提出的动脉粥样硬化（AS）是动脉内膜炎症的观点。1999 年，美国华盛顿大学医学院 Ross 教授在他的内皮损伤反应学说的基础上明确提出"AS 是一种炎症性疾病"，其发生发展始终伴随炎症反应。目前观点多认为 AS 是血管壁细胞与血液细胞在炎性因子和增殖因子的相互作用下导致的一种血管损伤过程。AS 发病初期是以单核细胞和淋巴细胞的渗出、浸润为主要特点的渗出性炎症，而在进展期是以平滑肌细胞（SMCs）的增生及纤维化为主要特征的增生性炎症。

AS 炎症学说的主要证据如下：①病理学检查发现，AS 存在炎症反应的基本特征，如变性、渗出和增生。尤其在 AS 的早期阶段（脂纹），AS 是一种纯粹的炎症过程，脂纹几乎全部由淋巴细胞和单核细胞源性的巨噬细胞构成。②AS 患者斑块和血液循环中存在大量炎性因子，如 C 反应蛋白（CRP）、肿瘤坏死因子 TNF-α、白细胞介素（IL-6 和

IL-1β等）。③他汀类药物的心血管保护作用部分来源于其抗炎作用。④ AS 抗炎治疗有效。另一项国际大规模多中心临床试验证实，IL-1β 单克隆抗体卡纳单抗能够显著降低冠心病主要终点事件，而不影响血脂水平。这项研究验证了 AS "炎症假说"，也证明了抗炎治疗对 AS 的积极意义。

血管壁的炎症可由多种因素引起，如生物性致炎物质（肺炎衣原体、疱疹病毒、幽门螺杆菌等）、化学性致炎物质（脂质、血管紧张素 II、醛固酮、尼古丁、高级糖基化终产物、同型半胱氨酸等）和物理因素（如血流切应力）。各种致炎因素持续作用，造成内皮损伤，触发血管内皮表达黏附分子，如 P- 选择素、血管细胞黏附分子 -1（VCAM-1）等介导循环中的单核细胞和淋巴细胞的黏附，并穿透内皮。这些定位于血管壁的炎性细胞会继续释放单核细胞趋化因子 -1（MCP-1）、γ - 干扰素、肿瘤坏死因子（TNF）-α 等，进一步募集炎性细胞，形成级联放大的炎症反应。活化的巨噬细胞、血管内皮细胞和血管平滑肌细胞又可分泌成纤维介导因子，促进 SMCs 的增殖及细胞外基质聚集，造成血管重构。后期炎性细胞凋亡和坏死，释放基质金属蛋白酶（MMPs），降解斑块纤维帽的胶原使纤维帽变薄，造成斑块破裂和血栓形成。此外，近年来发现，中性粒细胞与斑块糜烂 / 侵蚀（plaque erosion）关系密切，进一步补充了 AS 发生发展中的炎症学说。

AS 血管壁和血液循环中的炎性因子主要是 L-6、IL-1β 和 TNF-α。其中，IL-6 和 TNF-α 刺激肝细胞产生的 C 反应蛋白是预测心血管事件发生强有力的独立的预测因子，但不能作为一个干预靶点。而 IL-6/L-1β 与 AS 存在因果关系，提示其可作为冠心病抗炎治疗的靶点。IL-6 受体拮抗剂妥珠单抗由于升高 LDL-C，并没有在临床实验中观察到获益。近年来学者将目光移向 IL-6 的上游调控因子 IL-1。IL-1 是急性和慢性炎症中最上游的促炎介质，也是最强大的先天性免疫诱导剂之一。目前，以 IL-1β 单克隆抗体卡纳单抗为干预手段的大规模临床研究已经证实单纯抗炎治疗可以减少冠心病心血管事件发生，这在冠心病治疗发展史上具有里程碑意义，将引领冠心病治疗从 "降胆固醇治疗时代" 走向 "抗炎治疗时代"。这项研究验证了 AS "炎症假说"，也为后续炎症反应标志物干预靶点提供了依据。

近年来，AS 炎症学说的机制研究得到了进一步发展，NLRP3 炎性小体、细胞凋亡、自噬等在调控 AS 炎症反应中亦发挥重要作用。

三、病理和临床表现

（一）基本病理表现

动脉粥样硬化主要发生于大动脉和中等动脉，最常累及腹主动脉，其次为冠状动脉、降主动脉、颈动脉和脑底动脉环。病变常位于这些动脉的分支开口或血管弯曲的凸面。动脉粥样硬化的基本病理改变是动脉内膜粥样斑块的形成，斑块内主要包含以下 3 种成分。①细胞：包括吞噬脂质的平滑肌细胞和巨噬细胞，以及 T 淋巴细胞；②细胞外基质：包括胶原纤维、弹力纤维和蛋白多糖；③脂质：包括细胞内和细胞外脂质。这 3 种成分的含量和分布随病变的阶段性变化有所不同。典型病变的发生发展经历以下 4 个阶段。

1. 脂纹（fatty streak）　脂纹是动脉粥样硬化的一种可逆性早期病变。肉眼观，动脉内膜面可见黄色针头大的斑点或宽 1 ～ 2 mm、长短不一、平坦或微隆起的条纹。光镜下，病灶处血管内皮细胞下可见大量泡沫细胞聚集。泡沫细胞呈圆形或椭圆形，体积较大，胞质内含大量脂质小空泡，这些泡沫细胞来源于巨噬细胞和平滑肌细胞，苏丹Ⅲ染色因脂质而呈橘黄（红）色。此外，脂纹内也含有较多的细胞外基质（蛋白多糖）、数量不等的合成型平滑肌细胞以及少量淋巴细胞和中性粒细胞。

2. 纤维斑块（fibrous plaque）　纤维斑块是由脂纹发展而来的。肉眼观，最初为内膜表面的散在不规则隆起斑块，浅黄或灰黄色，后因病变表层胶原纤维增多及玻璃样变而呈瓷白色，如滴蜡状，斑块大小不等，可相互融合。光镜下，病灶表层为纤维帽，由大量的胶原纤维、散在的平滑肌细胞和巨噬细胞、少量弹力纤维及蛋白多糖形成，胶原纤维可发生玻璃样变。纤维帽下方为数量不等的泡沫细胞、增生的平滑肌细胞、慢性炎症细胞及细胞外脂质。

3. 粥样斑块（atheromatous plaque）　粥样斑块亦称粥瘤（atheroma），是动脉粥样硬化的典型病变，由纤维斑块深层细胞坏死，出现脂质蓄积及肉芽组织反应进展而来。肉眼观，动脉内膜面见明显隆起的灰黄色斑块。切面见斑块向表面隆起又向深部压迫中膜，纤维帽的下方有大量黄色或黄白色质软的粥糜样物质。光镜下，玻璃样变的纤维帽之下可见大量不定形物质，为细胞外脂质及坏死物，其内可见胆固醇结晶（针状空隙），有时可见钙盐沉积。斑块底部及周边部可见肉芽组织增生、少量泡沫细胞聚集和淋巴细胞浸润。动脉中膜因斑块压迫、平滑肌细胞受压萎缩、弹力纤维破坏而变薄。外膜可见毛细血管新生、纤维结缔组织增生及淋巴细胞、浆细胞浸润。

4. 继发性病　变纤维斑块和粥样斑块可发生出血、破裂、血栓形成、钙化及动脉瘤形成等继发性改变。①斑块内出血：斑块内新生的毛细血管破裂出血形成斑块内血肿，或因斑块纤维帽破裂而血液流入斑块，使斑块体积突然增大隆起，加重管腔狭窄，甚至使较小的动脉管腔完全闭塞，导致供应器官急性供血中断而发生梗死，如冠状动脉粥样硬化伴斑块内出血可引起心肌梗死。②斑块破裂：斑块表面纤维帽破裂，粥样物质自破裂口溢出，进入血流可致胆固醇性栓塞，破裂处遗留粥瘤样溃疡，易诱发血栓形成。③血栓形成：斑块处的内皮损伤和粥瘤性溃疡，使血管壁内的胶原纤维暴露，可促进血栓形成，加重血管腔阻塞，导致供应器官缺血或梗死；若栓子脱落，则可引起栓塞。④钙化：多发生于陈旧性病灶。钙盐沉着于纤维帽和粥瘤灶内，可使动脉管壁变硬、变脆、易破裂。⑤动脉瘤形成：严重的粥样斑块可造成病灶底部动脉中膜萎缩和弹性下降，在血管内压力的作用下，动脉管壁向外局限性扩张，形成动脉瘤（aneurysm），动脉瘤破裂可致大出血。⑥血管腔狭窄：粥样斑块可导致弹力肌层动脉（中等动脉）管腔狭窄，引起所供应区域血流量减少，致使相应器官发生缺血性病变。此外，血液从粥瘤性溃疡处注入主动脉中膜或中膜内血管破裂出血，均可导致中膜撕裂，形成主动脉夹层。

　　（二）重要器官的动脉粥样硬化

　　1. 主动脉粥样硬化　　主动脉粥样硬化的病变多见于主动脉后壁及其分支开口处，以腹主动脉病变最为严重，胸主动脉、主动脉弓次之，升主动脉最轻。前述动脉粥样硬化的各种基本病变在主动脉内膜均可见到，但因主动脉管腔大，一般不引起明显症状。病变严重者易形成动脉瘤，主要发生在腹主动脉，患者腹部可触及搏动性的肿块，并于腹壁相应部位听到杂音，也可因动脉瘤破裂发生致命性大出血。

　　2. 冠状动脉粥样硬化

　　（1）冠状动脉粥样硬化（coronary atherosclerosis）：是最常见的狭窄性冠状动脉疾病，也是动脉粥样硬化对人体威胁最大的疾病。冠状动脉狭窄在 35 ～ 55 岁时发展较快，以年平均 8.6% 的速度递增。60 岁以前男性发病率显著高于女性，60 岁以后男女检出率相近。

　　冠状动脉粥样硬化病变分布的特点如下：①一般是左侧冠状动脉多于右侧；②大分支多于小分支；③同一分支的近端多于远端，即冠状动脉心肌表面行走部分较深入心肌部分更易受累。大样本统计结果显示，冠状动脉粥样硬化最好发于左冠状动脉前降支，其余分别为右主干、左主干或左旋支、后降支。

　　动脉粥样硬化的基本病变在冠状动脉中均可发生。由于行走于心肌表面的冠状动脉靠近心肌一侧缓冲余地小，内皮细胞因血流冲击受损伤的概率大，因而斑块多位于血管的心肌侧。在横切面上，管腔偏心性狭窄，呈新月形。冠状动脉粥样硬化按狭窄程度分为 4 级：Ⅰ级，≤ 25%；Ⅱ级，26% ～ 50%；Ⅲ级，51% ～ 75%；Ⅳ级，> 76%。

　　冠状动脉粥样硬化常伴发冠状动脉痉挛，使已有病变的血管狭窄程度加剧，甚至出现供血的中断，引起相应的缺血性心脏病变（如心绞痛、心肌梗死等），严重者可发生心源性猝死。

　　（2）冠状动脉粥样硬化性心脏病：冠状动脉性心脏病（CHD）简称冠心病，也称缺血性心脏病，是冠状动脉狭窄致心肌缺血而引起的。冠状动脉粥样硬化是 CHD 最常见原因，病变程度多与 AS 程度相一致。但由于冠状动脉更靠近心室，最早且承受最大的收缩压撞击，故其硬化程度要比其他器官内相同口径血管更严重。CHD 多由冠状动脉粥样硬化引起的，但只有当冠状动脉粥样硬化引起心肌缺血、缺氧的功能性和 / 或器质性病变时，才可称为CHD。

　　冠状动脉供血不足和心肌耗氧量剧增是 CHD 时心肌缺血缺氧的主要原因。前者是由于斑块致管腔狭窄（> 50%），加之继发性病变和冠状动脉痉挛，使灌注血量下降；后者可因情绪激动、体力劳累、血压骤升、心动过速等导致心肌负荷增加，冠状动脉相对供血不足。

　　（3）心肌梗死（myocardial infarction，MI）：是由于冠状动脉供血中断，供血区持续缺血缺氧而导致的较大范围的心肌坏死。心肌梗死发生后 30 min 内，心肌细胞内糖原减少或消失，心肌蛋白迅速从受损后的心肌细胞溢出入血，并在 MI 发生后的 6 ～ 12 h 出现峰值。此外，谷氨酸 - 草酰乙酸转氨酶（SGOT）、谷氨酸 - 丙酮酸转氨酶（SGPT）、肌酸磷酸激酶（CPK）和乳酸脱氢酶（LDH）均可在 MI 发生后从损伤的心肌细胞膜释放入血。

（4）心肌纤维化（myocardial fibrosis）：中 - 重度冠状动脉狭窄可引起心肌纤维持续性缺血缺氧，并反复加重，导致心肌纤维化，最终逐渐发展为慢性缺血性心脏病（chronic ischemic heart disease）。肉眼观，心脏体积增大，重量增加，所有心腔均扩张，以左心室明显，心室壁厚度一般可正常。光镜下，心肌细胞肥大或 / 和萎缩，核固缩，心内膜下心肌细胞弥漫性空泡变，多灶性的陈旧性心肌梗死灶或瘢痕。

（5）慢性缺血性心脏病：也称缺血性心肌病（ischemic cardiomyopathy，ICM），是指长期缺血性心肌受损而进行性发展的充血性心力衰竭。肉眼观，心脏扩大，心腔扩张，可见多灶性心肌纤维化及透壁性的瘢痕灶，心肌壁厚度大致正常，心内膜增厚，表面可见不同阶段的机化血栓。镜下观，心肌纤维化严重，残存心肌细胞肥大或萎缩，胞质液化（细胞肌质溶解）非常普遍，心内膜下区域尤为显著。

临床上表现为严重的、进行性的心力衰竭，可由于偶发性的心绞痛和心肌梗死而使病情加重。心律失常常见，若伴随充血性心力衰竭和间发性心肌梗死常常致死。

3. 颈动脉及脑动脉粥样硬化　最好发于颈内动脉起始部、脑基底动脉、大脑中动脉和脑底 Willis 环。纤维斑块和粥样斑块常导致相应动脉管腔狭窄，长期供血不足导致脑实质萎缩，表现为脑回变窄，脑沟变宽变深，脑皮质变薄，脑组织重量减轻。患者可有智力及记忆力减退，精神状态异常，甚至痴呆等临床症状。如继发斑块内出血、血栓形成等病变可使狭窄加重甚至血管闭塞，急性供血中断可致脑梗死。脑动脉粥样硬化病变可形成小动脉瘤，血压突然升高可致动脉瘤破裂引起致命性脑出血，动脉瘤常见于脑底 Willis 环。

4. 肾动脉粥样硬化　病变最常累及肾动脉开口处及主干近侧端，也可累及弓形动脉和叶间动脉。肾血管狭窄引起肾供血不足，激活肾素 - 血管紧张素系统，可导致顽固性肾血管性高血压；进行性的肾脏缺血也可使肾实质萎缩和间质纤维组织增生。此外，斑块合并血栓形成可导致肾组织梗死，梗死灶机化后会遗留较大凹陷性瘢痕，多处瘢痕可使肾脏缩小，称为动脉粥样硬化性固缩肾。

5. 四肢动脉粥样硬化　最常累及下肢动脉。常发生于髂动脉、股动脉和前后胫动脉。当较大的动脉管腔明显狭窄时，可因供血不足导致受供肢体在耗氧增加时（如行走）出现疼痛，休息后好转，即所谓间歇性跛行（intermittent claudication）。肢体长期慢性缺血可导致萎缩。当动脉管腔完全阻塞而侧支循环又不能代偿时，可引起缺血部位的干性坏疽。

6. 肠系膜动脉粥样硬化　肠系膜动脉因粥样硬化斑块而狭窄甚至完全闭塞时，患者有剧烈腹痛、腹胀和发热等症状，可导致肠梗死、麻痹性肠梗阻及休克等。

四、实验室检查

本病尚缺乏敏感而有特异性的早期实验室诊断方法。部分患者有脂质代谢异常，主要表现为血 TC 增高、LDL-C 增高、HDL-C 降低、TG 增高、apoA 降低、apoB 和 Lp（a）增高。

X 线检查除前述主动脉粥样硬化的表现外，选择性动脉造影可显示管腔狭窄或动脉瘤样病变，以及病变的所在部位、范围和程度，有助于确定介入或外科治疗的适应证和选择手术方式。多普勒超声检查有助于判断动脉的血流情况和血管病变。放射性核素心脏检查、超声心动图检查、心电图检查和负荷试验所示的特征性变化有助于诊断冠状动脉粥样硬化性心脏病。CT 血管造影（CTA）和磁共振显像血管造影（MRA）可无创显像动脉粥样硬化病变。冠状动脉造影是诊断冠状动脉粥样硬化最直接的方法。血管内超声显像是辅助血管内介入治疗的腔内检查方法。

五、诊断和鉴别诊断

本病发展到相当程度，尤其是有器官明显病变时诊断并不困难，但早期诊断很不容易。年长患者如检查发现血脂异常、X 线、超声及动脉造影发现血管狭窄性或扩张性病变，应首先考虑诊断本病。

主动脉粥样硬化引起的主动脉变化和主动脉瘤，需与梅毒性主动脉炎和主动脉瘤以及纵隔肿瘤相鉴别；冠状动脉粥样硬化引起的心绞痛和心肌梗死，需与冠状动脉其他病变所引起者相鉴别；脑动脉粥样硬化所引起的脑血管意外，需与其他原因引起的脑血管意外相鉴别；肾动脉粥样硬化所引起的高血压，需与其他原因的高血压相鉴别；肾动脉血栓形成需与肾结石相鉴别；四肢动脉粥样硬化所产生的症状需与其他病因的动脉病变所引起者鉴别。

六、预后

本病预后随病变部位、程度、血管狭窄发展速度、受累器官受损情况和有无并发症而不同。病变若涉及心、脑、肾等重要脏器动脉，预后不良。

七、防治

首先应积极预防动脉粥样硬化的发生。如已发生应积极治疗，防止病变发展并争取逆转。已发生并发症者应及时治疗，防止其恶化，延长患者寿命。

（一）一般防治措施

1. 积极控制与本病有关的一些危险因素　包括高血压、糖尿病、血脂异常、肥胖症等。

2. 合理的膳食　控制膳食总热量，以维持正常体重为度，一般以 BMI 20 ～ 24 kg/m² 为正常体重。或以腰围为标准，一般以女性≥ 80 cm、男性≥ 85 cm 为超标。超重或肥胖者应减少每日进食的总热量，减少胆固醇摄入，并限制酒及含糖食物的摄入。合并有高血压或心力衰竭者应同时限制食盐。

3. 适当的体力劳动和体育活动　参加一定的体力劳动和体育活动对预防肥胖，锻炼循环系统的功能和调整血脂代谢均有益，是预防本病的一项积极措施。体力活动量应根据身体情况、体力活动习惯和心脏功能状态而定，以不过多增加心脏负担和不引起不适感觉为原则。体育活动要循序渐进，不宜勉强做剧烈活动。

4. 合理安排工作和生活　生活要有规律，保持乐观、愉快的情绪。避免过度劳累和情绪激动。注意劳逸结合，保证充分睡眠。

5. 提倡戒烟限酒　不少学者认为，本病的预防措施应从儿童期开始，即儿童也不宜进食高胆固醇、高动物性脂肪的饮食，亦宜避免摄食过量，防止发胖。

（二）药物治疗

1. 调脂药物　血脂异常是动脉粥样硬化性心血管疾病（ASCVD）发生发展中最主要的致病性危险因素之一。有效控制血脂异常，对 ASCVD 防控具有重大意义。血脂异常的患者，应首选降低 TC 和 LDL-C 为主的他汀类调脂药，其他还包括贝特类、依折麦布和PCSK9 抑制剂等。

2. 抗血小板药物　抗血小板黏附和聚集的药物，可防止血栓形成，有助于防止血管阻塞性病变病情发展，用于预防动脉血栓形成和栓塞。包括环氧化酶（cyclooxygenase，COX）抑制剂、二磷酸腺苷（ADP）P_2Y_2 受体拮抗剂、血小板糖蛋白（GP）Ⅱb/Ⅲa 受体拮抗剂以及蛋白酶激活受体（protease-activated receptors，PAR）-1 拮抗剂等其他抗血小板药物。最常用的口服药为阿司匹林、氯吡格雷、普拉格雷、替格瑞洛、吲哚布芬和西洛他唑；静脉应用者药物包括阿昔单抗、替罗非班、埃替非巴肽等。

3. 溶栓药物和抗凝药物　对动脉内形成血栓导致管腔狭窄或阻塞者，可用溶栓药物，包括链激酶、rTPA 等。抗凝药物包括普通肝素、低分子肝素、华法林以及新型口服抗凝药。

4. 改善心脏血管重构和预后的药物　如 ACEI 或 ARB 等。

5. 针对缺血症状的相应治疗　如心绞痛时应用血管扩张剂（硝酸酯类等）及 β 受体拮抗剂等。

第二节　冠状动脉粥样硬化性心脏病概述

冠状动脉粥样硬化性心脏病简称冠心病，是动脉粥样硬化导致器官病变最常见的类型，近年发病率逐渐增高，已成为严重威胁人类健康的疾病之一。

一、冠状动脉解剖

冠状动脉起源于升主动脉的主动脉窦，分为左、右冠状动脉。冠状动脉在心肌内逐渐分支至毛细血管后，再汇合成心脏的各级静脉，心脏绝大部分静脉血经冠状窦汇入右心房。心脏本身的血液循环称为冠状循环，又称为冠脉循环。

（一）左冠状动脉

左冠状动脉起源于左冠状动脉窦，左主干长 0.2～2.0 cm，包埋在心外膜的脂肪组织中。左冠状动脉主干行走于左心耳与肺动脉主干之间，然后至心脏左缘附近分为前降支和回旋支，10%～15% 在前降支和回旋支夹角之间有一中间支。左冠状动脉的主要分支和分布如下。

1. 左前降支（left anterior descending artery）　左前降支可视为左冠状动脉主干的直

接延续，沿前室间沟下行，多数绕过心尖切迹至膈面上行一段距离，终止于后室间沟的下1/3 段，亦可与后室间支末梢吻合。前降支的主要分支有对角支、室间隔支、右室前支。前降支沿途发出分支分布于左室前壁、前乳头肌、心尖、部分右室前壁、室间隔的前 2/3 以及传导系统的右束支和左束支的前半部分。

2. 左旋支（left circumflex branch）　左旋支由左冠状动脉主干发出后，沿左侧冠状沟绕心左缘至左心室膈面，多在心左缘与后室间沟之间的中点附近分支而终。少数左旋支到达房室交点处延续为后室间支或到右心室膈面形成右室后支。旋支的主要分支有左室前支、左缘支、左室后支、左心房支、窦房结支。旋支及其分支分布于左房、左室前壁一小部分、左室侧壁、左室后壁的一部分，约 40% 的窦房结由左旋支供血。

（二）右冠状动脉

右冠状动脉（right coronary artery）起于主动脉的主动脉右窦，行于右心耳与肺动脉干之间，沿冠状沟右行，绕心脏右缘至膈面，末端至后室间沟延续为后室间支。后室间支的长短不一，多数终止于后室间沟的中、下 1/3 段，少数终止于心尖部，甚至绕过心尖终止于前室间沟的下 1/3。右冠状动脉主干一般比左冠状动脉主干略细。右冠状动脉的分支有：右房支、窦房结支、肺动脉圆锥支、右室前支、右缘支、右室后支、后室间支、房室结支、右旋支。右冠状动脉一般分布于右房、右室前壁大部分、右室侧壁和后壁的全部，左室后壁的一部分和室间隔后 1/3，包括左束支的后半以及房室结和窦房结。

其中的窦房结支（branch of sinoatrial node）60% 起于右冠状动脉近端 1 ~ 2 cm 处，沿右心耳内侧壁行向后上方行走，大多逆时针绕上腔静脉口分布于窦房结、右心房壁以及房间隔。房室结支（branch of atrioventricular node）又称房室结动脉，始于后室间沟的上端，在右冠状动脉"U"弯曲的顶端发出，进入 Koch 三角深面，分布于房室结和房室束近段。房室结支穿至房室结后、中 1/3 交界或中份处，穿出房室结，分布于邻近的心肌。90.61%的房室结支起源于右冠状动脉。

二、流行病学

全球范围内的心血管疾病流行病学正在演变，尽管心血管疾病的治疗取得了稳步的进展，但冠心病仍然是成年人死亡的主要原因之一。冠心病在世界卫生组织的致残主要原因中占据第一位。

冠心病多发于 40 岁以上成年人，男性发病早于女性，近年有年轻化趋势。近年来虽然采取了诸多的预防及治疗措施，但冠心病死亡率仍呈上升趋势。由于农村人口饮食结构变化及防治水平较低，其冠心病发病率与死亡率已高于城市人口。

三、分型

动脉粥样硬化过程的动态性变化导致冠心病多种临床表现类型。1979 年世界卫生组织将其分为五型：①隐匿型或无症状性冠心病；②心绞痛；③心肌梗死；④缺血性心肌病；⑤猝死。近年通常按发病机制、临床表现和治疗原则不同，分为急性冠状动脉综合征（acute coronary syndrome，ACS）和慢性冠脉综合征（chronic coronary syndrome，CCS）。前者包括不稳定型心绞痛（unstable angina，UA）、非 ST 段抬高型心肌梗死（non-ST-segment elevation myocardial infarction，NSTEMI）和 ST 段抬高型心肌梗死（ST-segment elevation myocardial infarction，STEMI）；后者包括稳定性心绞痛、缺血性心肌病、隐匿型冠心病和 ACS 后稳定的病程阶段。CCS 未来发生心血管事件的风险可能随着时间的推移而改变，如果危险因素控制不充分，生活方式改变和 / 或药物治疗不理想，或血运重建不成功，风险可能增加；相反，积极的二级预防和成功的血运重建可以降低风险。冠心病临床表现是否稳定主要取决于动脉粥样硬化斑块是否稳定，它可以有很长的稳定期，但如果斑块破裂或侵蚀引起急性血栓事件时也会变得不稳定。因此，CCS 为冠心病的不同演变阶段，但不包括因斑块不稳定所导致的临床不稳定时期。

四、发病机制

冠心病是一种病理过程，通过动脉粥样斑块的形成与发展，导致冠状动脉狭窄，心肌血液供应障碍。短暂的缺血引起心绞痛，严重持续的缺血导致心肌梗死。此过程可以通过调整生活方式、药物治疗和血运重建治疗等减缓其发展，使疾病得以稳定。

维持心肌细胞正常的生理功能需要有充分的血液供应，静息状态下心肌对血液中氧的摄取已接近于最大量，因此，当心肌细胞做功增加时只能通过增加冠状动脉的血流量来提供。在正常情况下，冠状动脉血流储备很大，在剧烈运动需氧增加时，冠状动脉扩张，血流量增加到静息时的 6 ～ 7 倍。当冠状动脉狭窄超过 50% 时，静息时尚能满足基本的生理需要，而运动、情绪激动等造成需氧量增加时，就会产生心肌细胞氧的供需矛盾。在缺氧情况下心肌内积聚过多的酸性代谢产物（如乳酸、丙酮酸等）及多肽类物质，刺激心脏的自主神经，在大脑产生疼痛感觉，这是引起大多数稳定性心绞痛的主要机制。如果动脉粥样硬化斑块发生破裂、出血或侵蚀，由血管内皮细胞覆盖的管腔的完整性受到破坏，继发血小板聚集或血栓形成导致狭窄程度急剧加重，或同时伴发冠状动脉痉挛，导致心肌血液供应急剧减少或中断，从而引起急性冠状动脉综合征。

五、诊断

诊断冠心病通常需要结合患者的临床症状、年龄、危险因素（如高血压、血脂异常、糖尿病、吸烟等），以及一系列的诊断性检查，包括但不限于：

1.血液检查　检查胆固醇、甘油三酯、血糖等水平。冠心病患者往往有总胆固醇（TC）和低密度脂蛋白胆固醇（LDL-C）水平升高的情况，这些脂质在血管壁上形成斑块，导致血管狭窄，减少心肌的血液供应；甘油三酯（TG）水平升高也是冠心病的一个风险因素，高甘油三酯血症可增加心血管疾病的风险；冠心病患者可能伴有血糖水平异常，如糖尿病或糖耐量异常。高血糖会损害血管，促进动脉粥样硬化的发展；在急性心肌梗死的诊断中，心肌酶谱的变化是重要的指标。心肌酶如肌酸激酶（CK-MB）和乳酸脱氢酶（LDH）在心肌细胞损伤时会释放到血液中，导致其水平升高。

2. 心电图（ECG）　检查心脏的电活动。

（1）慢性冠脉综合征由于心肌缺血，心电图可表现为非特异性 ST 段和 T 波改变，长期存在心肌缺血可能导致病理性 Q 波或 QS 波群出现，慢性冠脉综合征在没有心绞痛发作时也可能不会有明显的心电图变化。

（2）急性冠脉综合征心电图在超急性期可表现为 ST 段斜形抬高，T 波高耸，可能伴有 QRS 波群振幅增高和轻度增宽；急性期可表现为 ST 段弓背向上抬高，与缺血性 T 波平滑连接，可能伴随病理性 Q 波或 QS 波形的出现；亚急性期表现为 ST 段基本恢复至等电线，T 波由倒置较深逐渐变浅，病理性 Q 波存在；陈旧性期表现为 ST 段在等电线上，T 波可能恢复正常或固定不变，病理性 Q 波持续存在。

需要注意的是，心电图的变化并不是诊断冠心病的唯一标准，通常需要结合临床症状、实验室检查和其他诊断手段来综合评估。

3. 超声心动图　评估心脏结构和功能。

4. 负荷试验　负荷试验是一种心脏功能测试，用于评估心脏在人为增加负荷（如运动或药物刺激）时的响应。这种测试有助于诊断和评估冠状动脉疾病（CAD）的严重程度，以及评估心脏的健康状况。注意，若临床诊断为不稳定型心绞痛，则为负荷试验禁忌。

5. 冠脉 CT 血管成像（CTA）　通过 CT 扫描显示冠状动脉的狭窄情况。

6. 冠脉造影　直接观察冠状动脉的狭窄和阻塞情况，是诊断冠心病的"金标准"。

六、防治

冠心病的预防和治疗是一个多方面的综合管理过程，主要包括以下几个方面：

1. 生活方式的改善　是冠心病防治的基础，包括均衡饮食、适量运动、控制体重、戒烟和限酒。饮食中增加新鲜蔬菜、全谷物、粗杂粮的摄入，减少饱和脂肪和反式脂肪的摄入，控制盐和糖的摄入量。

2. 控制危险因素　有效的控制血压、血脂和血糖水平是预防冠心病的关键。对于高血压、糖尿病和高血脂患者，需要定期监测血糖、血压水平，并遵循医嘱进行药物治疗。

3. 心理和社会因素的管理　减少生活和工作中的压力，保证充足的睡眠，必要时可寻求心理咨询或采用放松技巧。

4. 定期体检　通过定期体检及时发现和治疗高血压、高血脂和糖尿病等冠心病的危险因素。

5. 药物治疗　对于确诊的冠心病患者，可能需要使用抗血小板药物、β 受体阻滞剂、ACE 抑制剂、钙通道阻滞剂、硝酸甘油和他汀类药物等，以减少心肌氧耗、改善心肌供血和稳定动脉粥样硬化斑块。

6. 介入治疗和外科手术　在药物治疗无效或病情严重的情况下，可能需要进行冠状动脉介入治疗（如放置支架）或冠状动脉旁路移植手术。

7. 心脏康复　对于已经发生心血管事件的患者，心脏康复是一个重要的治疗环节，包括定制的锻炼计划和教育训练，以提高心脏功能和生活质量。

8.长期随访和监测　冠心病患者需要定期复查，评估治疗效果和病情变化，及时调整治疗方案。

以上措施的实施需要个体化，根据患者的具体情况和医生的建议进行。冠心病虽然是一种慢性病，但通过综合防治措施，可以有效控制病情，提高生活质量，并降低心血管事件发生的风险。

第三节　慢性冠状动脉综合征

近年来，随着对冠状动脉粥样硬化性心脏病（CHD）的不断认识，提出以新的"慢性冠脉综合征"（chronic coronary syndrome，CCS）取代原先的"稳定性冠状动脉疾病"。CCS 涵盖 CAD 演变过程中除了不稳定临床表现如斑块发生破裂、糜烂、侵蚀并继发血栓形成等可导致急性心肌缺血即急性冠状动脉综合征（acute coronary syndrome，ACS）以外的所有情况，强调了冠心病的动态性。

在临床上，CCS 主要包括 6 种情况：①伴有稳定的心绞痛症状和 / 或呼吸困难的疑似CAD 患者；②新发心力衰竭或左室功能障碍，疑似 CAD 的患者；③发生 ACS 后 1 年内或近期接受了血运重建的无症状或症状稳定的患者；④初次诊断或接受血运重建后 1 年以上的无症状和有症状的患者；⑤有心绞痛，疑似血管痉挛或微血管病变的患者；⑥筛查时发现的无症状 CAD 患者。CCS 患者从冠状动脉的病变程度来看，大部分存在阻塞性冠状动脉疾病，所引起的临床情况主要包括：慢性稳定性劳力型心绞痛、缺血性心肌病、隐匿型冠心病和 ACS 之后，它们有共同的发病机制和病理生理基础，均有稳定的心外膜冠状动脉粥样硬化造成的固定狭窄，在某些因素导致心肌耗氧量增加的情况下诱发心肌急剧的暂时性的缺血和缺氧，在治疗上也有共同之处。部分患者冠状动脉有阻塞性病变但接受过血运重建术，处于稳定的病程阶段。冠状动脉痉挛或微血管病变的患者可以没有心外膜血管的固定狭窄，临床上并不少见。

一、稳定型心绞痛

（一）概述

心绞痛（angina pectoris）是由于短暂的心肌缺血引起的以胸痛为主要特征的临床综合征，可伴有心律失常、心功能不全，是冠心病最常见的临床表现。特征性表现为发作性胸痛，呈压榨性或窒息样，一般位于胸骨后或心前区，可放射至左上肢尺侧面，右臂和两臂的外侧面或颈与下颌部，常发生于体力活动或情绪激动时，休息或舌下含服硝酸甘油后数分钟可缓解。部分患者表现为呼吸困难，心肌缺血也可表现为胸闷、心悸、腹痛、牙痛甚至头痛等不典型症状。

（二）分型

心绞痛的分型目前已比较统一，以世界卫生组织的心绞痛分型为基准，具体分型如下。

1. 劳力性心绞痛　由运动或其他心肌需氧量增加的情况所诱发的心绞痛。包括 3 种类型：①稳定型劳力性心绞痛，1 个月以上心绞痛的发作频率、持续时间、诱发胸痛的劳力程度，及含服硝酸酯类后症状缓解的时间保持稳定；②初发型劳力性心绞痛，1 个月内初发的劳力性心绞痛；③恶化型劳力性心绞痛，一段时间内心绞痛的发作频率增加，症状持续时间延长，含服硝酸甘油后症状缓解所需时间延长或需要更多的药物，或诱发症状的活动量降低。

2. 自发性心绞痛　由于心肌的供氧量减少所诱发的心痛，与劳力性心绞痛相比疼痛持续时间一般较长，程度较重且不易为硝酸甘油所缓解。包括 4 种类型：①卧位型心绞痛（angina decubitus），指患者在卧位、安静状态下引发的心绞痛。②变异型心绞痛（Variant angina，Prinzmetal angina）又称血管痉挛性心绞痛，表现为一过性 ST 段动态改变，其发病机制为冠状动脉痉挛。③中间综合征（intermediate syndrome），亦称冠状动脉功能不全，指心肌缺血引起的心绞痛发作历时较长，达 30 min 到 1 h 以上，发作常在休息时或睡眠中发生，但心电图放射性核素和血清学检查无心肌坏死的表现。其性质介于心绞痛与心肌梗死之间，常是心肌梗死的前奏。④梗死后心绞痛（post-infarction angina），指急性心肌梗死（AMI）发生后 1 个月内出现的心绞痛。除已梗死的心肌发生坏死外，一部分尚未坏死的心肌处于严重缺血状态下所致，易发生心肌梗死区扩展或在近期内再发心肌梗死。

3. 混合性心绞痛（mixed type angina pectoris）　劳力性和自发性心绞痛同时并存。

该分型除了稳定型劳力性心绞痛外，其余均为不稳定型心绞痛，此广义不稳定型心绞痛除外变异型心绞痛即为 Braunwald 分型的不稳定型心绞痛。

一般临床上所指的稳定型心绞痛（stable angina pectoris）即指稳定型劳力性心绞痛，其心脏供需不平衡是可逆的。最常见的病因是粥样硬化病变导致冠状动脉出现固定狭窄，其他病因包括主动脉瓣狭窄或关闭不全、肥厚型心肌病、梅毒性主动脉炎致冠状动脉口狭窄、风湿性冠状动脉炎、心肌桥、先天性冠状动脉畸形等。

（三）发病机制

稳定型心绞痛的发病机制如下：①斑块所致的心外膜动脉阻塞；②正常或有病变的冠状动脉发生局灶性或弥漫性痉挛；③微血管功能障碍；④冠状动脉心肌桥。这些因素可以单独或相互作用，但冠状动脉粥样硬化斑块致管腔狭窄是最重要和最常见的因素，占 80% ~ 90%。

心肌缺血与缺氧所引起的稳定型心绞痛是由于血液供应（供氧量）和代谢需求（耗氧量）之间的暂时不平衡所引起。心肌收缩力、心室壁张力和心率决定着心肌的耗氧量，常用"心率 × 收缩压"来估计心肌的耗氧量。由于平时状态下心肌从血液中摄取氧的比例就较高，当心肌耗氧量增加时，只能通过血流量的增加来增加供氧量。在正常情况下，冠状动脉循环有很大的储备，在心率增快、心肌收缩力增强等心肌需氧量增加时，冠状动脉阻力血管扩张，冠脉循环阻力下降，冠状动脉循环血流量可增加到休息时的 6～7 倍。当大的心外膜冠状动脉管径狭窄超过 50% 时，静息血流量仍可保持正常，但冠状动脉循环的最大储备量下降，当心脏负荷加重及心肌耗氧量增加超过小冠状动脉的扩张储备能力所能代偿时，则发生相对的心肌供血和供氧不足，发生心肌缺血、缺氧，这是稳定型劳力性心绞痛主要的发生机制。

而冠状动脉痉挛（如吸烟过度或神经体液调节障碍）或暂时性血小板聚集、一过性血栓形成以及狭窄局部血液流变学异常所致的血流淤滞等冠状动脉血流的动力性阻塞因素，可导致心肌供血的突然减少，产生心绞痛。冠状动脉微血管病变（形态上或功能上）也可导致心肌供血障碍。此外，突然发生循环血流量减少如休克、极度心动过速等冠状动脉血流灌注量骤降，心肌血液供需不平衡，心肌血液供给不足，也会引起心绞痛。严重贫血的患者，在心肌供血量虽未减少的情况下，可因血液携氧量不足而引起心绞痛。

在心肌缺血缺氧状态下，积聚过多的酸性代谢产物，如乳酸、丙酮酸、磷酸等，或类似激肽的多肽类物质，刺激心脏内自主神经的传入纤维末梢，经上颈神经节至第 5 胸交感神经节和相应的脊髓段，传至大脑，产生疼痛感觉。这种痛觉常投射到与自主神经进入水平相同脊髓段的脊神经所分布的皮肤区域，称为"牵涉痛"，故心绞痛常表现为胸骨后疼痛并放射至左肩、臂和手指。不少患者表现为呼吸困难的感觉，而非典型的疼痛。

（四）病理解剖和病理生理

稳定型心绞痛患者的冠状动脉造影显示：有 1、2 或 3 支冠脉管腔直径减少＞70% 的病变者分别各占 25% 左右，5%～10% 有左冠脉主干狭窄，其余约 15% 患者无显著狭窄。后者提示患者的心肌血供和氧供不足，可能是冠脉痉挛、冠脉循环的小动脉病变、血红蛋白和氧的离解异常、交感神经过度活动、儿茶酚胺分泌过多或心肌代谢异常等所致。

在心肌缺血缺氧状态下，糖酵解增强，三磷酸腺苷（ATP）明显减少，乳酸在短期内骤增，细胞内钙离子浓度降低使心肌收缩功能受损。发作时可有左心室收缩力和收缩速度降低、射血速度减慢、左心室收缩压下降、心搏量和心排血量降低、左心室舒张末期压和血容量增加等左心室收缩和舒张功能障碍的病理生理变化。左心室壁可呈收缩不协调或部分心室壁有收缩减弱的现象。缺氧使心肌松弛能力受损，可能与细胞膜上钠 - 钙离子交换系统的功能障碍及部分肌质网钙泵对钙离子的主动摄取减少、室壁变得比较僵硬、左室顺应性减低、充盈的阻力增加等有关。心室的收缩及舒张障碍都可导致左室舒张期终末压增高，严重可出现肺淤血症状。同时，心肌细胞在缺血性损伤时，细胞膜上的钠 - 钾离子泵功能受影响，钠离子在细胞内积聚而钾离子向细胞外漏出使细胞膜在静止期处于低极化或部分除极化状态，在激动时又不能完全除极，产生所谓损伤电流。体表心电图上表现为 ST 段的偏移。

（五）临床表现

1. 症状　心绞痛以发作性胸痛为主要临床表现，疼痛具有以下的特点。

（1）诱因：发作常由体力劳动或情绪激动（如愤怒、焦急、过度兴奋等）所诱发，饱食、寒冷、吸烟、心动过速、休克等亦可诱发。疼痛多发生于劳力或激动的当时，而不是在劳累之后。典型的稳定型心绞痛常在相似的条件下重复发生。

（2）部位：主要在胸骨体之后，可波及心前区，手掌大小范围，也可横贯前胸，界限不清。常放射至左肩、左臂内侧达无名指和小指，或至颈、咽或下颌部。

（3）性质：胸痛常为压迫、发闷或紧缩性，也可有烧灼感，但非针刺或刀割样锐痛，偶伴濒死感。有些患者仅觉胸闷不适而非胸痛。发作时患者往往被迫停止正在进行的活动，直至症状缓解。

（4）持续时间：心绞痛一般持续数分钟至十余分钟，多为 3 ～ 5 分钟，一般不超过半小时。

（5）缓解方式：一般在停止原来诱发症状的活动后即可缓解；舌下含用硝酸甘油等硝酸酯类药物也能在几分钟内使之缓解。

值得注意的是，心绞痛的症状可表现不典型如上腹痛、牙痛、上颌痛或手臂痛等，部分表现为呼吸困难，但仔细问诊可发现症状均与劳累等心肌耗氧量增加有关，提示心肌缺血。

2. 体征　无特异性体征，但仔细体检能提供有用的诊断线索，可排除能引起心绞痛的其他心脏疾病，如主动脉瓣病变、梗阻性肥厚型心肌病等。心绞痛发作时常见心率增快、血压升高、表情焦虑、皮肤冷或出汗，有时出现第四或第三心音奔马律。可有暂时性心尖部收缩期杂音，是乳头肌缺血以致功能失调引起二尖瓣关闭不全所致。

（六）实验室和辅助检查

1. 实验室检查　血常规、尿常规、大便常规和隐血试验以及血糖、血脂、肝肾功能等检查，判断是否存在贫血、血小板计数和相关危险因素等情况；持续胸痛的患者需检测血清心肌损伤标志物如肌钙蛋白 I、T，肌酸激酶（CK）及同工酶（CKMB），以便于与急性冠状动脉综合征相鉴别；必要时查甲状腺功能排除甲状腺功能亢进症可能，以及脑钠肽（BNP）或 N 末端脑钠肽前体（NT-proBNP）等了解心功能情况。

2. 心电图检查　心电图（electrocardiogram，ECG）是发现心肌缺血、诊断心绞痛最常用的检查方法。

（1）静息 ECG：心电图正常并不能排除冠心病，但心电图异常可作为诊断的依据，最常见的 ECG 异常是 ST-T 改变，包括 ST 段压低（水平型或下斜型）、T 波低平或倒置，少数可伴有陈旧性心肌梗死的表现，可有多种传导障碍。最常见的是左束支传导阻滞和左前分支传导阻滞，也可有房性期前收缩等心律失常。在冠心病患者中，出现静息 ECG 的 ST-T 异常可能与基础心脏病的严重程度有关，包括病变血管的支数和左心室功能障碍。静息 ECG 的 ST-T 改变需注意鉴别诊断。根据 Framingham 心脏研究，在人群中，8.5% 的男性和 7.7% 的女性有 ST-T 改变，并且检出率随年龄而增加；高血压、糖尿病、吸烟者和女性中，ST-T 改变的检出率增加。左心室肥厚和扩大、电解质异常、神经因素和抗心律失常药物等也可引起 ST-T 异常。

（2）心绞痛发作时 ECG：绝大多数患者心绞痛发作时可表现特征性的 ECG 改变，主要为暂时性心肌缺血引起的 ST 段移位。心内膜下心肌更容易缺血，故常见反映心内膜下心肌缺血的 ST 段压低（≥ 0.1 mV），有时也可以出现 T 波倒置，症状缓解后 ST-T 改变可恢复正常，动态变化的 ST 对心绞痛诊断具有重要的参考价值。静息 ECG 的 ST 段压低（水平型或下斜型）或 T 波倒置的患者，心绞痛发作时可变为无 ST 段压低或 T 波直立，即所谓的"假性正常化"，也是心肌缺血诊断的依据。T 波改变虽然对反映心肌缺血的特异性不如 ST 段变化，但如与静息 ECG 比较有明显变化，也有助于诊断。

（3）心电图负荷试验：ECG 负荷试验是对疑似的冠心病患者增加心脏负荷（运动或药物）而激发心肌缺血的 ECG 检查。ECG 负荷试验的适应证包括临床疑诊的冠心病患者、冠心病高危患者的筛选和危险性分层、冠状动脉血运重建术（冠状动脉旁路移植术或介入治疗）前后的评价、陈旧性心肌梗死患者对非梗死部位心肌缺血的监测等。禁忌证包括急性心肌梗死或心肌梗死合并室壁瘤、高危不稳定心绞痛、急性心肌炎和心包炎、严重高血压（收缩压 ≥ 200 mmHg 和 / 或舒张压 ≥ 110 mmHg）、心功能不全、严重主动脉瓣狭窄、梗阻性肥厚型心肌病、肺栓塞、静息状态下有严重心律失常、主动脉夹层等患者。静息状态下 ECG 即有明显 ST 段改变的患者如完全性左束支或右束支传导阻滞，或心肌肥厚继发 ST 段压低等也不适合行 ECG 负荷试验。有下列情况之一者需终止负荷试验：①出现明显症状如胸痛、乏力、气短、跛行，伴有意义的 ST 段变化；② ST 段显著压低（降低 ≥ 0.2 mV 为终止运动相对指征，≥ 0.4 mV 为绝对指征）；③ ST 段抬高 ≥ 0.1 mV；④出现有意义的心律失常、收缩压持续降低 > 10 mmHg 或血压明显升高（收缩压 > 250 mmHg 或舒张压 > 115 mmHg）；⑤已达到目标心率者。

运动负荷试验为评价心肌缺血最常用的无创检查方法，其敏感性约 70%，特异性 70% ～ 90%。有典型心绞痛并且负荷 ECG 阳性者，诊断冠心病的准确率达 95% 以上。运动方式主要为平板运动和踏车运动，其运动强度可逐步分期升级，前者较为常用。常用的负荷目标是达到按年龄预计的最大心率或 85% ～ 90% 的最大心率，前者称为极量运动试验，后者称为次极量运动试验。运动中持续监测 ECG 改变，运动前和运动中每当运动负荷量增加一级均应记录 ECG，运动终止后即刻和此后每 2 min 均应重复 ECG 记录，直至心率恢复运动前水平。记录 ECG 时应同步测量血压。

3. 超声心动图　目前，常规超声心动图技术难以发现冠状动脉粥样硬化斑块，故对冠状动脉粥样硬化性心脏病的诊断常依赖于冠状动脉病变引起的心肌缺血的检出。多数稳定型心绞痛患者静息时超声心动图检查无异常，有陈旧性心肌梗死者或严重心肌缺血者，二维超声心动图可探测到坏死区或缺血区心室壁的运动异常。静息状态下心功能受损是高危的标志。由于心绞痛常为一过性，超声心动图检查常难以捕捉到心肌缺血时的超声图像，故常采用超声心动图负荷试验，诱发心肌缺血。负荷超声心动图是一种无创性检测冠心病的诊断方法，其通过最大限度激发心肌需氧量而诱发心肌缺血，通过实时记录室壁运动情况，评估心肌缺血所致节段性室壁运动异常。常用的负荷方法包括如下几种：①运动负荷试验：运动平板试验卧位或立位踏车试验等；②药物负荷试验：包括正性肌力药物（多巴酚丁胺）和血管扩张剂（潘生丁、腺苷）；③静态负荷试验：包括冷加压试验、握力试验、心房调搏等。

此外，超声心动图还有助于发现其他需与冠状动脉狭窄导致的心绞痛相鉴别的心脏疾病，如梗阻性肥厚型心肌病、主动脉瓣狭窄等。

4. 胸部 X 线检查　可无异常发现或见主动脉增宽、心影增大、肺淤血等。

5. 多层螺旋 CT 冠状动脉成像（CTA）　多层螺旋 CT 冠状动脉成像作为一种非创伤性技术应用于冠脉病变的筛选和评价。近年来随着硬件和软件的进步，诊断准确性得到很大的提高，已成为日益普及的冠心病诊断手段之一。通过冠状动脉二维或三维重建，用于判断冠状动脉管腔狭窄程度和管壁钙化情况，对判断管壁内斑块分布范围和性质也有一定意义。与有创的冠状动脉造影相比，冠状动脉 CTA 对于发现阻塞性冠状动脉狭窄具有较高的准确性和较高的阴性预测价值，若未见狭窄病变，一般可不进行有创检查。

不过，冠状动脉 CTA 也有局限性。例如，存在弥漫性冠脉钙化病变的患者，冠脉 CTA 图像定量诊断的准确性较差。介入治疗术后冠状动脉内的金属支架影也影响对病变的判断。心律失常也可能影响冠状动脉 CTA 的图像质量。冠状动脉 CTA 未见狭窄病变不能排除冠脉痉挛等功能性病变，因此对于反复发作静息心绞痛，考虑血管痉挛型心绞痛的患者，冠状动脉 CTA 的价值在于排除粥样硬化所致的狭窄病变。冠状动脉 CTA 检查存在一定的放射性暴露，另外，对比剂加重肾功能不全的可能性也值得重视。

6. 磁共振成像　可同时获得心脏解剖、心肌灌注与代谢、心室功能及冠状动脉成像的信息。目前在评价冠状动脉病变方面的应用不如冠状动脉 CTA 成熟，但心脏磁共振显像对评估坏死心肌有很高的价值，可定量评价心室的收缩活动。

（七）诊断和鉴别诊断

根据典型的发作特点，休息或含用硝酸甘油后缓解，结合年龄和存在的冠心病危险因素排除其他疾病所致的心绞痛，即可确立诊断。心绞痛发作时心电图检查可见 ST-T 改变，症状消失后心电图 ST-T 改变亦逐渐恢复，支持心绞痛诊断。未捕捉到发作时 ECG 者，可行 ECG 负荷试验或动态 ECG 监测，如负荷试验出现 ECG 阳性变化或诱发心绞痛时亦有助于诊断。冠状动脉 CTA 有助于无创性评价冠状动脉管腔狭窄程度及管壁病变的性质和分布范围。冠状动脉造影可以明确冠状动脉病变的严重程度，有助于明确诊断和决定进一步治疗。

稳定型心绞痛尤其须与以下疾病相鉴别。

1. 急性冠状动脉综合征　急性冠状动脉综合征包括急性心肌梗死和不稳定型心绞痛，不稳定心绞痛的疼痛部位、性质、发作时心电图改变等与稳定型心绞痛相似，但发作的劳力性诱因不同，常在休息或较轻微活动下即可诱发。1个月内新发的或明显恶化的劳力性心绞痛也属于不稳定型心绞痛，仔细病史询问有助鉴别。心肌梗死的临床表现更严重、疼痛程度更剧烈，持续时间多超过 30 min，可长达数小时，可伴有严重心律失常、心力衰竭或 / 和休克，含用硝酸甘油多不能缓解，心电图和心肌坏死标志物（肌红蛋白、肌钙蛋白 I 或 T、CK-MB 等）有典型的动态演变过程，可有白细胞计数增高和红细胞沉降率增快。

2. 其他疾病引起的心绞痛　包括严重的主动脉瓣狭窄或关闭不全、冠状动脉炎引起的冠状动脉口狭窄或闭塞、肥厚型心肌病、心脏 X 综合征等，要根据其他临床表现来进行鉴别。其中心脏 X 综合征多见于女性，ECG 负荷试验常阳性，但冠脉造影无狭窄病变且无冠脉痉挛证据，预后良好，被认为是冠状动脉微血管疾病所致。

3. 肋间神经痛和肋软骨炎　指一个或几个肋间部位从背部沿肋间向前壁放射环状分布，并不一定局限在胸前，为刺痛或灼痛，多为持续性而非发作性，咳嗽、用力呼吸和身体转动可使疼痛加剧，沿神经行经处有压痛，手臂上举活动时局部有牵拉疼痛，多为单侧受累，也可以双侧同时受累。查体可有胸椎脊突，棘突间或椎旁压痛和叩痛，少数患者沿肋间有压痛，受累神经支配区可有感觉异常。其疼痛性质多为刺痛或灼痛，有沿肋间神经放射的特点。

4. 心脏神经症　患者常诉胸痛，但为短暂（几秒）的刺痛或持久（几小时）的隐痛。患者常喜欢不时地吸一大口气或作叹息性呼吸。胸痛部位多在左胸乳房下心尖部附近或经常变动。症状多于疲劳之后出现，而非疲劳当时。轻度体力活动反觉舒适，有时可耐受较重的体力活动而不发生胸痛或胸闷。含用硝酸甘油无效或在 10 多分钟后才"见效"。常伴有心悸、疲乏、头昏、失眠及其他神经症的症状。症状繁多且反复易变，但阳性体征很少，以自主神经功能紊乱为主要表现。

5. 不典型疼痛　还需与反流性食管炎等食管疾病、膈疝、消化性溃疡、肠道疾病、颈椎病等相鉴别。

（八）治疗

1. 一般治疗　发作时立刻休息，一般患者在停止活动后症状即可消除。平时应尽量避免各种明确的诱发因素，如过度的体力活动、情绪激动、饱餐等，冬天注意保暖。调节饮食，特别是一次进食不宜过饱，避免油腻饮食，禁绝烟酒。调整日常生活与工作量，减轻精神负担，保持适当的体力活动，以不致发生疼痛症状为度。

2. 药物治疗

改善缺血、减轻症状的药物主要有以下几种。①硝酸酯类药物（nitrates）：主要通过扩张冠状动脉增加心肌供氧，从而缓解心绞痛。除扩张冠状动脉增加冠脉循环的血流量外，还通过对周围容量血管的扩张作用减少静脉回流量，降低心室容量、心腔内压和心室壁张力；同时对动脉系统有轻度扩张作用，降低心脏后负荷和心肌耗氧量，从而减低心绞痛发作的频率和程度，如硝酸甘油、硝酸异山梨酯、5- 单硝酸异山梨酯等。②β 受体阻滞剂（beta blockers）：通过阻断拟交感胺类对心率和心脏收缩力的激动作用，减慢心率、降低血压，减低心肌收缩力和耗氧量,从而缓解心绞痛的发作。此外,还减少运动时的血流动力学改变,使同一运动量心肌耗氧量减少,使正常心肌区的小动脉(阻力血管)缩小,从而使更多的血液通过极度扩张的侧支循环(输送血管)流入缺血区。副作用是使心室射血时间延长和心脏容积增加,这虽可能使心肌缺血加重或引起心肌收缩力降低,但其使心肌耗氧量减少的作用远超过其副作用。如美托洛尔、比索洛尔、卡维地洛等。③钙通道阻滞剂(calcium channel blocker,CCB):通过抑制钙离子进入细胞内,抑制心肌细胞兴奋 - 收缩耦联中钙离子的作用,因而抑制心肌收缩,减少心肌氧耗;同时扩张冠状动脉,解除冠状动脉痉挛,改善心肌的供血;扩张周围血管,降低动脉压,减轻心脏负荷;可抗血小板聚集,改善心肌的微循环。

对于需要长期用药的患者,推荐使用控释、缓释或长效剂型。低血压、心功能减退和心衰加重可以发生在长期使用该药期间。外周水肿、便秘、心悸、面部潮红是所有钙通道阻滞剂常见的副作用。其他不良反应还包括头痛、头晕、虚弱无力等。地尔硫䓬和维拉帕米能减慢窦房结心率和房室传导,并有负性肌力作用,低血压、心功能减退和心衰加重可以发生在长期使用该药期间,不能应用于已有严重心动过缓、高度房室传导阻滞和病态窦房结综合征及心功能不全的患者,和 β 受体阻滞剂联合使用会加重负性肌力和负性传导作用,增加缓慢性心律失常和心力衰竭的发生,应尽可能避免。二氢吡啶类药物的血管选择性比较强,无负性肌力和负性传导作用,可引起反射性心率增快,联合 β 受体阻滞剂可降低其心率。

(九)预防和预后

对稳定型心绞痛除用药物防止心绞痛再次发作外,应从阻止或逆转粥样硬化病情进展,预防心肌梗死等方面综合考虑,以改善预后。ABCDE 方案对于指导二级预防有帮助:A 包括抗血小板、抗心绞痛治疗和 ACEI;B 包括 β 受体拮抗剂预防心律失常、减轻心脏负荷,控制血压;C 包括控制血脂和戒烟;D 包括控制饮食和糖尿病治疗;E 包括健康教育和运动。

稳定型心绞痛患者大多数能生存很多年,但有发生急性心肌梗死或猝死的危险。有室性心律失常或传导阻滞者预后较差。合并有糖尿病者预后明显差于无糖尿病者。决定预后的主要因素为冠脉病变累及心肌供血的范围和心功能。

二、隐匿型冠心病

(一)诊断

1. 发病特点 没有心绞痛的临床症状,但有心肌缺血的客观证据(心电活动、心肌血流灌注及心肌代谢等异常)的冠心病,称隐匿型冠心病(latent coronary heart disease)或无症状性冠心病。其心肌缺血的 ECG 表现可见于静息时,也可在负荷状态下才出现,常为动态 ECG 记录所发现,也可为各种影像学检查所证实。

2. 临床表现 可分为 3 种类型:①有心肌缺血的客观证据,但无心绞痛症状;②曾有过 MI 史,现有心肌缺血客观证据,但无症状;③有心肌缺血发作,有时有症状,有时无症状,此类患者居多。应及时发现这类患者，可为其提供及早治疗，预防危及心肌梗死或死亡发生。

3. 诊断方法　无创性检查是诊断心肌缺血的重要客观依据。需要关注的人群包括有高血压或糖尿病的患者、ASCVD 风险中危以上以及早发 CAD 家族史人群。根据患者危险度采取不同的检查，主要依据静息、动态或负荷试验 ECG 检查，或进一步颈动脉内 - 中膜厚度（intima media thickness，IMT）、踝肱比或冠脉 CTA 评估冠脉钙化分数。此外，放射性核素心肌显像、有创性冠状动脉造影或 IVUS 检查都有重要的诊断价值。目前不主张对中低危患者进行影像学检查，也不主张对所有的无症状人群进行筛查。

（二）鉴别诊断

各种器质性心脏病都可引起缺血性 ST-T 的改变，应加以鉴别。包括心肌炎、心肌病、心包疾病、电解质失调、内分泌疾病、药物作用等。

（三）防治

对明确诊断的隐匿性冠心病患者应使用药物治疗预防心肌梗死或死亡，并治疗相关危险因素，其治疗建议基本同慢性稳定型心绞痛。

在无禁忌证的情况下，无症状的患者应该使用下列药物来预防 MI 和死亡：①有 MI 既往史者应使用阿司匹林；②有 MI 既往史者应使用 β 受体阻滞剂；③确诊 CAD 或 2 型糖尿病者应使用他汀类药物进行降脂治疗；④伴糖尿病和 / 或心脏收缩功能障碍的 CAD 患者应使用 ACEI。

对慢性稳定性心绞痛患者血管重建改善预后的建议也适用于隐匿性冠心病，但目前仍缺乏直接证据。

三、缺血性心肌病

缺血性心肌病（ischemic cardiomyopathy，ICM）属于冠心病的一种特殊类型或晚期阶段，是指冠状动脉粥样硬化引起长期心肌缺血，导致心肌弥漫性纤维化，产生与原发性扩张型心肌病类似的临床表现。其病理生理基础是冠状动脉粥样硬化病变使心肌缺血、缺氧以至心肌细胞减少、坏死、心肌纤维化、心肌瘢痕形成的疾病。

（一）临床表现

1. 充血型缺血性心肌病

（1）心绞痛：心绞痛是缺血性心肌病患者常见的临床症状之一。多有明确的冠心病病史，并且绝大多数有 1 次以上心肌梗死的病史。但心绞痛并不是心肌缺血患者必备的症状，有些患者也可以仅表现为无症状性心肌缺血，始终无心绞痛或心肌梗死的表现。可是在这类患者中，无症状性心肌缺血持续存在，对心肌的损害也持续存在，直至出现充血型心力衰竭。出现心绞痛的患者心绞痛症状可能随着病情的进展，充血性心力衰竭的逐渐恶化，心绞痛发作逐渐减轻甚至消失，仅表现为胸闷、乏力、眩晕或呼吸困难等症状。

（2）心力衰竭：心力衰竭往往是缺血性心肌病发展到一定阶段出现的表现。有些患者在胸痛发作或心肌梗死早期即有心力衰竭表现，有些则在较晚期才出现。这是由于急性或慢性心肌缺血坏死引起心肌舒张和收缩功能障碍所致。常表现为劳力性呼吸困难，严重时可发展为端坐呼吸和夜间阵发性呼吸困难等左心室功能不全表现，伴有疲乏、虚弱症状。心脏听诊第一心音减弱，可闻及舒张中晚期奔马律。两肺底可闻及散在湿啰音。晚期如果合并有右心室功能衰竭，出现食欲缺乏、周围性水肿和右上腹闷胀感等症状。体检可见颈静脉充盈或怒张，心界扩大、肝脏肿大、压痛，肝颈静脉回流征阳性。

（3）心律失常：长期、慢性的心肌缺血导致心肌坏死、心肌顿抑、心肌冬眠以及局灶性或弥漫性纤维化直至瘢痕形成，导致心肌电活动障碍，包括冲动的形成、发放及传导均可产生异常。在充血型缺血性心肌病的病程中可以出现各种类型的心律失常，尤以室性期前收缩、心房颤动和束支传导阻滞多见。

（4）血栓和栓塞：心脏腔室内形成血栓和栓塞的病例多见于①心脏腔室明显扩大者；②心房颤动而未积极抗凝治疗者；③心排血量明显降低者。

2. 限制型缺血性心肌病　尽管绝大多数缺血性心肌病患者表现类似于扩张型心肌病，少数患者的临床表现却主要以左心室舒张功能异常为主，而心肌收缩功能正常或仅轻度异常，类似于限制性心肌病的症状和体征，故被称为限制型缺血性心肌病或者硬心综合征。患者常有劳力性呼吸困难和 / 或心绞痛，活动受限，也可反复发生肺水肿。

（二）诊断

考虑诊断为缺血性心肌病需满足以下几点。

1. 有明确的心肌坏死或心肌缺血证据：①既往曾发生过心脏事件，如心肌梗死或急性冠状动脉综合征；②既往有血运重建病史，包括经皮冠状动脉介入手术（PCI）或冠状动脉旁路移植术（CABG）；③虽然没有已知心肌梗死或急性冠状动脉综合征病史，但临床有或者无心绞痛症状，静息状态下或负荷状态下存在心肌缺血的客观证据（如 ECG 存在心肌坏死：Q 波形成或心脏超声存在室壁运动减弱或消失征象），冠脉 CTA 或冠脉造影证实存在冠脉显著狭窄。

2. 心脏明显扩大。

3. 心功能不全临床表现和 / 或实验室检查依据。

同时需排除冠心病的某些并发症如室间隔穿孔、心室壁瘤和乳头肌功能不全所致二尖瓣关闭不全等。排除其他心脏病或其他原因引起的心脏扩大和心衰。

（三）鉴别诊断

须鉴别其他引起心脏增大和心力衰竭的病因，包括心肌病（如特发性扩张型心肌病等）、心肌炎、高血压性心脏病、内分泌病性心脏病。

（四）防治

早期预防尤为重要，积极控制冠心病危险因素（如高血压、高脂血症和糖尿病等）；改善心肌缺血，预防再次心肌梗死和死亡发生；纠正心律失常。

对缺血区域有存活心肌者，血运重建术（PCI 或 CABG 术）可显著改善心肌功能。

另外，近年来新的治疗技术如自体骨髓干细胞移植、血管内皮生长因子基因治疗等已试用于临床，为缺血性心肌病治疗带来了新的希望。

第四节　急性冠状动脉综合征

急性冠状动脉综合征（acute coronary syndrome，ACS）是一组由急性心肌缺血引起的临床综合征，主要包括不稳定型心绞痛（unstable angina，UA）、非 ST 段抬高型心肌梗死（non-ST-segment elevation myocardial infarction，NSTEMI）以及 ST 段抬高型心肌梗死（ST-segment elevation myocardial infarction，STEMI）。动脉粥样硬化不稳定斑块破裂或糜烂导致冠状动脉内急性血栓形成，被认为是大多数 ACS 发病的主要病理基础，血小板激活在其发病过程中起着非常重要的作用。

一、不稳定型心绞痛和非 ST 段抬高型心肌梗死

（一）概述

UA/NSTEMI 是由于动脉粥样硬化斑块破裂或糜烂，伴有不同程度的表面血栓形成、血管痉挛及远端血管栓塞所导致的一组临床症状，合称为非 ST 段抬高型急性冠状动脉综合征（non-ST segment elevation acute coronary syndrome，NSTEACS）。UA/NSTEMI 的病因和临床表现相似但程度不同，主要不同表现在缺血严重程度以及是否导致心肌损害以至于释放到外周血中的心肌损伤标志物升高，UA 患者心肌损伤标志物在正常范围，而 NSTEMI 患者心肌损伤标志物升高。由于高敏肌钙蛋白检测的普及，NSTEACS 中生物标志物阴性的 ACS 即 UA 比例在降低。

（二）流行病学

欧美国家 60 岁以下人群中男性 ACS 发病率为女性的 3 ～ 4 倍，而在 75 岁以上患病人群中，女性占多数，其中约有 30% 女性的临床表现不典型。近年来欧美 STEMI 发病率有所下降，而 NSTEMI 发病率却略有上升。

近 20 年，我国 NSTEMI 发病率亦显著增高，在所有就诊的 AMI 患者中 NSTEMI 患者比例显著上升，男性发病率是女性的 2 倍。与 STEMI 患者相比，NSTEMI 患者年龄更大，并发症比例更高，包括高血压、糖尿病、脑血管疾病、外周血管疾病、慢性肾脏病以及心力衰竭。NSTEMI 患者的住院时间较 STEMI 患者更长，住院期间死亡、心源性休克、室性心律失常及房颤发生率较低，但 1 年死亡率及心肌梗死再发率更高。此外，NSTEMI 患者接受 CABG 的比例也更高。

（三）病因和发病机制

NSTEACS 病因和发病机制为在冠状动脉粥样硬化的基础上，易损斑块（vulnerable plaque）发生破裂或糜烂引起血小板聚集、并发急性血栓形成、伴或不伴冠状动脉痉挛收缩及微血管栓塞导致急性或亚急性心肌供氧的减少和缺血加重。NSTEACS 虽然也可因劳

力负荷诱发，但劳力负荷中止后胸痛并不能缓解。其中，NSTEMI 常因心肌严重的持续性缺血导致心肌坏死，可出现灶性或心内膜下心肌坏死。

少部分 UA 患者心绞痛发作有明显的诱发因素。①心肌氧耗增加：感染、甲状腺功能亢进或心律失常；②冠状动脉血流减少：低血压；③血液携氧能力下降：贫血和低氧血症。以上情况称为继发性 UA（secondary UA）。

（四）病理生理

1. 血管病变 病变血管所供应的心肌组织往往变化不一。不稳定型心绞痛病理检查时心肌可无坏死，但在部分患者中病变血管所供应区域的心肌可发生不同程度坏死，小的灶性坏死可能与反复多次血栓栓塞有关。

2. 斑块破裂和糜烂 易损斑块是指具有血栓形成倾向或极有可能快速进展成为"罪犯斑块"的动脉粥样硬化斑块，其主要形态学特征包括脂质核大、纤维帽较薄、富含炎性细胞和平滑肌细胞密度较低。易损斑块破溃是 ACS 最重要的始动环节，易损斑块破溃方式包括斑块破裂（plaque rupture）和斑块糜烂（plaque erosion）。斑块糜烂时血栓黏附在斑块表面，而斑块破裂后血栓可进入到斑块的脂核内并导致斑块迅速生长。斑块破裂与否除取决于斑块形态外，斑块所受的轴向应力、血流剪切力等也是易损斑块破溃的重要因素。破溃斑块内炎性细胞如巨噬细胞、激活的 T 淋巴细胞和肥大细胞显著增加，提示炎症反应在斑块破裂中发挥重要作用。冠状动脉粥样硬化斑块纤维帽中常含大量型胶原，能承受血管张力防止斑块破裂。生长因子促胶原合成与金属蛋白酶促胶原降解之间存在动态平衡。上述炎性细胞聚集和激活后，可分泌金属蛋白酶等多种蛋白水解酶，加速斑块纤维帽中胶原降解，导致斑块纤维帽变薄和破裂。

3. 血小板聚集和血栓形成血栓形成 在 NSTEACS 进展中发挥核心作用。血栓通常发生在斑块破裂或糜烂处，斑块破裂后脂核暴露于管腔，脂核富含组织因子，是高度致血栓形成物质。"易损血液"（易形成血栓的血液）在血栓形成中也发挥重要作用。血栓形成引起管腔狭窄程度急剧加重，导致管腔不完全性或完全性闭塞。不同于 STEMI 时含大量纤维蛋白和红细胞的红色血栓，NSTEACS 的血栓往往以富含血小板的白色血栓为主。斑块破裂处形成的血栓可分解成小碎片，并沿血流到远端引起微血管栓塞，导致局灶性心肌坏死。

4. 血管收缩 血小板和血栓可释放血清素、血栓素 A_2 和凝血酶等缩血管物质，引起斑块破裂部位局部血管收缩。ACS 时存在弥漫性内皮功能障碍，导致血管收缩因子（如内皮素 -1）水平增加，而血管舒张因子（如一氧化氮和前列环素）生成减少，引起血管收缩。这些因素引起的血管收缩在冠状动脉痉挛性心绞痛发病中占主导地位。

（五）临床表现

1. 症状 UA 和 NSTEMI 患者胸部不适的性质与典型的稳定型心绞痛相似，通常程度更重，持续时间更长，可达数十分钟，胸痛在休息时也可发生。如下临床表现有助于诊断

UA：诱发心绞痛的体力活动阈值突然或持久降低；心绞痛发生频率、严重程度和持续时间增加；出现静息或夜间心绞痛；胸痛放射至新的部位；发作时伴有新的相关症状，如出汗、恶心、呕吐、心悸或呼吸困难。UA 主要有四种临床表现，包括静息型心绞痛（rest angina pectoris）、初发型心绞痛（new-onset angina pectoris）、恶化型心绞痛（accelerated angina pectoris）以及心肌梗死后心绞痛（post-infarction unstable angina）。NSTEACS 患者胸痛发作时往往通过常规休息或舌下含服硝酸甘油，只能暂时甚至不能完全缓解症状，但症状不典型者也不少见，尤其是老年、女性、糖尿病和慢性肾衰竭患者。

2. 体征　体检可发现一过性第三心音或第四心音，以及由于二尖瓣反流引起的一过性收缩期杂音，这些非特异性体征也可出现在稳定型心绞痛患者，但详细的体格检查可发现潜在的加重心肌缺血的因素，并成为判断预后非常重要的依据。

（六）辅助检查

1. 心电图

（1）静息心电图：静息心电图不仅可帮助诊断，而且根据其异常的范围和严重程度可提示预后。症状发作时的心电图尤其有意义，与无症状时心电图做比较，可提高诊断准确率。ST 段和 T 波动态变化是 NSTEACS 最有诊断价值的心电图表现：除冠状动脉痉挛性心绞痛症状发作时心电图可表现为一过性 ST 段抬高外或一过性 ST 段压低，大多数 NSTEACS 患者胸痛发作时心电图表现为 ST 段压低（常表现 2 个或以上相邻导联 ST 段下移 ≥ 0.1 mV）和 / 或 T 波倒置。如症状发作时胸前导联 T 波对称性深倒置（≥ 0.2 mV），多提示左前降支严重狭窄。上述心电图变化通常会随心绞痛缓解而完全或部分消失，当心电图改变更加明显和持久时，则提示 NSTEMI 可能。出现 ST 段压低的导联数目和 ST 段压低程度可提示心肌缺血范围和严重程度，与患者预后相关。出现 ST 段压低的患者较仅有 T 波倒置者具有更高的心脏事件风险。

（2）连续心电监测：连续 24 h 心电监测发现 85% ～ 90% 的心肌缺血可不伴有心绞痛症状，此时缺血性心电图改变常不能被常规 12 导联心电图检测到。连续的心电检测有助于发现无症状心肌缺血及心绞痛发作时的 ST 段变化，并提供预后信息。

（3）心电图运动负荷试验：对于持续存在典型缺血性胸痛患者，不宜行此项检查。对于低危患者（如无反复胸痛发作、无心力衰竭征象、心电图表现正常和心肌损伤标志物阴性），心电图负荷试验被推荐用于评价预后并指导下一步治疗。

2. 实验室检查　心肌损伤标志物是鉴别 UA 和 NSTEMI 的主要标准，也是 NSTEACS 危险分层的重要指标。心肌肌钙蛋白（cardiac troponin，cTn，包括 cTnT 和 cTnI）较心肌酶（CK 和 CK-MB）具有更高的敏感性和特异性，微量心肌损伤即会引起 cTn 升高。UA 时，cTn 无异常增高，临床上 UA 的诊断主要依靠临床表现以及发作时心电图 ST-T 的动态改变，如 cTn 阳性意味该患者已发生少量心肌损伤，相比 cTn 阴性的患者其预后较差。根据最新的欧洲和美国心肌梗死新定义，如 cTn 增高或增高后降低并至少有 1 次超过参考值上限 99 百分位（即正常上限），可考虑 NSTEMI 的诊断，并提示预后不佳。如症状发作后 3 ～ 4h

内 cTn 测定结果为阴性，应在症状出现后 6～9 h 和 12～24 h 再次监测。需要强调的是，cTn 升高也可见于主动脉夹层、急性肺栓塞、非冠脉性心肌损伤（如心动过速、严重心力衰竭、心肌炎和心包炎等）和其他非心脏性疾病（如肺动脉高压、呼吸衰竭、急性脑卒中和肾功能不全等），应注意鉴别。炎症反应标志物高敏 CRP 水平对评估预后也有重要参考价值。

3. 超声心动图和其他非侵入性检查　超声心动图检查可发现严重缺血时左心室射血分数减低和左心室心肌节段性运动减弱或消失，缺血改善后可恢复正常。超声心动图对主动脉瓣狭窄、主动脉夹层、肺栓塞和肥厚型心肌病等疾病的鉴别诊断具有重要价值。对于低危患者，在早期药物治疗控制症状后，超声心动图负荷试验可用于评估预后，如负荷试验发现大面积心肌缺血应建议行冠状动脉造影检查。

虽然多层螺旋 CT 冠状动脉成像已被广泛用于无创诊断冠状动脉病变，但不应作为 ACS 患者冠状动脉病变的首选检查方法。心脏磁共振显像不能显示详细的冠状动脉病变信息，仅用于心肌损伤面积的量化和除外心肌炎。核素心肌灌注成像负荷试验可用于低危患者的再评估。

4. 冠状动脉造影和其他侵入性检查　冠状动脉造影能提供详尽的血管结构方面的信息，可明确诊断、指导治疗并评价预后。在长期稳定型心绞痛基础上出现的 UA 患者常有多支冠状动脉病变，而新发作的静息心绞痛患者可能只有单支冠状动脉病变。

冠状动脉痉挛性心绞痛患者的冠状动脉常可见动脉硬化斑块，但无显著狭窄，部分冠脉造影正常。激发试验（乙酰胆碱）可诱发出局限性或节段性痉挛，除了心外膜大血管外，微血管也可以发生痉挛，此时冠状动脉造影无法识别，但可以记录到伴随着胸痛症状发作而产生相应的心肌缺血性心电图改变。

考虑行血运重建术的患者，尤其是经积极药物治疗后症状控制不佳或高危患者，应尽早行冠状动脉造影以明确病变情况。在冠状动脉造影正常或无阻塞性病变的 NSTEACS 患者中，胸痛可能为冠脉痉挛、冠脉内血栓自发性溶解、微循环灌注障碍所致，也有可能是 NSTEACS 诊断有误。

冠状动脉内超声显像（IVUS）或光学相干断层成像（OCT）可准确评价斑块分布、性质、成分、是否破溃及有无血栓形成等粥样硬化斑块特征，其中 OCT 比 IVU 具有更高的分辨率，可更精细地观察粥样硬化斑块组织结构，有助于早期发现易损斑块。血管镜则能直观观察到粥样硬化斑块表面特征、溃疡性病变及血栓。

（七）诊断

根据典型的心绞痛症状、典型的缺血性心电图改变（新发或一过性 ST 段压低 ≥ 0.1mV，或 T 波倒置 ≥ 0.2 mV）以及心肌损伤标志物（cTnT、cTnI 或 CK-MB）测定，可以作出 NSTEACS 诊断。UA 与 NSTEM 的鉴别主要参考心肌损伤标志物检测结果，UA 患者心肌损伤标志物在正常范围，NSTEMI 患者心肌损伤标志物升高。诊断未明确的不典型患者而病情稳定者，可以在出院前做负荷心电图或负荷超声心动图、核素心肌灌注显像、冠状动脉造影等检查。冠状动脉造影仍是诊断 NSTEACS 的重要方法，可以直观反映冠脉病变狭窄程度、钙化及血栓等，对制订治疗策略具有重要意义。

1. 主动脉夹层　向背部放射的严重撕裂样持续性疼痛（亦可放射到肋、腹、腰和下肢）伴有呼吸困难或晕厥，无论心电图是否为典型的 AMI 表现，均应警惕主动脉夹层，两上肢的血压和脉搏可有明显差别，可有主动脉瓣关闭不全的表现，偶有意识模糊和偏瘫等神经系统受损症状，主动脉 CT 造影或磁共振主动脉显像以及超声心动图有助于明确诊断。必须在排除主动脉夹层尤其是 A 型夹层后方可启动抗栓治疗。主动脉夹层也可延伸至心包，导致心脏压塞，或致冠状动脉开口撕裂引起冠状动脉闭塞而并发 AMI。

2. 急性肺动脉栓塞　可发生胸痛、咯血、呼吸困难和休克。但有右心负荷急剧增加的表现如发绀、肺动脉瓣区第二心音亢进、颈静脉充盈、肝大、下肢水肿等。心电图示 I 导联 S 波加深，III 导联 Q 波显著，T 波倒置，胸导联过渡区左移，右胸导联 T 波倒置等改变，可资鉴别。常有低氧血症，核素肺通气 - 灌注扫描异常，肺动脉 CTA 可检出肺动脉大分支血管的栓塞。AMI 和急性肺动脉栓塞时 D- 二聚体均可升高，鉴别诊断价值不大。

3. 急性心包炎　尤其是急性非特异性心包炎，可有较剧烈而持久的心前区疼痛，表现为胸膜刺激性疼痛，向肩部放射，前倾坐位时减轻。部分患者可闻及心包摩擦音，心电图表现除 aVR 导联外的其余导联 PR 段压低、ST 段呈弓背向下型抬高，无面向和背向导联的镜像改变。

4. 急腹症　急性胰腺炎、消化性溃疡穿孔、急性胆囊炎、胆石症等，患者可有上腹部疼痛及休克，可能与 ACS 患者疼痛波及上腹部者混淆。但仔细询问病史和体格检查，进行针对性的特殊检查和实验室检查，有助于鉴别，心电图检查和血清肌钙蛋白、心肌酶等测定有助于 ACS 明确诊断。

5. 其他疾病　急性胸膜炎、自发性气胸、带状疱疹等心脏以外疾病引起的胸痛，依据特异性体征、X 线胸片和心电图特征不难鉴别。

（八）治疗

1. 治疗原则　NSTEACS 是具有潜在危险的严重疾病，其治疗主要有两个目的：即刻缓解缺血和预防严重不良事件（死亡或心肌梗死或再梗死）。其治疗原则是根据危险分层采取适当的药物治疗（抗缺血治疗、抗血栓治疗）和冠脉血运重建（包括 PCI 和 CABG）策略，以稳定粥样硬化斑块、防止冠状动脉内血栓形成及发展，纠正心肌供氧与需氧平衡失调，缓解缺血症状，降低并发症发生率和病死率。

所有 NSTEACS 患者应根据心血管事件危险的紧迫程度以及相关并发症的严重程度进行危险分层，制订相应的初始治疗策略，包括缺血指导策略即以往的"保守治疗策略"或早期侵入策略。低危患者可首先采用缺血指导的策略，如经强化药物治疗后仍有心绞痛发作或负荷试验显示存在心肌缺血的客观证据，可再行冠状动脉造影。

符合下列标准者可被视为低危 NSTEACS 患者，除非出现新的临床情况，一般不应接受早期侵入性评估：①无再发胸痛；②无心衰体征；③初始心电图及其后 6 ～ 12 h 心电图正常；④就诊及其后 6 ～ 12 h 肌钙蛋白水平正常。通过危险分层判定为低危的患者可首先采用缺血指导的策略，如经强化药物治疗后仍有心绞痛发作或负荷试验显示存在心肌缺血的客观证据，可再行冠状动脉造影。对于中、高危 NSTEACS 患者能从早期侵入策略中获益，此类患者只要没有血运重建禁忌证，应早期常规行冠状动脉造影检查。

对可疑 UA 者的第一步关键性治疗就是在急诊室作出恰当的检查评估，按轻重缓急送至适当的部门治疗，并立即开始抗栓和抗心肌缺血治疗；心电图和心肌标志物正常的低危患者在急诊经过一段时间治疗观察后可进行运动试验，若运动试验结果阴性，可以考虑出院继续药物治疗，反之大部分 UA 患者应入院治疗。对于进行性缺血且对初始药物治疗反应差的患者，以及血流动力学不稳定的患者，均应入心脏监护室（CCU）加强监测和治疗。

2. 一般治疗

（1）患者应立即卧床休息，消除紧张情绪和顾虑，保持环境安静，可以应用小剂量的镇静剂和抗焦虑药物，使患者得到充分休息，减轻心脏负担。约半数患者通过上述处理可减轻或缓解心绞痛。同时应给予连续心电监护以便于发现缺血事件和心律失常事件。

（2）NSTEACS 患者仅有明确低氧血症（氧饱和度 < 90%）或存在左心室功能衰竭时才需辅助氧疗。

（3）同时积极处理可能引起心肌耗氧量增加的疾病，如感染、发热、甲状腺功能亢进、贫血、低血压、心力衰竭、低氧血症、肺部感染和快速型心律失常（增加心肌耗氧量）和严重的缓慢型心律失常（减少心肌灌注）。

（4）最初 2 ～ 3 d 饮食以流质为主，以后随症状减轻而逐渐增加易消化的半流质，宜少食多餐。保持大便通畅，避免排便时用力，必要时可给予缓泻剂。钠盐和液体的摄入量应根据汗量、尿量、呕吐量及有无心力衰竭而作适当调节。

3. 抗栓治疗　患者应给予积极的抗栓治疗而非溶栓治疗。抗栓治疗包括抗血小板和抗凝两部分，可预防冠状动脉内进一步血栓形成、促进内源性纤溶活性溶解血栓和减少冠状动脉狭窄程度，从而可预防冠状动脉完全阻塞和减少事件进展的风险。

二、急性 ST 段抬高型心肌梗死

（一）概述

STEMI 是指急性心肌缺血性坏死，大多是在冠脉病变的基础上，发生冠脉血供急剧减少或中断，使相应的心肌严重而持久地急性缺血所致。通常原因为在冠脉不稳定斑块破裂、糜烂基础上继发血栓形成导致冠状动脉血管持续、完全闭塞。

（二）流行病学

本病既往在欧美常见，美国 35 ～ 84 岁人群中年发病率男性为 71%，女性为 22%，每年约有 150 万人发生急性心肌梗死（acute myocardial infarction，AMI），45 万人发生再次心肌梗死。女性 AMI 患者预后不如男性；接受再灌注治疗的比例低于男性。女性 PCI 术后发生出血并发症的风险更高。

根据中国心血管病报告的数据，近年来 AMI 发病率有逐年下降趋势，其中 45 岁以下人群发病率呈逐年上升趋势，而 45 岁以上人群发病率呈逐年下降趋势。整体来看，男性 AMI 发病率高于女性，城市高于农村，但城市地区有明显的下降趋势，农村地区有明显的上升趋势。AMI 死亡率总体亦呈现上升态势，从 2005 年开始，AMI 死亡率呈现快速上升趋势，从 2012 年开始农村地区的 AMI 死亡率明显升高，2013 年起大幅超过城市平均水平。2016 年 AMI 死亡率城市为 58.69/10 万，农村为 74.72/10 万。

（三）病因和发病机制

STEMI 的基本病因是冠脉粥样硬化基础上一支或多支血管管腔急性闭塞，若持续时间达到 20 ～ 30 min，即可发生 AMI。大量的研究已证明，绝大多数的 STEMI 是由于不稳定的粥样斑块溃破，继而出血和管腔内血栓形成，而使管腔闭塞。

促使斑块破裂出血及血栓形成的诱因有以下几种。

1. 晨起 6 时至 12 时交感神经活动增加，机体应激反应性增强，心肌收缩力、心率、血压增高，冠状动脉张力增高。

2. 在饱餐特别是进食多量脂肪后，血脂增高，血黏稠度增高。

3. 重体力活动、情绪过分激动、血压剧升或用力大便时，致左心室负荷明显加重。

4. 休克、脱水、出血、外科手术或严重心律失常，致心排血量骤降，冠状动脉灌注量锐减。

STEMI 可发生在频发心绞痛的患者，也可发生在原来从无症状者中。STEMI 后发生的严重心律失常、休克或心力衰竭，均可使冠状动脉灌流量进一步降低，心肌坏死范围扩大。

近来研究显示，14% 的 STEMI 患者行冠脉造影未见明显阻塞，被称之为冠状动脉非阻塞性心肌梗死（myocardial infarction with non-obstructive coronary arteries，MINOCA），在最新指南中越来越受到重视，原因包括斑块破裂或斑块侵蚀，冠脉痉挛，冠脉血栓栓塞，自发性冠脉夹层，Takotsubo 心肌病（应激性心肌病）以及其他类型的 2 型急性心肌梗死（包括贫血、快慢综合征、呼吸衰竭、低血压、休克、伴或不伴左室肥厚的重度高血压、重度主动脉瓣疾病、心衰、心肌病以及药物毒素损伤等），这部分患者治疗策略与阻塞性冠脉疾病不同，应早期发现并根据不同病因给予个体化治疗。

（四）病理

1. 冠状动脉病变　绝大多数 STEMI 患者冠脉内可见在粥样斑块的基础上有血栓形成，使管腔闭塞，但少数 STEMI 患者造影冠状动脉无明显狭窄病变，可能为血管腔内血栓的自溶、血小板一过性聚集造成闭塞或严重的持续性冠状动脉痉挛发作使冠状动脉血流减少所致，也可见冠状动脉自发性夹层或壁内血肿。此外，梗死的发生与原来冠脉受粥样硬化病变累及的血管数及其所造成管腔狭窄程度之间未必呈平行关系。

左前降支闭塞，最多见，引起左心室前壁、心尖部、下侧壁、前间隔和二尖瓣前乳头肌梗死；左回旋支闭塞，引起左心室高侧壁、膈面（左冠状动脉占优势时）和左心房梗死，可能累及房室结；右冠状动脉闭塞，引起左心室膈面（右冠状动脉占优势时）、后间隔和右心室梗死，并可累及窦房结和房室结；右心室和左、右心房梗死较少见；左冠状动脉主干闭塞则引起左心室广泛梗死。

STEMI 患者冠状动脉内血栓既有白血栓（富含血小板），又有红血栓（富含纤维蛋白和红细胞）。STEMI 的闭塞性血栓是白、红血栓的混合物，从堵塞处向近端延伸部分为红血栓。

2. 心肌病变　冠脉闭塞后 20 ～ 30 min，受其供血的心肌即有少数坏死，开始了 MI 的病理过程。1 ～ 2 h 绝大部分心肌呈凝固性坏死，心肌间质充血、水肿，伴多量炎症细胞浸润。以后，坏死的心肌纤维逐渐溶解，形成肌溶灶，随后渐有肉芽组织形成。

继发性病理变化有：在心腔内压力的作用下，坏死心壁向外膨出，可产生心脏破裂（心室游离壁破裂、心室间隔穿孔或乳头肌断裂）或逐渐形成心室壁瘤。坏死组织 1 ～ 2 周后开始吸收，并逐渐纤维化，在 6 ～ 8 周形成瘢痕愈合，称为陈旧性心肌梗死。瘢痕大者可逐渐向外凸出而形成室壁膨胀瘤。梗死区附近心肌的血供随侧支循环的建立而逐渐恢复。病变可波及心包出现反应性心包炎，波及心内膜引起附壁血栓形成。在心腔内压力的作用下，坏死的心壁可破裂（心脏破裂），破裂可发生在心室游离壁、乳头肌或 MI 心室间隔处。

（五）病理生理

1. 左室节段运动异常、整体收缩功能降低　MI 的病理生理特征是由于心肌丧失收缩功能所产生的左心室收缩和舒张功能降低、血流动力学异常和左心室重塑。

MI 的直接结果是梗死区心肌收缩功能丧失，产生左心室节段收缩运动异常。当冠状动脉闭塞使前向血供终止后，MI 区心肌随即丧失收缩功能，相继出现下列不同程度的收缩功能异常：①收缩不协调（dyssynchrony），即与相邻节段正常收缩运动不同步；②收缩运动低下（hypokinesis），指收缩运动程度降低；③无收缩运动（akinesis），即收缩功能消失；④收缩矛盾运动（dyskinesis），即收缩期向外膨出，呈矛盾运动。同时，非 MI 区心肌出现代偿性收缩运动增强（hyperkinesis），这对维持左心室整体收缩功能的稳定有重要意义。倘若非梗死区有心肌缺血，即"远处缺血"（ischemia at a distance）存在，则收缩功能也可降低，主要见于非梗死区域冠状动脉早已闭塞，供血主要依靠此次 MI 相关冠状动脉提供侧支供应者。同样，若 MI 区心肌在此次 MI（冠状动脉闭塞）以前就已有冠状动脉侧支循环形成，则对于 MI 区乃至左心室整体收缩功能的保护也有重要意义。

2. 左室重塑扩张与心力衰竭　MI 致左心室节段和整体收缩、舒张功能降低的同时，机体启动了交感神经系统兴奋、肾素 - 血管紧张素 - 醛固酮系统激活和 Frank-Starling 等代偿机制，一方面通过增强非梗死节段的收缩功能、增快心率代偿性增加已降低的每搏排血量（SV）和心排血量（CO），并通过左心室壁伸长和肥厚增加左心室舒张末容积（LVEDV）进一步恢复 SV 和 CO，降低升高的左心室舒张末期压（LVEDP）。另一方面，也同时开启了左心室重塑的过程。

3. 心肌修复与再生、心肌干细胞移植　人左心室包含了 20 亿～ 40 亿个心肌细胞，而一次 MI 在几小时内就可以丢失掉 5 亿～ 10 亿个心肌细胞。一般认为成人心肌细胞缺乏增殖分化能力，心肌梗死后心肌细胞不能再生而被瘢痕组织替代，并逐渐发生心室重塑及心力衰竭。近年来研究发现，人类以及其他哺乳动物的心脏在正常衰老及疾病过程中同样具有一定程度的再生能力。这些研究证实了人类成体心脏核分裂的存在和可能的心肌细胞数目增殖，但这是一个非常有限而缓慢的过程，并不足以在心肌梗死或心脏受到其他损伤时修复心脏使心脏功能恢复正常。因此，促进心肌细胞的再生、恢复有功能的心肌细胞数量、从根本上修复损伤的心肌组织就成为亟待发展的治疗策略。

（六）临床表现

按临床过程和心电图的表现，本病可分为急性、演变期和慢性三期，但临床症状主要出现在急性期中，部分患者还有一些先兆表现。临床症状与梗死的面积大小、部位、冠状动脉侧支循环情况密切相关。

1. 诱发因素　本病在春、冬季发病较多，与气候寒冷、气温变化大有关。常在安静或睡眠时发病，以清晨 6 时至午间 12 时发病最多。剧烈运动、过重的体力劳动、创伤、情绪激动、精神紧张或饱餐、急性失血、休克、发热、心动过速等引起的心肌耗氧增加、血供减少都可能是 MI 的诱因。在变异型心绞痛患者中，反复发作的冠状动脉痉挛也可发展为 AMI。

2. 先兆　半数以上患者在发病前数日有乏力，胸部不适，活动时心悸、气急、烦躁、心绞痛等前驱症状，其中以新发生心绞痛或原有心绞痛加重为最突出。心绞痛发作较以往频繁、程度较剧、持续较久、硝酸甘油疗效差、诱发因素不明显。同时心电图示 ST 段一过性明显抬高或压低，T 波倒置或增高（"假性正常化"），应警惕近期内发生 MI 的可能。发现先兆，及时积极治疗，有可能使部分患者避免发生 MI。

3. 症状　随梗死的大小、部位、发展速度和原来心脏的功能情况等而轻重不一。

（1）疼痛：是最先出现的症状。疼痛部位和性质与心绞痛相同，但疼痛程度较重，范围较广，持续时间可长达数小时或数天，休息或含用硝酸甘油片多不能缓解。患者常烦躁不安、出汗、恐惧，有濒死之感。部分患者疼痛的性质及部位不典型，如位于上腹部，常被误认为胃溃疡穿孔或急性胰腺炎等急腹症；位于下颌或颈部，常被误认为牙病或骨关节病。少数患者无疼痛，多为糖尿病患者或老年人，一开始即表现为休克或急性心力衰竭。也有患者在整个病程中都无疼痛或其他症状，而事后才发现患过 MI。

（2）全身症状：有发热、心动过速、白细胞增高和红细胞沉降率增快等，由坏死物质被吸收所引起。一般在疼痛发生后 24 ～ 48 h 出现，程度与梗死范围常呈正相关，体温一般在 38℃ 左右，很少达到 39℃，持续约 1 周。

（3）胃肠道症状：疼痛剧烈时常伴有频繁的恶心、呕吐和上腹胀痛，与迷走神经受坏死心肌刺激和心排血量降低、组织灌注不足等有关。肠胀气亦不少见。重症者可发生呃逆（以下壁心肌梗死多见）。

（4）心律失常：见于 75% ～ 95% 的患者，多发生在起病 1 ～ 2 d，而以 24 h 内最多见，可伴乏力、头晕、晕厥等症状。急性期心律失常通常为基础病变严重的表现，如持续心肌缺血、泵衰竭或电解质紊乱、自主神经功能紊乱、低氧血症或酸碱平衡失调。各种心律失常中以室性心律失常为最多，危及生命的室速和室颤发生率高达 20%。冠状动脉再灌注后可能出现加速性室性自主心律和室性心动过速，多数历时短暂，自行消失。室上性心律失常则较少，阵发性心房颤动比心房扑动和室上性心动过速更多见，多发生在心力衰竭患者中。窦性心动过速的发生率为 30%～40%，发病初期出现的窦性心动过速多为暂时性，持续性窦性心动过速是梗死面积大、心排血量降低或左心功能不全的反映。各种程度的房室传导阻滞和束支传导阻滞也较多，严重者发生完全性房室传导阻滞。发生完全性左束支传导阻滞（CLBBB）时 MI 的心电图表现可被掩盖。前壁 MI 易发生室性心律失常。下壁（膈面）MI 易发生房室传导阻滞，其阻滞部位多在房室束以上处，预后较好。前壁 MI 而发生房室传导阻滞时，通常与广泛心肌坏死有关，其阻滞部位在房室束以下处，且常伴有休克或心力衰竭，预后较差。

（5）低血压和休克：疼痛期血压下降常见，可持续数周后再上升，未必是休克。如疼痛缓解而收缩压低于 80 mmHg，患者烦躁不安、面色苍白、皮肤湿冷、脉细而快、大汗淋漓、尿量减少（＜ 20 mL/h）、神志迟钝甚至晕厥，则为休克的表现。休克多在起病后数小时至 1 周内发生，见于 6%～10% 的患者，主要是心源性，为心肌广泛（40% 以上）坏死、心排血量急剧下降所致，但须注意排除其他原因导致的低血压，如低血容量、药物导致的低血压、心律失常、心脏压塞、机械并发症或右心室梗死。

（6）心力衰竭：主要是急性左心衰竭，可在起病最初数日内发生或在疼痛、休克好转阶段出现，为梗死后心脏舒缩力显著减弱或不协调所致，发生率为 20%～48%。患者出现呼吸困难、咳嗽、发绀、烦躁等，严重者可发生肺水肿或进而发生右心衰竭的表现，出现颈静脉怒张、肝肿痛和水肿等。右心室心肌梗死者，一开始即可出现右心衰竭的表现。

发生于 AMI 时的心力衰竭称为泵衰竭，根据临床上有无心力衰竭及其程度，常按 Killip 分级法分级，第 I 级为左心衰竭代偿阶段，无心力衰竭征象，肺部无啰音，但肺毛细血管楔压可升高；第 II 级为轻至中度左心衰竭，肺啰音的范围小于肺野的 50%，可出现第三心音奔马律、持续性窦性心动过速、有肺淤血的 X 线表现；第 III 级为重度心力衰竭，急性肺水肿，肺啰音的范围大于两肺野的 50%。第 IV 级为心源性休克，血压＜ 90 mmHg，少尿，皮肤湿冷、发绀，呼吸加速，脉搏快。

AMI 时，重度左心室衰竭或肺水肿与心源性休克同样是左心室排血功能障碍所引起。在血流动力学上，肺水肿是以左心室舒张末期压及左房压与肺毛细血管楔压的增高为主，而休克时则心排血量和动脉压的降低更为突出，心排血指数比左心室衰竭时更低。因此，心源性休克较左心室衰竭更严重。此两者可以不同程度合并存在，是泵衰竭的最严重阶段。

AMI 时心脏的泵血功能并不能通过一般的心电图、胸片等检查而完全反映出来，及时进行血流动力学监测，能为早期诊断和及时治疗提供很重要的依据。Forrester 等根据血流动力学指标肺毛细血管楔压（PCWP）和心脏指数（CI）评估有无肺淤血和周围灌注不足的表现，从而将 AMI 分为 4 个血流动力学亚型。I 型是指既无肺淤血又无周围组织灌注不足，心功能处于代偿状态，CI > 2.2 L/（min·m²），PCWP ≤ 18 mmHg（2.4 kPa），病死率约为 3%；II 型是指有肺淤血，无周围组织灌注不足，为常见临床类型，CI > 2.2 L/（min·m²），PCWP > 18 mmHg（2.4 kPa），病死率约为 9%；III 型是指有周围组织灌注不足，无肺淤血，多见于右心室梗死或血容量不足者，CI ≤ 2.2 L/（min·m²），PCWP ≤ 18 mmHg（2.4 kPa），病死率约为 23%；IV 型是指兼有周围组织灌注不足与肺淤血，为最严重类型，CI ≤ 2.2 L/（min·m²），PCWP > 18 mmHg（2.4 kPa），病死率约为 51%。由于 AMI 时影响心脏泵血功能的因素较多，因此 Forrester 分型基本反映了血流动力学变化的状况，但不能包括所有泵功能改变的特点。

4. 体征　AMI 时心脏体征可在正常范围内，体征异常者大多数无特异性。心脏可有轻至中度增大；心率多增快，少数也可减慢；心尖区第一心音减弱，可出现第四心音（心房性）奔马律，少数有第三心音（心室性）奔马律。10% ～ 20% 患者在发病后 2 ～ 3 d 出现心包摩擦音，为反应性纤维性心包炎所致，多在 1 ～ 2 d 内消失，少数持续 1 周以上。发生二尖瓣乳头肌功能失调或断裂者，心尖区可出现粗糙的收缩期杂音或伴收缩中晚期喀喇音；发生心室间隔穿孔者，胸骨左缘 3 ～ 4 肋间新出现粗糙的收缩期杂音伴有震颤。右心室梗死较重者可出现颈静脉怒张，深吸气时更为明显。除发病极早期可出现一过性血压增高外，之后部分患者因伴有右室梗死、容量不足和心源性休克而出现一过性或持续低血压。

（七）并发症

MI 的并发症可分为机械性、缺血性、栓塞性和炎症性。

1. 机械性并发症

（1）乳头肌功能不全或断裂：乳头肌功能不全总发生率可高达 50%，二尖瓣乳头肌因缺血、坏死等使收缩功能发生障碍，造成不同程度的二尖瓣脱垂或关闭不全，心尖区新出现收缩期杂音或原有杂音加重（左心房压急剧增高也可使杂音较轻），可引起心力衰竭。乳头肌断裂极少见，多发生在二尖瓣后内乳头肌，故在下壁 MI 中较为常见。少数完全断裂者则发生急性二尖瓣大量反流，造成严重的急性肺水肿，约 1/3 的患者迅速死亡。

（2）心室游离壁破裂：3% 的 MI 患者可发生心室游离壁破裂，占 MI 患者死亡的 10%，常在发病 1 周内出现。早期破裂与胶原沉积前的梗死扩展有关，晚期破裂与梗死相关室壁的扩展有关。心脏破裂多发生在第一次 MI、前壁梗死、老年和女性患者中。其他危险因素还包括 MI 急性期的高血压、既往无心绞痛和心肌梗死、缺乏侧支循环、心电图上有 Q 波、应用糖皮质激素或 NSAIDs、MI 症状出现后 14h 以后的溶栓治疗。心室游离壁破裂的典型表现包括持续性心前区疼痛、心电图 ST-T 改变，迅速进展的血流动力学衰竭、急性心脏压塞和电机械分离，常在数分钟内死亡。亚急性左心室游离壁破裂（即血栓或粘连封闭破裂口）患者常发生突然血流动力学恶化伴一过性或持续性低血压，同时存在典型的心脏压塞体征。

（3）室间隔穿孔：比心室游离壁破裂少见。0.5% ～ 2% 的 MI 患者会发生室间隔穿孔，常发生于 AMI 发病后 3 ～ 7 d，表现为临床情况突然恶化，并出现胸骨左缘突然出现粗糙的全收缩期杂音或可触及收缩期震颤，或伴有心源性休克和心力衰竭。超声心动图检查可定位室间隔穿孔和评估左向右分流的严重程度。

2. 缺血性并发症

（1）梗死延展（extension）：指同一梗死相关冠状动脉供血部位的 MI 范围的扩大，可表现为心内膜下 MI 转变为透壁性 MI 或 MI 范围扩大到邻近心肌，多有梗死后心绞痛和缺血范围的扩大。梗死延展多发生在 AMI 后的 2 ～ 3 周内，多数原梗死区相应导联的心电图有新的梗死性改变且肌钙蛋白或 CK-MB 升高时间延长。

（2）再梗死：多指 AMI4 周后再次发生的 MI，既可发生在原来梗死的部位，也可发生在任何其他心肌部位。溶栓治疗再通的冠状动脉如果残存重度的狭窄病变，可能再次发生闭塞导致再梗死，而支架术后则可能因支架内血栓形成而引起同一部位甚至更大范围的再梗死。通常再梗死发生在与原梗死区不同的部位，诊断多无困难；若再梗死发生在与原梗死区相同的部位，尤其是反复多次的灶性梗死，常无明显的或特征性的心电图改变，可使诊断发生困难，此时迅速上升且又迅速下降的酶学指标如 CK-MB 比肌钙蛋白更有价值。CK-MB 恢复正常后又升高或超过原先水平的 50% 对再梗死具有重要的诊断价值。

3. 栓塞性并发症　MI 并发血栓栓塞主要有两种情况：心室附壁血栓脱落所致的体循环栓塞或下肢静脉血栓破碎脱落所致肺动脉栓塞。左心室附壁血栓形成在 AMI 患者中较多见，尤其在急性大面积前壁 MI 累及心尖部时，其发生率可高达 60% 左右，而体循环栓塞并不常见，国外一般发生率在 10% 左右，我国一般在 2% 以下。附壁血栓的形成和血栓栓塞多发生在梗死后的第 1 周内。最常见的体循环栓塞为脑卒中，也可产生肾、脾或四肢等动脉栓塞；如栓子来自下肢深部静脉，则可产生肺动脉栓塞，存在卵圆孔未闭者，下肢深静脉血栓也可导致体循环栓塞。

4. 炎症性并发症

（1）早期心包炎：发生于心肌梗死后 1 ～ 4 d 内，发生率约为 10%。早期心包炎常发生在透壁性 MI 患者中，系梗死区域心肌表面心包并发纤维素性炎症所致。临床上可出现一过性的心包摩擦音，伴有进行性加重胸痛，疼痛随体位而改变。

（2）后期心包炎（心肌梗死后综合征或 Dressler 综合征）：发病率为 1% ～ 3%，于 MI 后数周至数月内出现，并可反复发生。其发病机制迄今尚不明确，推测为自身免疫反应所致。临床上可表现为突然起病，发热、胸膜性胸痛、白细胞计数升高和血沉增快，心包或胸膜摩擦音可持续 2 周以上。超声心动图常可发现心包积液，少数患者可伴有少量胸腔积液或肺部浸润。

（八）危险分层

危险分层是一个连续的过程。STEMI 的患者具有以下任何一项者可被确定为高危患者。

①高龄：尤其是老年女性；②有严重的基础疾病：如糖尿病、心功能不全、肾功能不全、脑血管病、既往心肌梗死或心房颤动等；③重要脏器出血病史：脑出血或消化道出血等；④大面积心肌梗死：广泛前壁 MI，下壁合并右室和 / 或正后壁 MI、反复再发 MI；⑤合并严重并发症：恶性心律失常、急性心力衰竭、心源性休克和机械并发症等；⑥院外心脏骤停。同时还应对患者进行缺血风险和出血风险评估。

（九）辅助检查

1. 心电图检查　对疑似 STEMI 的胸痛患者，应在首次医疗接触（first medical contact，FMC）后 10 min 内记录 12 导联心电图（下壁和 / 或正后壁心肌梗死时须加做 $V_{3r} \sim V_{5r}$ 和 $V_7 \sim V_9$ 导联，即 18 导联心电图）。首次心电图不能明确诊断时，须在 15 ～ 30 min 后复查。与既往心电图进行比较有助于诊断。建议尽早开始心电监测，以发现恶性心律失常。

2. 实验室检查

（1）心肌损伤标志物测定：心肌坏死时，心肌内含有的一些蛋白质类物质会从心肌组织内释放出来，并出现在外周循环血液中，因此可作为心肌损伤的判定指标。这些物质主要包括肌钙蛋白（troponin，Tn）和肌红蛋白。

肌钙蛋白是肌肉组织收缩的调节蛋白，心肌肌钙蛋白（cTn）与骨骼肌中的 Tn 在分子结构和免疫学上是不同的，因此它是心肌所独有，是诊断心肌坏死最特异和敏感的首选标志物。cTn 共有 cTnT、cTnI、cTnC 三个亚单位。

cTnT 在健康人血清中的浓度一般小于 0.03 ng/mL，通常 AMI 后 3 ～ 4 h 开始升高，2 ～ 5 d 达到峰值，持续 10 ～ 14 d；肌钙蛋白超过正常上限，结合心肌缺血证据，即可诊断 AMI。因此，cTnT 对早期和晚期 AMI 以及 UA 患者的灶性心肌坏死均具有很高的诊断价值。

cTnI 也是一种对心肌损伤和坏死具高度特异性的血清学指标，在 AMI 后 4 ～ 6 h 或更早即可升高，24 h 后达到峰值，约 1 周后降至正常。

肌红蛋白在 AMI 发病后 2 ～ 3 h 内即已升高，12 h 内多达峰值，24 ～ 48 h 内恢复正常。由于其出现时间均较 cTn 和肌酸激酶同工酶（CK-MB）早，故有助于早期诊断，但特异性较差。如慢性肾功能不全、骨骼肌损伤时，肌红蛋白水平均会增高，此时应予以仔细鉴别。

（2）血清酶学检查：CK-MB 判断心肌坏死的临床特异性和敏感性较高，在起病后 4 h 内增高，16 ～ 24 h 达高峰，3 ～ 4 d 恢复正常。AMI 时其测值超过正常上限并有动态变化。由于首次 STEMI 后肌钙蛋白将持续升高一段时间（7 ～ 14 d），而 CK-MB 的升高持续时间较短，因此 CK-MB 适于诊断再发心肌梗死。连续测定 CK-MB 还可判定溶栓治疗后梗死相关动脉开通，此时 CK-MB 峰值前移（14 h 以内）。由于磷酸肌酸激酶（CK）广泛分布于骨骼肌，缺乏特异性，因此不再推荐用于诊断 AMI。天门冬氨酸氨基转移酶、乳酸脱氢酶和乳酸脱氢酶同工酶对诊断 AMI 特异性差，也不再推荐用于诊断 AMI。

（3）其他检查：为组织坏死和炎症反应的非特异性指标。AMI 发病 24 ～ 48 h 内白细胞可增至（10 ～ 20）×10^9/L，中性粒细胞增多，嗜酸性粒细胞减少或消失。红细胞沉降率增快，可持续 1 ～ 3 周。血清游离脂肪酸、C 反应蛋白在 AMI 后均增高。起病数小时至 2 d 内血中游离脂肪酸增高，显著增高者易发生严重室性心律失常。此外，AMI 时，由于应激反应，血糖可升高，糖耐量可暂降低，2 ～ 3 周后恢复正常。AMI 患者在发病 24 ～ 48 h 内血胆固醇保持或接近基线水平，但以后会急剧下降。因此，所有 AMI 患者应在发病 24 ～ 48 h 内测定血脂谱，超过 24 ～ 48 h 者，要在发病 8 周后才能获得更准确的血脂结果。AMI 早期测定 B 型钠尿肽（BNP）对评价左心室重塑、心功能状态和预后具有一定临床价值。

3. 超声心动图　超声心动图检查有助于对急性胸痛患者的鉴别诊断和危险分层，为无创性检查，可床旁施行且可反复进行。有胸痛而无特征性心电图变化时，超声心动图有助于除外主动脉夹层。对 MI 患者，床旁超声心动图对发现机械性并发症很有价值，如评估心脏整体和局部功能、乳头肌功能不全、室壁瘤和室间隔穿孔等。多巴酚丁胺负荷超声心动图检查还可用于评价心肌存活性。

4. 选择性冠状动脉造影　明确冠状动脉病变的主要方法，用以指导治疗方案的制定，其最佳时机随患者发病至就诊的时间而异，且需要结合患者情况如是否合并血流动力学或心电不稳定。对适合直接 PCI 的患者，冠状动脉造影的时间越早越好。

（十）诊断

依据典型的临床表现、特征性的 ECG 改变、血清心肌坏死标志物水平动态变化，STEMI 的确诊一般并不困难。无症状的患者，诊断较困难。凡年老患者突然发生休克、严重心律失常、心力衰竭、上腹胀痛或呕吐等表现而原因未明者，或原有高血压而血压突然降低且无原因可寻者，都应想到 AMI 的可能。此外，有较重而持续较久的胸闷或胸痛者，即使 ECG 无特征性改变，也应考虑本病的可能，都宜先按 AMI 处理，并在短期内反复进行 ECG 观察和 cTn 或 CK-MB 等测定，以确定诊断。

（十一）治疗

对于 STEMI，强调及早发现，患者及早住院，并加强住院前的就地处理。治疗原则是早期、快速并完全地开通梗死相关动脉（infarct related artery，IRA），尽量缩短心肌缺血总时间，保护和维持心脏功能，挽救濒死的心肌，防止梗死面积扩大，缩小心肌缺血范围，及时处理各种并发症，防止猝死，使患者不但能度过急性期，且康复后还能保持尽可能多的有功能的心肌。

1. 监护和一般治疗

（1）休息：急性期卧床休息，保持环境安静。减少探视，防止不良刺激，解除焦虑。

（2）监测：在冠心病监护室进行心电图、血压和呼吸的监测，除颤仪应随时处于备用状态。对于严重泵衰竭者还需监测肺毛细血管压和静脉压。密切观察心律、心率、血压和心功能的变化，为适时采取治疗措施，避免猝死提供客观资料。监测人员必须极端负责，既不放过任何有意义的变化，又要保证患者的安静和休息。

（3）吸氧：对有呼吸困难和血氧饱和度降低者，最初几日间断或持续通过鼻管面罩吸氧。

（4）护理：急性期 12 h 卧床休息，若无并发症，24 h 内应鼓励患者在床上行肢体活动，若无低血压，第 3 天就可在病房内走动；梗死后第 4 ～ 5 天，逐步增加活动直至每日 3 次步行 100 ～ 150 m。

（5）建立静脉通道：保持给药途径畅通。

2. 再灌注治疗 起病 3 ～ 6 h，最多在 12 h 内，开通 IRA，使得心肌得到再灌注，挽救濒临坏死的心肌或缩小心肌梗死的范围，减轻梗死后心肌重塑，是 STEMI 最重要的治疗措施之一。因此，倡导建立区域性 STEMI 网络管理系统，通过高效的院前急救系统进行联系，由区域网络内不同单位之间的协作，制订最优化的再灌注治疗方案。最新指南对首次医疗接触（first medical contact，FMC）进行了清晰的定义：医生、护理人员、护士或急救人员首次接触患者的时间；更加强调 STEMI 的诊断时间，提出"time 0"的概念，即患者心电图提示 ST 段抬高或其他同等征象的时间；优化 STEMI 患者的救治流程，强调在 FMC 的 10 min 内应获取患者心电图，并作出 STEMI 的诊断。

（1）再灌注策略选择：①经救护车收治且入院前已确诊为 STEMI 的患者，若 120 min 内能转运至 PCI 中心，FMC 至导丝通过 IRA 时间小于 120 min，应首选直接 PCI 治疗。若 120 min 内不能转运至 PCI 中心，最好于入院前在救护车上开始溶栓治疗，根据溶栓结果进行后续处理。若患者就诊于无直接 PCI 条件的医院，从入院到转出的时间建议小于 30 min，也可请有资质的医生到有 PCI 设备的医院行直接 PCI（时间小于 120 min），若预计转运行 PCI 的时间超过 120 min，应进行溶栓治疗，溶栓后再转运至有 PCI 能力的医院，根据溶栓是否成功行补救性 PCI（溶栓失败者）或常规冠脉造影（溶栓成功者）。②患者自行就诊于可行直接 PCI 的医院，应在 FMC 后 90 min 内完成直接 PCI 治疗。再灌注治疗时间窗内，发病小于 3 h 的 STEMI，直接 PCI 与溶栓同效；发病 3 ～ 12 h，直接 PCI 优于溶栓治疗，优选直接 PCI。溶栓成功的患者应在溶栓后 2 ～ 24 h 内常规行冠状动脉造影，如果有明显残余狭窄者行 PCI。溶栓失败的患者应立即行紧急补救 PCI（rescue PCI）。

（2）介入治疗（PCI）：直接 PCI（primary PCI）是指 AMI 患者未经溶栓治疗直接进行冠状动脉血管成形术。目前直接 PCI 已被公认为首选的最安全有效的恢复心肌再灌注的治疗手段，IRA 的开通率高于药物溶栓治疗，尤其对来院时发病时间已超过 3 h 或对溶栓治疗有禁忌证的患者。

直接 PCI 的指征还包括：①发病 12 h 内。②院外心脏骤停复苏成功患者。③存在提示心肌梗死的进行性心肌缺血症状，但无 ST 段抬高，出现以下一种情况：患者流动力学不稳定或心源性休克；反复或进行性胸痛，保守治疗无效；致命性心律失常或心脏骤停；机械并发症；急性心力衰竭；ST 段或 T 波反复动态改变，尤其是间断性 ST 段抬高。④发病超过 12 h，但有临床和 / 或心电图进行性缺血证据；伴持续性心肌缺血症状、血流动力学不稳定或致命性心律失常。

发病超过 48 h，无心肌缺血表现、血流动力学和心电稳定的患者，不推荐对 IRA 行直接 PCI。

（3）溶栓治疗：虽然近年来 STEMI 急性期行直接 PCI 已成为首选方法，但溶栓治疗具有快速、简便、经济的特点，在不具备 PCI 条件的医院或因各种原因使 FMC 至 PCI 时间明显延迟时，对有适应证的 STEMI 患者，静脉内溶栓仍是较好的选择。溶栓获益大小主要取决于治疗时间和达到的 TIMI 血流。在发病 3 h 内行溶栓治疗，梗死相关血管的开通率增高，病死率明显降低，其临床疗效与直接 PCI 相当。发病 3 ～ 12 h 内行溶栓治疗，其疗效不如直接 PCI，但仍能获益。发病 12 ～ 24 h 内，如果仍有持续或间断的缺血症状和持续 ST 段抬高，溶栓治疗仍然有效。LBBB、大面积梗死（前壁 MI、下壁 MI 合并右心室梗死）患者，溶栓获益最大。而对于 NSTEACS，溶栓治疗不仅无益，反而有增加 AMI 的倾向，因此标准溶栓治疗目前仅用于 STEMI 患者。选择溶栓治疗的患者，尽可能缩短经心电图明确诊断至给予药物的时间，最好能在确诊后 10 min 内启动溶栓。

（十二）出院前评估

1. 出院前的危险分层　出院前应对 STEMI 患者进行危险分层以决定是否需要进行介入性检查。对早期未行介入性检查而考虑进行血运重建治疗的患者，应及早评估左心室射血分数并进行负荷试验，根据负荷试验的结果发现心肌缺血者应进行心导管检查和血运重建治疗。仅有轻微或无缺血发作的患者，只需给予药物治疗。

2. 左心室功能的评估　左心室功能是影响 STEMI 患者预后最主要的因素之一。超声心动图检查有助于检测 MI 范围、附壁血栓、左心室功能和机械并发症，可作为 STEMI 患者的常规检查。

3. 心肌存活的评估　STEMI 后左心室功能异常部分是心肌坏死和瘢痕形成所致，部分是存活但功能异常的心肌细胞即冬眠或顿抑心肌所致，后者通过血管重建治疗可恢复收缩功能，从而明显改善左心室功能。因此，鉴别纤维化心肌与存活心肌所导致的心室功能异常具有重要的预后和治疗意义。可选择负荷超声心动图或单光子发射计算机断层成像术，心脏磁共振和正电子发射型计算机断层显像的价值对评价心肌的存活性有重要价值，缺点是价格比较昂贵。

4. 心律失常的评估　动态心电图监测和心脏电生理检查是评价心律失常较为可靠的方法。对 MI 后显著左心室功能不全伴宽 QRS 波心动过速诊断不明或反复发作的非持续性室速患者、AMI 24 ～ 48 h 后出现的室颤、急性期发生严重血流动力学不稳定的持续性室速患者，建议行电生理检查。

（十三）预后和预防

STEMI 的预后与患者的危险分层密切相关。梗死范围的大小、侧支循环产生的情况以及 STEMI 再灌注治疗后梗死相关血管再通与否是影响 MI 急性期预后和长期预后的重要独立因素。急性期住院病死率过去一般为 30% 左右，采用监护治疗后降至 15% 左右，采用溶栓疗法后再降至 8% 左右，住院 90 min 内施行介入治疗后可进一步降至 4% 左右。死亡多发生在第 1 周内，尤其在数小时内；发生严重心律失常、休克或心力衰竭者，病死率尤高。

在正常人群中，预防动脉粥样硬化和冠心病属一级预防；已有冠心病和 MI 病史者还应预防再次梗死和其他心血管事件，称之为二级预防。

第四章 高血压

高血压是以体循环动脉压升高为主要临床表现的心血管综合征，可分为原发性高血压和继发性高血压，是心脑血管疾病最重要的危险因素之一。我国成人高血压的患病率为27.9%，是一种遗传因素和环境因素交互作用所导致的疾病。根据血压水平可作出分类：< 120/80 mmHg 为正常血压；≥ 140/90 mmHg 为高血压，介于两者之间为正常高值血压。高血压根据病变发展过程分为3期：功能紊乱期、动脉病变期和内脏病变期，最主要的特征性病变是细动脉硬化。高血压患者又可以根据血压水平分为1级、2级和3级高血压。所有高血压患者均应根据血压水平、合并的心血管危险因素、靶器官损害和并存的临床情况作出危险分层，分为低危、中危、高危和很高危。高血压患者的降压目标为< 140/90 mmHg，伴有不同临床情况的特殊人群降压目标有所不同。降压治疗应该在治疗性生活方式改善基础上进行药物治疗。基本降压药物有5类：利尿剂、β受体阻滞剂、钙通道阻滞剂、ACEI 和 ARB。应该根据患者的血压水平、危险分层、合并临床情况等进行选择，合理联合用药。诊治过程中应注意排查继发性高血压。对难治性高血压应查找原因，制定相应的治疗方案。对高血压危象应及时识别并正确处理，减少可能发生的靶器官损害甚至死亡。

第一节 原发性高血压

高血压是以体循环动脉压升高为主要临床表现的心血管综合征，可分为原发性高血压（essential hypertension）和继发性高血压（secondary hypertension）。原发性高血压，又称高血压病，是心脑血管疾病最重要的危险因素，常与其他心血管危险因素共存，可损伤重要脏器，如心、脑、肾的结构和功能，最终导致这些器官功能衰竭。

一、血压分类和定义

人群中血压呈连续性正态分布，高血压的标准是根据临床及流行病学资料界定的。高血压定义为未使用降压药物的情况下诊室收缩压≥ 140 mmHg 和 / 或舒张压≥ 90 mmHg。根据血压升高水平，进一步将高血压分为1～3级。

二、流行病学

高血压患病率和发病率在不同国家、地区或种族之间有差别，工业化国家较发展中国家高，美国黑人约为白人的2倍。高血压患病率、发病率及血压水平随年龄增加而升高。高血压在老年人较为常见，尤以单纯收缩期高血压为多。

我国自20世纪50年代以来进行了5次（1959年、1979年、1991年、2002年和2012年）较大规模的成人血压普查，高血压患病率分别为5.11%、7.73%、13.58%、18.80% 和25.2%，2015年的最新调查显示高血压患病率为27.9%，总体呈上升趋势。然而依据2015年的调查，我国人群高血压知晓率、治疗率和控制率分别为51.5%、46.1% 和 16.9%，依然很低。

我国高血压患病率和流行存在地区、城乡和民族差别，随年龄增长而升高。男性高于女性；北方高于南方；沿海高于内地；城市高于农村，尤其大中型城市高血压患病率较高，但农村地区居民高血压的患病率增长速度较城市快；高原少数民族地区患病率较高。

三、病因与发病机制

原发性高血压的发病为多因素，是遗传和环境因素交互作用的结果，遗传与环境因素通过多种途径升高血压。基础和临床研究表明，首先，高血压不是一种同质性疾病，不同个体间病因和发病机制不尽相同；其次，高血压病程较长，进展一般较缓慢，不同阶段始动、维持和加速机制不同，各种发病机制间也存在交互作用。因此，高血压是多因素、多环节、多阶段和个体差异性较大的疾病。

（一）与高血压发病有关的因素

1.遗传因素　高血压具有明显的家族聚集性。父母均有高血压，子女发病概率高达46%。约60%高血压患者有高血压家族史。高血压的遗传可能存在主要基因显性遗传和多基因关联遗传2种方式。在遗传表型上，不仅高血压发生率体现遗传性，而且在血压高度、并发症发生以及其他有关因素如肥胖等也有遗传性。近年来有关高血压的基因研究报道很多，但尚无突破性进展。关于高血压的基因定位，在全世界进行的高血压全基因组扫描研究中，共有40多个可能有关的染色体区段。

2.环境因素

（1）饮食：不同地区人群血压水平和高血压患病率与钠盐平均摄入量显著正相关，摄盐过多导致血压升高主要见于对盐敏感人群。钾摄入量与血压呈负相关。高蛋白质摄入属于升压因素。饮食中饱和脂肪酸或饱和脂肪酸／多不饱和脂肪酸比值较高也属于升压因素。饮酒量与血压水平线性相关，尤其与收缩压相关性更强。

（2）精神应激：城市脑力劳动者高血压患病率超过体力劳动者，从事精神紧张度高的职业者发生高血压的可能性较大，长期生活在噪声环境中听力敏感性减退者患高血压也较多。此类高血压患者经休息后症状和血压可获得一定改善。

（3）吸烟：吸烟可使交感神经末梢释放去甲肾上腺素增加而使血压增高，同时可以通过氧化应激损害一氧化氮（NO）介导的血管舒张引起血压增高。

（4）体重：体重增加是血压升高的重要危险因素。肥胖的类型与高血压发生关系密切，腹型肥胖者容易发生高血压。

（5）药物：服避孕药妇女血压升高发生率及程度与服药时间长短有关。口服避孕药引起的高血压一般为轻度，并且可逆转，在终止服药后3～6个月血压常恢复正常。其他如麻黄素、肾上腺皮质激素、非甾体抗炎药（NSAIDs）、甘草等也可使血压增高。

（6）睡眠呼吸暂停低通气综合征（SAHS）：SAHS是指睡眠期间反复发作性呼吸暂停。有中枢性和阻塞性之分。SAHS患者50%有高血压，血压升高程度与SAHS病程和严重程度有关。

除上述因素外，年龄增长、缺乏体力活动、空气污染等均可能导致血压升高。

（二）高血压的发病机制

1. 神经机制　各种原因使大脑皮质下神经中枢功能发生变化，各种神经递质浓度与活性异常，包括去甲肾上腺素、肾上腺素、多巴胺、神经肽 Y、5- 羟色胺、血管升压素、脑啡肽、脑钠肽和中枢肾素 - 血管紧张素系统，最终使交感神经系统活性亢进，血浆儿茶酚胺浓度升高，阻力小动脉收缩增强而导致血压增高。

2. 肾脏机制　各种原因引起肾性水、钠潴留，增加心排血量，通过全身血流自身调节使外周血管阻力和血压升高，启动压力 - 利尿钠（pressure-natriuresis）机制再将潴留的水、钠排泄出去。也可能通过排钠激素分泌释放增加，例如，内源性类洋地黄物质，在排泄水、钠同时使外周血管阻力增高而使血压增高。这个学说的理论意义在于将血压升高作为维持体内水、钠平衡的一种代偿方式。现代高盐饮食的生活方式加上遗传性或获得性肾脏排钠能力的下降是许多高血压患者的基本病理生理异常。有较多因素可引起肾性水、钠潴留，例如，亢进的交感活性使肾血管阻力增加，肾小球有微小结构病变；肾脏排钠激素（前列腺素、激肽酶、肾髓质素）分泌减少，肾外排钠激素（内源性类洋地黄物质、心房肽）分泌异常，或者潴钠激素（18- 羟去氧皮质酮、醛固酮）释放增多。低出生体重儿也可以通过肾脏机制导致高血压。

3. 激素机制　肾素 - 血管紧张素 - 醛固酮系统（RAAS）激活。经典 RAAS 激活：肾小球入球动脉的球旁细胞分泌肾素，激活从肝脏产生的血管紧张素原（AGT），生成血管紧张素 I（ATI），然后经肺循环的转换酶（ACE）生成血管紧张素 II（AT II）。AT II 是 RAAS 的主要效应物质，作用于血管紧张素 II 受体 1（AT_1），使小动脉平滑肌收缩，刺激肾上腺皮质球状带分泌醛固酮，通过交感神经末梢突触前膜的正反馈使去甲肾上腺素分泌增加，这些作用均可使血压升高。近年来发现很多组织，如血管壁、心脏、中枢神经、肾脏及肾上腺，也有 RAAS 各种组成成分。组织 RAAS 对心脏、血管的功能和结构所起的作用，可能在高血压发生和维持中有更大影响。另有研究表明 ATI 和 AT II 可以通过多条途径产生血管紧张素 1～7（A1～7），A1～7 通过与 G 蛋白耦联受体发挥扩血管以及抑制血管平滑肌细胞增殖作用，从而能更全面理解 RAAS 的心血管作用。

4. 血管机制　大动脉和小动脉结构和功能的变化，也就是血管重构在高血压发病中发挥着重要作用。覆盖在血管壁内表面的内皮细胞能生成、激活和释放各种血管活性物质，如一氧化氮（NO）、前列环素（PGI_2）、内皮素（ET-1）、内皮依赖性血管收缩因子（EDCF）等，调节心血管功能。年龄增长以及各种心血管危险因素，如血脂异常、血糖升高、吸烟、高同型半胱氨酸血症等，导致血管内皮细胞功能异常，使氧自由基产生增加，NO 灭活增强，血管炎症、氧化应激（oxidative stress）反应等影响动脉弹性功能和结构。由于大动脉弹性减退，脉搏波传导速度增快，反射波抵达中心大动脉的时相从舒张期提前到收缩期，出现收缩期延迟压力波峰，可以导致收缩压升高，舒张压降低，脉压增大。阻力小动脉结构

（血管数目稀少或壁／腔比值增加）和功能（弹性减退和阻力增大）改变，影响外周压力反射点的位置或反射波强度，也对脉压增大起重要作用。

5.胰岛素抵抗　胰岛素抵抗（insulin resistance，IR）是指必须以高于正常的血胰岛素释放水平来维持正常的糖耐量，表示机体组织对胰岛素处理葡萄糖的能力减退。约50%原发性高血压患者存在不同程度的IR，在肥胖、血甘油三酯升高、高血压及糖耐量减退同时并存的四联症患者中最为明显。近年来认为IR是2型糖尿病和高血压发生的共同病理生理基础，但IR是如何导致血压升高的，尚未获得肯定解释。多数认为是IR造成继发性高胰岛素血症引起的，继发性高胰岛素血症使肾脏水钠重吸收增强，交感神经系统活性亢进，动脉弹性减退，从而使血压升高。在一定意义上，胰岛素抵抗所致交感活性亢进使机体产热增加，是对肥胖的一种负反馈调节，这种调节以血压升高和血脂代谢障碍为代价。

（三）我国人群高血压的特点

高钠、低钾膳食是我国大多数高血压患者发病的主要危险因素之一。我国大部分地区人均每日盐摄入量12～15 g以上。在盐与血压的国际协作研究（INTERMAP）中，反映膳食钠／钾量的24 h尿钠／钾比值，我国人群在6以上，而西方人群仅为2～3。我国人群监测数据显示，心脑血管死亡占总死亡人数的40%以上，高血压是首位危险因素，且高血压的致病风险高于欧美国家人群，尤其是同样程度的血压升高更易导致脑卒中的发生。我国人群普遍缺乏叶酸，导致血浆同型半胱氨酸水平增高，与高血压发病正相关，尤其增加高血压引起脑卒中的风险。循证医学证据也证明中国高血压患者补充叶酸减少脑卒中以及其他动脉粥样硬化性疾病具有重要价值。这些研究既反映出中国心脑血管疾病的发病特点，也对于制订更有效的减少我国人群心血管风险的防治策略有重要意义。

四、病理

根据临床及病理改变进展的快慢，高血压可分为良性高血压和恶性高血压2种类型。

（一）良性高血压

良性高血压（benign hypertension）也称缓进型高血压（chronic hypertension），约占高血压病的95%。其病程长，进展缓慢，多见于中、老年人。根据病变的发展过程，良性高血压可分为以下3期。

1.功能紊乱期　此期为高血压病的早期阶段，全身细小动脉（包括血管中膜仅有1～2层平滑肌的细动脉和血管口径在1 mm以下的小动脉）间歇性痉挛导致血压升高，痉挛缓解后血压可恢复正常，可伴有高级中枢神经功能失调等，但血管本身无器质性病变。长期反复的细小动脉痉挛和血压升高，可使受累的血管逐渐发生器质性病变而进展至下一期。

2.动脉病变期

（1）细动脉硬化：细动脉硬化是高血压病最主要的特征性病变，主要表现为细动脉壁的玻璃样变，肾小球入球动脉、脾中央动脉及视网膜小动脉的玻璃样变最常见，均具有诊断意义。细动脉壁的玻璃样变是由于血管的长期痉挛，管壁缺氧导致内皮细胞和基底膜受损，内皮间隙增大，通透性增高，血浆蛋白漏入内皮下甚至中膜；同时，内皮细胞及中膜平滑肌细胞分泌的细胞外基质增多，平滑肌细胞因缺氧等发生变性、坏死。随着上述病变的进展，动脉壁逐渐被血浆蛋白、细胞外基质和坏死平滑肌细胞产生的修复性胶原纤维及蛋白多糖所代替。此时，正常细动脉壁结构消失，内皮下间隙以至管壁全层均为均质、红染无结构玻璃样物，致血管管壁增厚，管腔狭窄甚至闭塞。

（2）小动脉硬化：小动脉硬化主要累及肌型小动脉，如肾弓形动脉、小叶间动脉和脑的小动脉等。由于长期处于高压状态，肌型小动脉内膜胶原纤维及弹力纤维增生，内弹力板分裂；中膜平滑肌细胞不同程度增生、肥大，伴细胞外基质增多，最终导致血管壁增厚，管腔狭窄。

（3）大动脉硬化：弹力肌型及弹力型大动脉常无明显病变，可伴发动脉粥样硬化。

临床上，此期患者表现为血压进一步升高，并维持在较高水平，失去波动性，须服用降压药才能降低血压，尿中可出现少许蛋白。

3. 内脏病变期（靶器官受累）　由于血管的长期器质性病变，此期患者多个重要脏器出现病理改变。

（1）心脏病变：长期慢性高血压可导致高血压性心脏病（hypertensive heart disease），其特征性病变为左心室肥大。由于血压持续升高，外周循环阻力增加，左心室因后负荷增加而发生代偿性肥大。心脏重量增加，可达 400 g（正常重量为 250 ～ 350 g）甚至 800 g 以上。肉眼观，左心室壁增厚，厚度可达 1.5 ～ 2.5 cm（正常小于 1.2 cm）；乳头肌和肉柱增粗、变圆，但心腔不扩大，甚至略缩小，称之为向心性肥大（concentric hypertrophy）。光镜下，心肌细胞增粗、变长，出现较多分支；细胞核增大、深染，呈圆形或椭圆形。早期，心排血量可维持在正常水平，不引起明显的临床症状，晚期，肥大的心肌失代偿，细胞因供血不足而收缩力降低，搏出量减少，导致舒张末期心腔容积增加而心室逐渐扩张，称为离心性肥大（eccentric hypertrophy）。此时心脏仍然很大，但左心室腔扩大，心室壁相对变薄，肉柱、乳头肌变扁平。此阶段患者心功能失代偿，可出现左心衰的表现，若合并冠状动脉粥样硬化，可进一步加重心肌组织供血不足，出现心肌缺血的临床表现，如心绞痛等。当出现心力衰竭，患者预后不良。

（2）肾脏病变：高血压时，由于肾入球动脉和肌型小动脉硬化，受累的肾单位因缺血而发生纤维化、硬化或玻璃样变，导致肾的萎缩性硬化，晚期表现为原发性颗粒性固缩肾（primary granula ratrophy of the kidney）或细动脉性肾硬化（arteriolar nephrosclerosis）。肉眼观，双肾对称性体积缩小，质地变硬，重量减轻，单肾质量可小于 100g（正常成人约 150g），表面凹凸不平，呈均匀弥漫的细小颗粒状，被膜不易剥离。切面肾皮质变薄，肾盂相对扩张，皮、髓质界限较模糊，肾盂周围脂肪组织填充性增生。光镜下，入球动脉及肌型动脉（弓形动脉和小叶间动脉）管壁玻璃样变硬化而增厚，导致管腔狭窄或闭塞。病变严重区域肾小球因缺血发生纤维化和玻璃样变，体积缩小；所属肾小管因缺血及功能失用而萎缩、消失，间质纤维化伴少量淋巴细胞浸润（肉眼萎缩凹陷区）。病变轻微处，肾小球及所属肾小管代偿性肥大，扩张肾小管内可见蛋白管型（滤出的蛋白在小管内凝集成铸型，肉眼所见向表面凸起区）。肾皮质萎缩区与代偿区弥漫交杂分布，致使肾表面形成肉眼所见的均匀细小颗粒状。

临床上早期一般不会出现肾功能障碍。晚期由于病变肾单位增多，肾功能失代偿，肾血流量减少，肾小球滤过率降低，患者可出现水肿、蛋白尿等症状，严重者可出现尿毒症。

（3）脑病变：高血压病时，患者脑组织可出现一系列病变，主要有脑水肿、脑软化和脑出血。

（4）视网膜病变：高血压时眼底病变的特征性改变是视网膜中央动脉硬化。检眼镜下，视网膜中央动脉变细、迂曲、反光增强，并出现动静脉交叉压迫现象；晚期可出现视网膜渗出、出血和视乳头水肿等，视力减退。

（二）恶性高血压

恶性高血压（malignant hypertension）又称为急进型高血压（accelerated hypertension）。临床起病急，病情进展迅速，多见于青壮年，血压升高显著，以舒张压升高更为明显，常高于 130 mmHg。多为原发性，也可由良性高血压恶化进展而来。

恶性高血压特征性的病理改变为坏死性细动脉炎（necrotizing arteriolitis）和增生性小动脉硬化（hyperplastic arteriolosclerosis），主要累及肾脏。坏死性细动脉炎主要发生于入球动脉，表现为内膜和中膜的纤维素样坏死。免疫组化染色证实，坏死物还含有免疫球蛋白和补体成分。此外，血管壁及周围可见核碎片及单核细胞、中性粒细胞等炎症细胞浸润。当病变累及肾小球血管丛时可发生节段性坏死，伴微血栓形成或血管破裂，引起微梗死和出血。肉眼观，双侧肾脏表面光滑，可见较多点状出血和微梗死灶。增生性小动脉硬化则主要累及小叶间动脉及弓形动脉等，表现为内膜明显增厚，内弹力膜断裂，中膜平滑肌细胞增生肥大，细胞外基质增多，使血管壁呈同心圆状增厚，如洋葱皮样，管腔明显狭窄。以上病变也可发生于脑和视网膜。

临床上，患者血压显著升高，常超过 230/130 mmHg，多发生高血压脑病，出现视网膜出血和视乳头水肿。患者常有持续性蛋白尿、血尿和管型尿，较早出现肾衰竭，多因迅速发展的尿毒症而死亡，也可死于脑出血或心力衰竭。

五、病理生理

从血流动力学角度，血压主要决定于心排血量和体循环周围血管阻力，平均动脉血压（MBP）＝心排血量（CO）× 总外周血管阻力（PR）。随年龄增加，常可呈现不同血流动力学特征。

1. 对年轻高血压患者而言，血流动力学主要改变为心排血量增加和主动脉硬化，体现了交感神经系统的过度激活，一般发生于男性。

2. 对中年（30～50岁）高血压患者而言，主要表现为舒张压增高，伴或不伴收缩压增高。

单纯舒张期高血压常见于中年男性，伴随体重增加。血流动力学主要特点为周围血管阻力增加而心排血量正常。

3. 对老年高血压患者而言，单纯收缩期高血压是最常见的类型。流行病学显示人群收缩压随年龄增长而增高，而舒张压增长至 55 岁后逐渐下降。脉压的增加提示中心动脉的硬化以及周围动脉回波速度的增快导致收缩压增加。单纯收缩期高血压常见于老年和妇女，也是舒张性心力衰竭的主要危险因素之一。

六、临床表现

（一）症状

大多数起病缓慢，常见症状有头晕、头痛、颈项板紧、疲劳、心悸等，也可出现视力模糊、鼻出血等较重症状，典型的高血压头痛在血压下降后即可消失。高血压患者可以同时合并其他原因的头痛，往往与血压水平无关，例如，精神焦虑性头痛、偏头痛、青光眼等。若突然发生严重头晕与眩晕，要注意可能是脑血管病或者降压过度、直立性低血压。很多高血压患者缺乏特殊临床表现，导致诊断延迟，仅在测量血压时或发生心、脑、肾等并发症时才被发现，并出现受累器官功能衰竭的症状。

（二）体征

高血压体征一般较少。周围血管搏动、血管杂音、心脏杂音等是重点检查的项目。应重视的是颈部、背部两侧肋脊角、上腹部脐两侧、腰部肋脊处的血管杂音，较常见。心脏听诊可有主动脉瓣区第二心音亢进、收缩期杂音或收缩早期喀喇音。

有些体征常提示继发性高血压可能。例如，突眼提示甲状腺功能亢进症；腰部肿块提示多囊肾或嗜铬细胞瘤；股动脉搏动延迟出现或缺如，下肢血压明显低于上肢，提示主动脉缩窄；向心性肥胖、紫纹与多毛，提示皮质醇增多症。

（三）实验室检查

1. 基本项目　血液生化（钠、钾、空腹血糖、总胆固醇、甘油三酯、高密度脂蛋白胆固醇、低密度脂蛋白胆固醇、尿酸、肌酐），全血细胞计数、血红蛋白和血细胞比容，尿液分析（蛋白、糖和尿沉渣镜检），心电图。

2. 推荐项目　24 h 动态血压监测、超声心动图、颈动脉超声、餐后 2h 血糖、糖化血红蛋白、血同型半胱氨酸、尿白蛋白定量、尿蛋白定量、血清高敏 C 反应蛋白、眼底、胸部 X 线检查、脉搏波传导速度以及踝臂血压指数等。

动态血压监测（ambulatory blood pressure monitoring，ABPM）是由仪器自动定时测量血压，每隔 15 ～ 30 min 自动测压，连续 24 h 或更长时间。正常人血压呈明显的昼夜节律，表现为双峰一谷，在上午 6 ～ 10 时及下午 4 ～ 8 时各有一高峰，而夜间血压明显降低。目前认为动态血压的正常参考范围为：24 h 平均血压低于 130/80 mmHg，白天血压均值低于 135/85 mmHg，夜间血压均值低于 120/70 mmHg。动态血压监测可诊断白大衣高血压，发现隐蔽性高血压，检查是否存在顽固性高血压，评估血压升高程度、短时变异和昼夜节律以及治疗效果等。

3. 选择项目　对怀疑为继发性高血压患者，根据需要可以分别选择以下检查项目：血浆肾素活性、血和尿醛固酮、血和尿皮质醇、血肾上腺素及去甲肾上腺素、血和尿儿茶酚胺、动脉造影、肾和肾上腺超声、CT 或 MRI、睡眠呼吸监测等。对有并发症的高血压患者，进行相应的心、脑、肾功能和认识功能检查。

4. 遗传学分析　虽然高血压全基因组关联分析报道了一批与血压水平或高血压相关的基因位点，但目前临床基因诊断仅适用于 Liddle 综合征、糖皮质激素可治性醛固酮增多症等单基因遗传性高血压。

七、诊断

高血压诊断主要根据诊室测量的血压值，采用经核准的汞柱式或电子血压计，测量安静休息坐位时上臂肱动脉部位的血压，一般需要非同日测量三次血压值，收缩压均 ≥ 140 mmHg 和 / 或舒张压均 ≥ 90 mmHg 可诊断高血压。如果患者既往有高血压病史，正在使用降压药物，测量的血压虽然正常，也诊断为高血压。也可参考家庭自测血压，收缩压 ≥ 135 mmHg 和 / 或舒张压 ≥ 85 mmHg 和 24 小时动态血压收缩压平均值 ≥ 130 mmHg 和 / 或舒张压 ≥ 80 mmHg，白天收缩压的平均值 ≥ 135 mmHg 和 / 或舒张压的平均值 ≥ 85 mmHg，夜间收缩压的平均值 ≥ 120 mmHg 和 / 或舒张压的平均值 ≥ 70 mmHg 进一步评估血压。

一般来说，左、右上臂的血压相差 < 1.33 ～ 2.66 kPa（10 ～ 20 mmHg）。如果左、右上臂血压相差较大，要考虑一侧锁骨下动脉及远端有阻塞性病变。如疑似直立性低血压的患者还应测量平卧位和站立位血压。是否血压升高，不能仅凭 1 次或 2 次诊室血压测量值，需要经过一段时间的随访，进一步观察血压变化和总体水平。对于高血压患者准确诊断和长期管理，除诊室血压外，更要充分利用家庭自测血压和动态血压的方法，全面评估血压状态，从而能更有效地控制高血压。

根据世界卫生组织（WHO）减少汞污染的倡议，电子血压计将是未来主要的血压测量工具。随着科学技术的发展，血压测量的准确性和便捷性将进一步改进，现在血压的远程监测和无创每搏血压的测量已初步应用于临床。

八、治疗

（一）目的与原则

原发性高血压目前尚无根治方法。临床证据表明收缩压下降 10 ～ 20 mmHg 或舒张压下降 5 ～ 6 mmHg，3 ～ 5 年内脑卒中、冠心病与心脑血管病死亡率事件分别减少 38%、16% 与 20%，心力衰竭减少 50% 以上，高危患者获益更为明显。降压治疗的最终目的是减少高血压患者心、脑血管病的发生率和死亡率。

高血压治疗原则如下：

1. 治疗性生活方式干预　适用于所有高血压患者。

　　（1）减轻体重：BMI 应控制在 24 kg/m²；体重降低对改善胰岛素抵抗、糖尿病、血脂异常和左心室肥厚均有益。

　　（2）减少钠盐摄入：膳食中约 80% 钠盐来自烹调用盐和各种腌制品，所以应减少烹调用盐和食用腌制食品，每人每日食盐量不超过 6 g。

　　（3）补充钾盐：每日吃新鲜蔬菜和水果。

　　（4）减少脂肪摄入：减少食用油摄入，少吃或不吃肥肉和动物内脏。

　　（5）戒烟限酒。

　　（6）增加运动：运动有利于减轻体重和改善胰岛素抵抗，提高心血管调节适应能力，稳定血压水平。

　　（7）减轻精神压力，保持心态平衡。

　　（8）必要时补充叶酸制剂。

　　2. 降压药物治疗对象

　　（1）高血压 2 级或以上患者。

　　（2）高血压合并糖尿病，或者已经有心、脑、肾靶器官损害或并发症患者。

　　（3）凡血压持续升高，改善生活方式后 1 ～ 3 个月血压仍未获得有效控制者。高危和很高危患者必须使用降压药物强化治疗。

　　3. 血压控制目标值　目前一般主张血压控制目标值应低于 140/90 mmHg。糖尿病、慢性肾脏病、心力衰竭或病情稳定的冠心病合并高血压患者，血压控制目标值低于 130/80 mmHg。对于老年收缩期高血压患者，收缩压控制于 150 mmHg 以下，如果能够耐受可降至 140 mmHg 以下。应尽早将血压降低到上述目标血压水平，但并非越快越好。大多数高血压患者，应根据病情在 4 ～ 12 周内将血压逐渐降至目标水平。年轻、病程较短的高血压患者，可较快达标。但老年人、病程较长或已有靶器官损害或并发症的患者，降压速度宜适度缓慢。

　　4. 多重心血管危险因素协同控制　各种心血管危险因素之间存在关联，大部分高血压患者合并其他心血管危险因素。降压治疗后尽管血压控制在正常范围，其他危险因素依然对预后产生重要影响，因此降压治疗应同时兼顾其他心血管危险因素控制。降压治疗方案除了必须有效控制血压，还应兼顾对血糖、血脂、尿酸和同型半胱氨酸等多重危险因素的控制。

（二）降压药物治疗

　　高血压的药物治疗始于 20 世纪 50 年代，神经节阻断药如六甲溴胺（hexamethoniumbromide）、美卡拉明（mecamylamine）等开始应用，这类药物通过选择性阻断神经节突触后膜上 nAChR 产生强大的降压作用，但不良反应较多。1957 年，利尿药问世并用于高血压的治疗。大规模临床试验已证明，噻嗪类利尿药可降低高血压并发症如脑卒中和心力衰竭的发生率和病死率。2004 年，我国公布的高血压指南已将利尿药作为降压治疗的一线基础用药。1952 年，肼屈嗪作为血管扩张药用于降压。随后胍乙啶

（guanethidine）与利血平（reserpine）开始应用，二者均可通过影响儿茶酚胺的贮存和释放，导致去甲肾上腺素神经末梢囊泡内递质耗竭而降压，但因其神经系统与消化系统不良反应较多，目前仅作为工具药使用。60年代，中枢性降压药可乐定、钾通道开放药二氮嗪、β受体阻断药普萘洛尔等用于高血压治疗。此后，选择性α₁受体阻断药哌唑嗪等，钾通道开放药米诺地尔等以及选择性咪唑啉受体激动药莫索尼定、利美尼定相继问世。70年代，血管紧张素转化酶（ACE）抑制药卡托普利（captopril）应用于临床。1978年，WHO将β受体阻断药作为治疗高血压的一线药物。1994年，第一个血管紧张素Ⅱ受体阻断药（angiotensin Ⅱ receptor blocker，ARB）氯沙坦应用于临床。ACE抑制药与ARB应用于临床使高血压的药物治疗进入一个新时代，这类药物不仅能有效降低血压，且能防止和逆转高血压所致心室肥厚。

理想的抗高血压药物应具有以下特点：①有效降压而不产生耐受；②不良反应少，不增加或能改善心血管疾病的危险因素；③可逆转靶器官的损伤；④能改善患者的临床预后和生活质量；⑤服用方便，价格经济。随着对高血压发病机制研究的不断深入，基因与生物工程技术的不断发展，将会有更多适合于临床应用的新型抗高血压药物问世。

1. 降压药物应用基本原则

（1）个体化原则：常用的五大类降压药物均可作为初始治疗用药，建议根据特殊人群的类型、并发症、药物有效性和耐受性，兼顾患者经济条件及个人意愿选择药物，进行个体化治疗。

（2）联合治疗：应根据血压水平和心血管风险选择初始单药或联合治疗。联合治疗可增加降压效果又不增加不良反应，在低剂量单药治疗效果不满意时，可以采用两种或两种以上降压药物联合治疗。事实上，2级以上高血压为达到目标血压常需联合治疗。对血压≥160/100 mmHg或高于目标血压20/10 mmHg的高危患者，起始即可采用小剂量两种药物联合治疗或用固定复方制剂。使用单片固定复方制剂有利于提高血压达标率。简单、有效而且性价比高的药物使用方案，有利于基层高血压的管理。对部分血压≥140/90 mmHg的患者，也可起始小剂量联合治疗。

（3）起始剂量：一般患者采用常规剂量，老年人及高龄老年人初始治疗时通常应采用较小的有效治疗剂量。根据需要，可考虑逐渐增加至足剂量。

（4）长效降压药物：优先使用长效降压药物，平稳降压，有效控制24 h血压，从而有效控制夜间血压与晨峰血压，更有效预防心脑血管并发症发生。

（5）药物经济学：高血压须终身治疗，需要考虑成本/效益。

2. 抗高血压药物的分类　动脉血压的形成有赖于循环血量、心脏射血及外周阻力，脑、心、血管、肾等器官由神经-体液因素调控参与血压的调节。抗高血压药物通过作用于上述系统的一个或多个环节而达到降低血压的目的。

根据抗高血压药物的作用部位或作用机制，可将其分为以下6类。

（1）利尿剂：包括中效能利尿药氢氯噻嗪等；高效能利尿药呋塞米等和低效能利尿

药螺内酯、氨苯蝶啶等。

（2）钙通道阻滞剂：硝苯地平、维拉帕米、地尔硫䓬等。

（3）肾素 - 血管紧张素系统抑制剂：包括 ACE 抑制药卡托普利、依那普利、雷米普利等；血管紧张素 Ⅱ 受体（AT$_1$ 受体）阻断药（ARB）氯沙坦、替米沙坦、缬沙坦等和肾素抑制药雷米克林等。

（4）交感神经抑制剂：包括中枢性降压药可乐定等；神经节阻断药樟磺咪芬等；去甲肾上腺素能神经末梢阻断药利血平、胍乙啶等；肾上腺素受体阻断药，其中又包括 β 受体阻断药如普萘洛尔、美托洛尔等，α$_1$ 受体阻断药如哌唑嗪等，α 及 β 受体阻断药如拉贝洛尔、卡维地洛。

（5）血管扩张剂：肼屈嗪、硝普钠等。

（6）钾通道开放剂：二氮嗪、米诺地尔等。

目前我国临床常用的抗高血压药物主要有利尿剂、ACE 抑制剂、ARB 及钙通道阻滞剂和 β 受体阻断剂。中枢性降压剂和血管扩张剂现已较少单用，多用于抗高血压的联合用药或复方制剂的治疗。

九、特殊类型高血压

（一）老年高血压

我国流行病学调查显示 60 岁以上人群高血压患病率城市为 60.6%，农村为 57.0%。老年人容易合并多种临床疾病，并发症较多，其高血压的特点是收缩压增高、舒张压下降，脉压增大；血压波动性大，容易出现体位性低血压及餐后低血压；血压昼夜节律异常、白大衣高血压和假性高血压相对常见。老年高血压患者的血压应降至 150/90 mmHg 以下，如能耐受可降至 140/90 mmHg 以下。对于 80 岁以上高龄老年人降压的目标值为小于 150/90 mmHg。老年高血压降压治疗应强调收缩压达标，同时应避免过度降低血压；在能耐受降压治疗前提下，逐步降压达标，应避免过快降压。CCB、ACEI、ARB、利尿剂或 β 受体拮抗剂都可以考虑选用。

（二）儿童青少年高血压

我国中小学生高血压患病率为 14.5%。儿童青少年高血压以原发性高血压为主，表现为轻、中度血压升高，通常没有明显的临床症状，与肥胖密切相关。近一半儿童高血压患者可发展为成人高血压，左心室肥厚是最常见的靶器官受累。儿童青少年血压明显升高者多为继发性高血压，肾性高血压是首位病因。目前国际上统一采用不同年龄性别血压的 90 和 95 百分位数作为诊断切点，以 SBP 和 / 或 DBP ≥ P95 为高血压；P90 ~ P95 或 ≥ 120/80 mmHg 为"正常高值血压"。未合并靶器官损害的儿童与青少年高血压应将血压降至 95 百分位数以下；合并肾脏疾病、糖尿病或出现高血压靶器官损害时，应将血压降至 90 百分位数以下。绝大多数儿童与青少年高血压患者通过非药物治疗即可达到血压控制目标。但如果生活方式治疗无效，出现高血压临床症状、靶器官损害，合并糖尿病、继发性高血压等情况应考虑药物治疗。ACEI 和 CCB 在标准剂量下较少发生不良反应，通常作为首选的儿科抗高血压药物；利尿剂通常作为二线抗高血压药物或与其他类型药物联合使用；其他种类药物如 α 受体拮抗剂和 β 受体拮抗剂，因为不良反应的限制多用于儿童青少年严重高血压患者的联合用药。

（三）高血压合并其他临床情况

高血压可以合并脑血管病、冠心病、心力衰竭、慢性肾功能不全和糖尿病等。

急性缺血性卒中准备溶栓者血压应控制在 180/110 mmHg 以下。卒中后血压持续升高，SBP ≥ 200 mmHg 或 DBP ≥ 110 mmHg，或伴有严重心功能不全、主动脉夹层、高血压脑病的患者，可予降压治疗。选用拉贝洛尔、尼卡地平等静脉药物，避免使用引起血压急剧下降的药物。急性脑出血患者 SBP 超过 220 mmHg，应积极使用静脉降压药物降低血压；患者 SBP 超过 180 mmHg，可使用静脉降压药物控制血压，160/90 mmHg 可作为参考的降压目标值。对于稳定期患者，降压治疗目的是减少脑卒中再发，降压目标为低于 140/90 mmHg。对老年患者、双侧或颅内动脉严重狭窄者及严重体位性低血压患者应该慎重进行降压治疗，降压过程应该缓慢、平稳，最好不减少脑血流量。

对于心肌梗死和心力衰竭患者合并高血压，首先考虑选择 ACEI 或 ARB 和 β 受体拮抗剂，降压目标值为低于 130/80 mmHg。慢性肾功能不全合并高血压者，降压治疗的目的主要是延缓肾功能恶化，预防心、脑血管疾病发生。ACEI 或 ARB 在早、中期能延缓肾功能恶化，但要注意在低血容量或病情晚期，肌酐清除率小于 30 mL/min 或血肌酐超过 265 μmol/L（3.0 mg/dL），有可能反而使肾功能恶化。1 型糖尿病在出现蛋白尿或肾功能减退前通常血压正常，高血压是肾病的一种表现；2 型糖尿病往往较早就与高血压并存。多数糖尿病合并高血压患者往往同时有肥胖、血脂代谢紊乱和较严重的靶器官损害，属于心血管疾病高危群体。因此应该积极降压治疗，为达到目标水平，通常在改善生活方式的基础上需要 2 种以上降压药物联合治疗。ACEI 或 ARB 能有效减轻和延缓糖尿病肾病的进展，降压目标值为低于 130/80 mmHg。

第二节　继发性高血压

继发性高血压（secondary hypertension）是指因某些确定的疾病或原因引起的血压升高，约占所有高血压的 5%。尽管继发性高血压所占比例并不高，但由于高血压患者基数庞大，其实际发生数量相当可观。在有效去除原因或控制原发疾病后，作为继发症状的高血压通常可以得到治愈或有效缓解。因此，在临床实践中，须对继发性高血压的病因进行及时识别并正确处理，从而提高整体人群的血压控制率。

常见的继发性高血压病因分类主要有肾性高血压、内分泌性高血压、主动脉缩窄、妊娠期高血压疾病和其他。

一、肾性高血压

肾性高血压是指由肾脏病变或缺如导致的高血压，是继发性高血压的主要原因之一，主要包括肾实质性高血压和肾血管性高血压，此外也包括某些可导致水钠潴留的罕见单基因遗传病（如 Liddle 综合征、Gordon 综合征、表象性盐皮质激素过多综合征等）。

（一）肾实质性高血压

肾实质性高血压是指由肾脏实质病变引起的血压增高，是继发性高血压最常见类型，临床表现为不同类型肾脏病变导致的肾功能不全合并较难控制的血压升高。引起肾实质性高血压的常见病因有急慢性肾小球肾炎、肾小管 - 间质疾病（如慢性肾盂肾炎、梗阻性肾病）、继发性肾病（如狼疮性肾炎、糖尿病肾病）、多囊肾等。肾脏实质性病变导致高血压的机制包括水钠潴留、RAAS 过度激活、交感神经系统亢进等，而高血压又能进一步加重肾脏病变，形成恶性循环，所以肾实质性高血压的预后较原发性高血压差。

1. 诊断　肾实质性高血压的诊断需首先了解患者的肾脏病史，尤其是蛋白尿、血尿或肾功能异常与高血压出现的先后顺序。对于与原发性高血压伴肾脏损害难以区分者，如果条件允许可行肾穿刺组织学检查明确。常用实验室与器械检查包括：尿常规、尿白蛋白 / 肌酐比值、24 h 尿蛋白定量、尿蛋白电泳、肾脏和肾血管 B 超、肾脏 CT 和 MRI 等。

2. 治疗　肾实质性高血压患者应予严格限制钠盐摄入（钠盐 < 6 g/d 或更低）。降压治疗的血压目标为 130/80 mmHg，可选用 ACEI/ARB、CCB、α 受体拮抗剂、β 受体拮抗剂等降压药物。对于有蛋白尿的患者，首选 ACEI/ARB 类以延缓肾功能恶化。

（二）肾血管性高血压

肾血管性高血压，主要是肾动脉狭窄（renal artery stenosis，RAS）所致，是指单侧或双侧肾动脉主干或分支狭窄引起的高血压，在高血压人群中的患病率为 1% ～ 2%。其致病机制为肾动脉狭窄导致肾脏灌注减少，从而激活了 RAAS 引起高血压。尽早解除狭窄可以使血压回复正常。

1. 临床分型　肾动脉狭窄主要分为动脉粥样硬化性和非动脉粥样硬化性两类。动脉粥样硬化性肾动脉狭窄约占总数的 80%，多见于有多种心血管病危险因素的老年人。非动脉粥样硬化性肾动脉狭窄主要包括多发性大动脉炎、纤维肌性发育不良等，多见于青年人，女性患病居多。

2. 临床表现　肾动脉狭窄的临床表现主要有狭窄导致的高血压和缺血性肾脏病。此外，动脉粥样硬化性和大动脉炎性肾动脉狭窄常伴有肾外表现，前者可出现冠状动脉粥样硬化心脏病、脑卒中和外周动脉硬化等，后者可出现无脉症等。

（1）肾血管性高血压：因肾动脉狭窄而引起的高血压常有如下特点。①血压正常者（特别是青年女性）出现高血压后迅速进展；②原有高血压患者（主要是中老年患者）血压迅速恶化，舒张压明显升高；③突然进展的血压增高常难以控制；④约 15% 患者因血醛固酮增多，表现为低血钾；⑤单侧肾动脉狭窄所致高血压，若长时间不能得到控制，还可以引起对侧的肾脏损害（高血压肾硬化症）。

（2）缺血性肾脏病：主要表现为肾功能进行性减退。首先出现夜尿增多、尿比重和渗透压降低等远端肾小管浓缩功能障碍，随后出现肾小球滤过率下降、血肌酐升高等肾小管功能障碍。后期可出现肾脏体积变小，尤其是肾动脉狭窄侧。

3. 诊断　肾动脉狭窄的诊断包括病因学诊断、解剖学诊断及病理生理学诊断，完整的诊断合理治疗方式是选择的基础。病因学诊断主要是判断肾动脉狭窄是动脉粥样硬化或非动脉粥样硬化性。肾动脉狭窄的解剖学诊断主要依靠 B 型和彩色多普勒超声、CTA、MRA 及肾动脉造影等，可以提供狭窄部位、程度、范围、与腹主动脉的关系等。病理生理学诊断的目的是判断是否存在肾血管性高血压和缺血性肾病，主要方法有 RAAS 激活评估（包括外周和双肾静脉肾素活性测定、卡托普利肾显像实验等）、肾功能及血流动力学评估等。

4. 治疗　肾动脉狭窄治疗应在病因学诊断、解剖学诊断及病理生理学诊断的基础上，干预病因并在某些情况下进行血管重建，减少终末期肾病或肾血管性高血压靶器官损害的发生。药物降压是肾高血压性高血压的基础治疗，而何种情况下采用介入治疗进行肾动脉狭窄的血运重建仍有争议。目前一般推荐经皮介入治疗作为肾动脉血管重建的首选方法，包括经皮球囊成形术和支架成形术，对不同病因的肾动脉狭窄患者来说首选治疗方法有所区别：对于动脉粥样硬化肾动脉狭窄患者，常规选择支架成形术可有效减少再狭窄的发生率；而对于非动脉粥样硬化患者，单纯经皮球囊成形术效果较好，且目前尚无植入支架的长期研究报道。

二、主动脉缩窄

主动脉缩窄（coarctation of the aorta，CoA）是先天性继发性高血压的一个重要病因，总发病率占先天性心脏病的 5% ～ 8%，男性患病率是女性的 2 ～ 5 倍。主动脉缩窄目前病因尚未明确，其主要病理结构改变为主动脉邻近动脉导管处的局限性狭窄。主动脉缩窄可单独发生，也常合并其他先天性心血管畸形（如二叶式主动脉瓣、室间隔缺损、二尖瓣畸形、肺静脉异位引流等）或出现在某些先天性综合征（如 Turner 综合征、Shone 综合征等）的表现中。主动脉缩窄导致高血压发生的病理生理机制目前尚不完全清楚。目前认为除狭窄近段血供范围因机械因素产生血流压力增高外，RAAS 过度激活和交感神经系统亢进也参与高血压的形成。

（一）临床分型

主动脉缩窄的病理分型根据缩窄发生的部位分为导管前型和导管后型。导管前型又称婴儿型或复杂型，多合并其他先天性心血管畸形，缩窄段位于动脉导管近心端的主动脉峡部且缩窄程度较重，导致远端血流明显受阻，胸主动脉内血流很大一部分来源于动脉导管的分流；导管后型又称成人型或单纯型，多见于动脉导管已经闭合的成年人，缩窄段位于动脉导管远心端的主动脉峡部狭窄且程度较轻。

（二）临床表现与诊断

导管前型主动脉缩窄的临床表现为胸主动脉以下动脉血压饱和度明显减低、心力衰竭等，出生后如动脉导管闭合，则常迅速发生心源性休克甚至死亡；导管后型主动脉缩窄主要是缩窄近心端压力增高的临床表现，如难以控制的高血压、上下肢血压差大、左室后负荷增高导致充血性心力衰竭等。

早期诊断对主动脉缩窄极为重要。体检主要表现上肢血压增高且下肢血压明显低于上肢、胸背部听诊杂音、下肢动脉搏动明显减弱等。上下肢动脉压力差＞ 20 mmHg，并结合相应的影像学检查结果，即可诊断 CoA。二维超声心动图为 CoA 筛查的常规手段，可直接观察到缩窄的部位、程度、范围、是否合并其他先天性心血管畸形等，彩色多普勒可以探测到缩窄部位的血流速度，计算压力阶差。心脏 CT 和 MRI 可以直观显示主动脉峡部缩窄和动脉导管情况，并可以显示缩窄的部位、程度、范围、与动脉导管的位置关系等。主动脉造影是主动脉缩窄的诊断"金标准"，能清楚显示缩窄的部位、程度、范围、侧支循环形成、动脉导管是否开放等。

（三）治疗

治疗手段主要为外科手术和介入治疗，而非药物控制，手术方式的选择主要根据患者的年龄、缩窄的程度、合并其他畸形情况等。目前认为，无创血压提示上肢血压比下肢高 20 mmHg 的主动脉缩窄患者，若同时合并上肢血压升高（＞ 140/90 mmHg）、运动后血压异常反应或明确左室肥厚等情况，应推荐进行治疗；而无合并血压阶差或高血压的主动脉缩窄患者，可考虑进行治疗。

1. 外科手术　外科手术是治疗主动脉缩窄合并其他心血管畸形的最有效方法，目的是切除病变的缩窄端并重建血运，现已经发展为多种术式，如广泛端端吻合术、补片主动脉成形术、人工血管转流术等。手术建议尽早进行，目前认为最优手术时机在 2 ～ 5 岁。

2. 介入治疗　主动脉缩窄的介入治疗方式分为球囊扩张血管成形术和血管内支架成形术。1982 年，Lock 等首次提出了球囊扩张血管成形术可替代外科治疗主动脉缩窄。当时此介入治疗方法仅用于外科手术治疗主动脉缩窄后再发缩窄的患者，以减少重复外科手术的风险，但是对于初次发现主动脉缩窄的患者，球囊扩张血管成形术后有更高的再狭窄率和主动脉瘤形成风险。1993 年，Mullins 等首次提出血管内支架成形术可用于治疗主动脉缩窄。由于支架植入可以防止主动脉弹性回缩，相对于单纯的球囊扩张血管成形术，血管内支架成形术有较好的早期和中期降压作用，且对主动脉壁的损伤较小，主动脉瘤形成率较低。由于支架内径适应主动脉随患者年龄增长而增大，故血管内支架成形术多用于年龄较大儿童或成人主动脉缩窄患者。近年来，主动脉缩窄覆膜支架的发明进一步减少了介入治疗并发症的发生，使得血管内支架成形术在年龄较大儿童或成人患者中逐渐成为一线治疗方案。

（四）预后

未经治疗的主动脉缩窄患者预后差。西方国家数据表明，婴儿期后仍能存活的主动脉缩窄患者（主要是导管后型）平均寿命为 34 岁，而 75% 的患者在 43 岁之前死亡，其死亡原因主要有充血性心力衰竭、主动脉夹层破裂、心内膜炎等。对于接受外科手术或介入治疗的单纯主动脉缩窄患者，仍需要长期监测术后血压水平，除留意再缩窄的发生外，一部分患者的血压可能仍高于正常水平，推荐的口服降压药物包括 β 受体拮抗剂、ACEI/ARB 等。

三、内分泌性高血压

内分泌性高血压是内分泌疾病导致的高血压，是继发性高血压的主要原因之一，主要包括肾上腺相关疾病、甲状腺和甲状旁腺相关疾病、垂体相关疾病等。本节主要介绍原发性醛固酮增多症、嗜铬细胞瘤和副神经节瘤、库欣综合征。

（一）原发性醛固酮增多症

原发性醛固酮增多症（primary aldosteronism，PA）是醛固酮自主性高分泌引起的一系列临床综合征，包括高血压、低血钾、心肌肥厚、肾功能不全等。原发性醛固酮增多症是最常见的一种内分泌性继发性高血压，总发病率约占高血压患者的 5%，国内的筛查数据显示其在难治性高血压中其发病率高达 7.1%，而西方国家数据中该比例更高。

1. 临床分型　原发性醛固酮增多症主要分为 5 型，即醛固酮瘤（约占 35%）、特发性醛固酮增多症（约占 60%）、原发性肾上腺皮质增生、家族性醛固酮增多症和分泌醛固酮的肾上腺皮质癌。分型诊断依靠影像学、双侧肾上腺静脉取血等检查。

（1）醛固酮瘤：是指肾上腺皮质具有分泌功能的腺瘤，占所有原发性醛固酮增多症的 35% 左右。一般单侧发病，表现为 1 cm 左右肾上腺肿块，双侧肾上腺静脉取血提示肿块侧具有醛固酮分泌优势。

（2）特发性醛固酮增多症：病因不明，占所有原发性醛固酮增多症的 60% 左右。一般表现为双侧肾上腺增生，也可能出现肾上腺影像学形态正常或单侧结节样改变，双侧肾上腺静脉取血提示双侧醛固酮分泌过多。

（3）原发性肾上腺皮质增生：病因不明，占所有原发性醛固酮增多症的 2% 左右。单侧发病，表现为肾上腺皮质增生，双侧肾上腺静脉取血提示增生侧具有醛固酮分泌优势。

（4）家族性醛固酮增多症：分为 Ⅰ 型、Ⅱ 型、Ⅲ型和Ⅳ型 4 种类型，均为常染色体显性遗传，总数占所有原发性醛固酮增多症的 1% 以内。Ⅰ 型又称糖皮质激素可抑制性醛固酮增多症，其致病基因为 CYP11B1（编码 11β 羟化酶）和 CYP11B2（编码醛固酮合成酶）形成的融合基因，导致正常应在球状带表达的醛固酮合成酶在束状带表达且受 ACTH 调控，表现为早发的高血压且可被小剂量地塞米松所抑制。Ⅱ 型致病基因为 CLCN2（编码电压门控氯通道 2）突变，导致球状带氯通道开放率增加，从而诱导醛固酮合成酶产生，表现类似肾上腺腺瘤或增生型的原发性醛固酮增多症，但呈家族性发病。Ⅲ型致病基因为

KCNJ5（编码内向整流钾通道 4）突变，导致束状带钾通道对 K^+ 选择性降低，从而影响细胞的极化状态，最终使醛固酮分泌增多，表现为儿童时期严重高血压、低钾血症和严重靶器官损害。IV 型又称异位醛固酮分泌瘤或癌，致病基因为 CACHA1H（编码 T 型门控钙通道的 α 亚基），导致球状带细胞膜电位去极化，从而使醛固酮分泌增多，表现为明显的高醛固酮血症，但无肾上腺的影像学改变。

（5）分泌醛固酮的肾上腺皮质癌：是指肾上腺皮质具有分泌功能的癌，除分泌过量醛固酮外，常合并糖皮质激素和雄激素分泌增多，占所有原发性醛固酮增多症的 1% 以内。一般单侧发病，癌肿直径常有 5 cm 以上并伴有坏死，双侧肾上腺静脉取血提示癌肿侧具有醛固酮分泌优势。

2. 临床表现　原发性醛固酮增多症的典型临床表现为高血压伴低血钾，此外长期高醛固酮血症可导致心脏、肾脏等靶器官损害。

（1）高血压：一般为原发性醛固酮增多症的初发症状，患者常因血压控制不佳就诊，部分患者表现为难治性高血压。长期血压控制不佳可导致靶器官损害的症状。

（2）低血钾：有相当一部分患者虽然排钾增加，但未达到低钾血症的程度，也可能表现为周期性或在药物诱因下产生的低钾血症。低血钾的主要表现为肌无力、周期性瘫痪、心律失常、糖耐量降低、儿童生长发育障碍等。

（3）靶器官损害：心肌肥厚是心脏损害的最常见表现。肾脏损害则表现为多尿、烦渴，部分患者可表现为肾功能不全。

3. 诊断　原发性醛固酮增多症完整的诊断应包括筛查试验、确诊试验和定位诊断。此外，对于考虑家族性醛固酮增多症的患者，基因分型诊断是必要的。

（1）筛查试验：目前推荐将血浆醛固酮与肾素活性比值（ARR）作为首选筛查指标。考虑行筛查试验的指征有如下 5 种：①难治性高血压；②高血压伴低血钾；③高血压伴肾上腺意外瘤；④早发的高血压家族史或早发脑血管意外伴高血压家族史；⑤高血压伴原发性醛固酮增多症家族史。在进行筛查试验前，需注意：①纠正低钾血症；②维持正常钠盐摄入；③减少药物影响。

（2）确诊试验：筛查试验阳性患者可以通过如下 4 种确诊试验进一步诊断：口服高钠饮食、氟氢可的松试验、生理盐水输注试验和卡托普利试验。

（3）定位诊断：确诊原发性醛固酮增多症应进行定位诊断，以进行分型并确定治疗方案。首先，采用肾上腺 CT 检查明确是否存在单侧或双侧的腺瘤、结节、增粗，如有上述阳性提示，则应进一步行双侧肾上腺静脉取血明确有无优势分泌侧。

4. 治疗　原发性醛固酮增多症的治疗方案需根据患者的分型和定位诊断选择，对于醛固酮瘤或单侧肾上腺增生，首选考虑手术治疗，若患者无法耐受，可予药物治疗。特发性醛固酮增多症和糖皮质激素可抑制性醛固酮增多症，首选药物治疗。分泌醛固酮的肾上腺皮质癌发展迅速，易出现转移，应尽早行手术根治。

（二）嗜铬细胞瘤和副神经节瘤

嗜铬细胞瘤和副神经节瘤（pheochromocytoma and paraganglioma，PPGL）是分别起源于肾上腺髓质或肾上腺外交感神经链的肿瘤，可合成和分泌大量儿茶酚胺，引起患者持续性或阵发性血压增高，并可导致心脏、肾脏等靶器官损害。嗜铬细胞瘤和副神经节瘤总发病率占高血压患者的 0.2% ～ 0.6%，而在肾上腺意外瘤中约占 5%。嗜铬细胞瘤和副神经节瘤的特征性免疫标志物是嗜铬蛋白 A，但判断肿瘤是否为恶性并无特征性组织病理标志，当非嗜铬组织中存在转移病灶时则定义为恶性，占疾病总数的 10% ～ 17%。

1. 临床分型

（1）嗜铬细胞瘤：是指起源于肾上腺髓质的肿瘤，占嗜铬组织肿瘤的 80% ～ 85%，单侧多见，瘤体直径 2 ～ 8 cm，肿瘤可合成和分泌去甲肾上腺素和肾上腺素，以去甲肾上腺素为主。少数如家族型嗜铬细胞瘤可以分泌肾上腺素为主。

（2）副神经瘤：是指起源于肾上腺外交感神经链的肿瘤，占嗜铬组织肿瘤的 15% ～ 20%，多起源于胸、腹部和盆腔的脊椎旁交感神经链，也可来源于沿颈部和颅底分布的舌咽、迷走神经的副交感神经节。一般仅可合成和分泌去甲肾上腺素，主动脉旁嗜铬体也可分泌肾上腺素。

2. 临床表现　嗜铬细胞瘤和副神经节瘤的主要临床表现为儿茶酚胺分泌所致的高血压和其他并发症。由于肿瘤组织分泌特性的不同，其临床表现不同。

（1）高血压：患者的高血压可表现为持续性或阵发性。其中约 50% 的患者伴有持续性的高血压，也可在此基础上合并阵发性加重。阵发性高血压发作主要是大量儿茶酚胺突然释放所致，一般有头痛、心动过速、大汗的"三联征"，严重者因高血压危象导致进行性的重要靶器官损害，称嗜铬细胞瘤危象。此外，患者常出现体位性低血压，多见于早餐后，与儿茶酚胺导致的循环血量不足有关。

（2）心脏损害：长期儿茶酚胺作用可导致心脏损害，表现为左室肥厚、心律失常、心肌梗死和心力衰竭等。

3. 诊断　早期诊断对嗜铬细胞瘤和副神经节瘤极为重要。对于以下情况的患者，应考虑行生化检验：①难治性高血压；②曾有阵发性高血压发作；③高血压伴肾上腺意外瘤；④早发的高血压家族史；⑤高血压伴嗜铬细胞瘤和副神经节瘤家族史。生化检验的目的是测定血、尿儿茶酚胺及其代谢产物（如甲氧基肾上腺素、甲氧基去甲肾上腺素和香草扁桃酸）的浓度。其中甲氧基肾上腺素和甲氧基去甲肾上腺素因仅在瘤体内代谢，故为特异性标志物。

当生化检验提示阳性结果后，须行定位诊断。采用肾上腺 CT 检查明确是否存在肾上腺肿瘤，MRI 可显示颈部和颅底的肿瘤或转移瘤。此外，间碘苄胍显像、FDG 标记的 PET 等检查可进一步明确肿块的分泌活性或寻找转移灶。

4. 治疗　确诊嗜铬细胞瘤和副神经节瘤后应尽早切除肿瘤，术前采用 α 受体拮抗剂 2 周控制血压和增加血容量，以防止围手术期出现的血压大幅波动而危及生命。对于无法手术的恶性嗜铬细胞瘤和副神经节瘤，可采用核素治疗或化疗，目前也有酪氨酸激酶抑制剂和免疫治疗正在进行临床试验。

（三）库欣综合征

库欣综合征（Cushing syndrome），又称皮质醇增多症，是指各种原因导致的高皮质醇血症引起的一系列临床症状，表现为高血压、向心性肥胖、满月脸、水牛背、皮肤紫纹、毛发增多、血糖增高等。

1. 临床分型按其病因可分为促肾上腺皮质激素（ACTH）依赖型和非依赖型 2 种。

（1）ACTH 依赖型库欣综合征：包括如下 2 种。①库欣病：占库欣综合征的 60% ～ 70%，指垂体 ACTH 分泌过多，伴肾上腺皮质增生，垂体多伴有微腺瘤。②异位 ACTH 综合征：占库欣综合征的 15% ～ 20%，指垂体以外的肿瘤分泌大量 ACTH，伴肾上腺皮质增生。

（2）非 ACTH 依赖型库欣综合征，包括如下 4 种。①肾上腺皮质腺瘤：占库欣综合征的 10% ～ 20%，指肾上腺可生成皮质醇的腺瘤，单侧多见，瘤体直径 2 ～ 4 cm。腺瘤仅分泌过量糖皮质激素，可抑制 ACTH，因此常伴腺瘤以外同侧肾上腺及对侧肾上腺皮质萎缩。②肾上腺皮质癌：占库欣综合征的 10% ～ 20%，指肾上腺可生成皮质醇的癌肿，直径 5 ～ 6 cm 或更大，呈浸润性生长且易早期转移。③非 ACTH 依赖的双侧肾上腺小结节性增生：又称原发性色素性结节性肾上腺皮质病，多见于儿童或青年，家族性表现为 Carney 综合征。④非 ACTH 依赖的双侧肾上腺大结节性增生：表现为双侧肾上腺明显增大，包含多个直径 5 cm 以上的结节。

2. 临床表现　库欣综合征的主要表现是糖皮质激素长期过度分泌，导致蛋白质，脂肪、糖、电解质代谢紊乱，可伴有其他激素分泌异常，典型表现为向心性肥胖、满月脸、水牛背、四肢瘦小、多血质、皮肤紫纹，伴高血压、血糖升高、继发性糖尿病、骨质疏松、水肿等。部分轻症患者表现不典型，需结合实验室检查诊断。

大部分库欣综合征的患者有高血压表现，且常因高皮质醇血症的持续存在而控制不佳。此外，由于库欣综合征合并的其他代谢紊乱，高血压的靶器官损伤出现较早。

3. 诊断　库欣综合征的完整诊断应包括筛查试验、确诊试验和定位诊断。

（1）筛查：对于以下情况的患者，应考虑行库欣综合征的筛查。①出现库欣综合征的临床表现，尤其是高血压伴有典型症状；②青年患者出现与年龄不相符的症状，如骨质疏松、高血压等；③儿童身高百分位数下降而体重增加；④高血压伴肾上腺意外瘤。筛查主要通过血清皮质醇昼夜节律和 24 h 尿游离皮质醇等检查，以明确体内存在过量的皮质醇。

（2）确诊试验：如筛查结果提示异常，应进行小剂量或大剂量地塞米松抑制试验来明确库欣综合征的诊断。

（3）定性诊断：进一步的定性诊断可明确库欣综合征的具体病因。通过测定 ACTH 可区分是否为 ACTH 依赖性。若为 ACTH 依赖型库欣综合征，则需行大剂量地塞米松抑制实验、鞍区 MRI、肺部影像学、双侧岩下窦取血试验鉴别库欣病和异位 ACTH 综合征。

若为非 ACTH 依赖型库欣综合征，则需行大剂量地塞米松抑制实验、肾上腺 CT 等影像学检查明确诊断。

4. 治疗　库欣综合征的治疗方案需根据患者的病因和定位诊断选择，治疗目的是尽可能恢复正常的血浆皮质醇水平，同时处理因脂肪、糖、电解质等代谢紊乱造成的不良结果。

四、妊娠期高血压疾病

妊娠期高血压疾病是妊娠期特有的疾病，患病率占孕妇的 5% ～ 10%，可导致胎盘破裂、脑卒中、弥散性血管内凝血、多器官功能衰竭、胎儿生长受限等并发症，是孕产妇、胎儿死亡的主要原因之一。

1. 分类与临床表现　目前妊娠期高血压疾病分为 4 类，包括妊娠期高血压（gestational hypertension）、子痫前期（preeclampsia）和子痫（eclampsia）、妊娠合并慢性高血压和慢性高血压并发子痫前期。

（1）妊娠期高血压：妊娠期高血压是指妊娠 20 周后首次出现的高血压（收缩压 ≥ 140 mmHg 和 / 或舒张压 ≥ 90 mmHg），并于产后 12 周内恢复正常，尿蛋白检测阴性。当收缩压 ≥ 160 mmHg 和 / 或舒张压 ≥ 110 mmHg 时称为重度妊娠期高血压。

（2）子痫前期和子痫：子痫前期是指妊娠 20 周后出现收缩压 ≥ 140 mmHg 和 / 或舒张压 ≥ 90 mmHg，且伴有下列任一项：①尿蛋白 ≥ 0.3 g/24 h，或尿蛋白 / 肌酐比值 ≥ 0.3，或随机尿蛋白 ≥（+）；②无蛋白尿但伴有以下任何一种器官或系统受累：心、肺、肝、肾等重要器官，或血液系统、消化系统、神经系统的异常改变，胎盘 - 胎儿受到累及等。当血压和 / 或尿蛋白水平持续升高，发生母体器官功能受损或胎盘 - 胎儿并发症的风险也增高，子痫前期孕妇出现下列任一项可诊断为重度子痫前期：①血压持续升高，收缩压 ≥ 160 mmHg 和 / 或舒张压 ≥ 110 mmHg；②持续性头痛、视觉障碍或其他中枢神经系统异常表现；③持续性上腹部疼痛及肝包膜下血肿或肝破裂表现；④肝酶异常，血谷丙转氨酶或谷草转氨酶水平升高；⑤肾功能受损：尿蛋白 > 2.0 g/24 h，少尿或血肌酐 > 106 μmol/L；⑥低蛋白血症伴腹腔积液、胸腔积液或心包积液；⑦血液系统异常：血小板计数呈持续性下降并低于 100×10^9/L、微血管内溶血；⑧心功能衰竭；⑨肺水肿；⑩胎儿生长受限或羊水过少、胎死宫内、胎盘早剥等。

子痫是指在子痫前期基础上发生不能用其他原因解释的抽搐。子痫是妊娠期高血压疾病最严重的阶段，前驱症状短暂，表现为抽搐、面部充血、口吐白沫、深昏迷，随后深部肌肉僵硬并迅速发展成全身高张阵挛惊厥，有节律的肌肉收缩和紧张，持续 1 ～ 1.5 min，期间患者呼吸动作停止。发作后抽搐停止、呼吸恢复、意识恢复，但患者易激惹和烦躁。

（3）妊娠合并慢性高血压：是指既往存在高血压或在妊娠 20 周前发现收缩压 ≥ 140 mmHg 和 / 或舒张压 ≥ 90 mmHg，妊娠期无明显加重；或妊娠 20 周后首次诊断高血压并持续到产后 12 周以后。

（4）慢性高血压并发子痫前期：是指妊娠合并慢性高血压的孕妇，出现下列任一项：①孕 20 周前无蛋白尿，孕 20 周后出现尿蛋白 ≥ 0.3 g/24 h 或随机尿蛋白 ≥（+）；②孕 20 周前有蛋白尿，孕 20 周后尿蛋白定量明显增加；③出现血压进一步升高。

2. 治疗　对于妊娠期高血压疾病，治疗的目的是控制病情、延长孕周、保证母体器官和胎儿安全。

（1）一般处理：妊娠期高血压孕妇可居家或住院治疗；非重度子痫前期孕妇应评估后决定是否住院治疗；重度妊娠期高血压、重度子痫前期及子痫孕妇均应住院监测和治疗。一般处理包括保证休息和营养，必要时可予镇静。

（2）降压治疗：对于收缩压 ≥ 160 mmHg 和 / 或舒张压 ≥ 110 mmHg 的高血压孕妇应进行降压治疗；收缩压 ≥ 140 mmHg 和 / 或舒张压 ≥ 90 mmHg 的高血压患者也可进行降压治疗。目标血压如下：孕妇未并发器官功能损伤，收缩压应控制在 130 ～ 155 mmHg 为宜，舒张压应控制在 80 ～ 105 mmHg；孕妇并发器官功能损伤，则收缩压应控制在 130 ～ 139 mmHg，舒张压应控制在 80 ～ 89 mmHg。降压过程力求血压下降平稳，不可波动过大，且血压不可低于 130/80 mmHg，以保证子宫 - 胎盘血流灌注。

常用降压药物有 α 受体拮抗剂、β 受体拮抗剂、CCB 和中枢性肾上腺素能神经阻滞剂等药物。孕期一般不使用利尿剂降压，以防有效循环血量减少。不推荐使用阿替洛尔和哌唑嗪。硫酸镁不作为降压药使用。禁止使用 ACEI/ARB。

（3）子痫处理：子痫发作时的紧急处理原则包括控制抽搐、控制血压、纠正缺氧和酸中毒并适时终止妊娠。硫酸镁是治疗子痫及预防复发的首选药物。一般在抽搐控制 2 h 后可考虑终止妊娠。

第三节　难治性高血压

一、定义

难治性高血压（resistant hypertension，RH），或称顽固性高血压，是指在治疗性生活方式干预的基础上，应用了合理的 3 种或以上的降压药物联合治疗方案（一般应包括利尿剂）血压仍未达标，或应用 4 种或以上的降压药物联合治疗方案才能达标的高血压。一般来说，判断是否存在药物治疗控制不佳，应明确是在良好治疗依从性的前提下，持续合理药物治疗达 4 周以上；此外，血压未达标的评估最佳方式应包括家庭自测血压和动态血压。

二、病因筛查

难治性高血压导致患者虽然在接受持续的降压药物治疗，但仍有靶器官损害风险增高的危险，因此在临床工作中不容忽视并应对其出现原因有所了解。

（一）假性难治性高血压

在寻找难治性高血压病因之前，需要排除假性难治性高血压的几种原因。

1. 治疗依从性差　在高血压药物治疗过程中，无法完全遵循医生所建议治疗方案的情况较常见，也是影响药物治疗控制率的最主要原因之一。患者自身原因常是高血压药物治疗依从性差的首要原因，如合并较多需长期服药的慢性病、经济水平或健康意识低下等；此外，医源性和药源性因素也不可忽视，如制订治疗方案不合理或多次调整、药物不良反应使患者无法耐受等。

2. 白大衣效应　白大衣效应（white coat effect）或称白大衣高血压，是指诊室血压未达标，但通过家庭自测血压或动态血压检测血压水平在正常范围。这主要是因为在诊室中就诊者对环境或医护产生警觉感而导致交感神经系统亢进，但此类人群的心血管病风险并不高于血压控制良好的高血压患者。对于考虑可能诊断为难治性高血压的患者，动态血压监测是排除白大衣效应的最好手段。

3. 血压测量相关问题　血压测量错误，如使用了臂围过小的袖带、袖带置于有弹性阻力的衣服外、读数时放气速度过快、听诊器置于袖带内等都有可能高估患者血压水平，这些问题将随着电子血压计的推广而减少发生。此外，假性难治性高血压可发生在广泛动脉粥样硬化和钙化的老年人群，测量肱动脉血压是需要比硬化的动脉腔内压更高的袖带压力方能阻断血流以获得读数，因此对于此类人群应排除肱动脉处是否存在严重钙化。

（二）常见病因

对于确诊的难治性高血压，需考虑以下几种原因。

1. 遗传学因素　高血压的发生和对药物的反应性均受到遗传学的因素影响，但是针对难治性高血压，目前尚无以基因型或药物遗传学为基础的有效个体化治疗策略，其展望有赖于高血压相关基因研究和药物基因组学研究的进展。

2. 生活方式因素　在难治性高血压患者中，尚有部分虽经过干预，但生活方式未得到有效改善，如肥胖、钠盐或酒精摄入过量、运动不足、未戒烟等均可能导致血压控制不佳。此外，也应注意是否存在可能影响血压控制但较难以主观意愿干预的因素，如社会心理压力、不良情绪状态、睡眠质量、慢性疼痛等。

3. 药物干扰　同时服用干扰降压作用的药物，是血压控制不佳的常见原因之一。NSAIDs 可引起水钠潴留，并影响除钙通道阻滞剂以外各种降压药的疗效。拟交感胺类药物可通过激动交感神经系统活性升高血压，如感冒药中常见的伪麻黄碱等。环孢素可通过增加肾血管阻力，引起水钠潴留从而升高血压。重组人促红细胞生成素可直接作用于血管，升高周围血管阻力。糖皮质激素可通过多种机制升高血压，其中最重要的是其盐皮质激素样作用引起水钠潴留，此外常见中药成分甘草也可通过类似机制升高血压。

4. 继发性高血压　对所有难治性高血压，均需警惕可能存在的继发性原因。其中最常见的种类包括原发性醛固酮增多症、睡眠呼吸暂停综合征、肾性高血压、高胰岛素血症等。

三、处理原则

在临床实践中，对降压药物联合治疗方案控制不佳的疑似难治性高血压患者，应首先再次详细询问病史，知悉患者的治疗依从性、家庭自测血压、生活方式因素、其他用药情况，必要时行动态血压监测以排除白大衣效应。在排除假性难治性高血压后，进一步积极寻找继发性高血压的线索并完善实验室或器械检查。对于无法找到继发性因素的确诊的难治性高血压，系统的靶器官损害情况评估通常是必要的，一般情况下处理原则如下。

（一）强化治疗性生活方式干预

对于被诊断为难治性高血压的患者，需根据要求再次核对干预要点，详见第四章第一节。其中控制钠盐摄入在难治性高血压患者中尤为关键，对于某些盐敏感性高的患者，更严格的钠盐摄入（钠盐 < 3.8 g/d）可能进一步降低血压和心血管风险。饮食、体重、运动量控制不佳的患者，可以寻求营养专科的帮助。

（二）药物治疗

在强化治疗性生活方式干预的基础上，停用或减少干扰降压作用的药物并调整目前的联合治疗方案直至血压得到有效控制，并推荐使用单片固定复方制剂以减少药物治疗使用片剂总量，从而获得更好的治疗依从性。

绝大部分难治性高血压患者，尤其是合并慢性肾脏病（CKD）的患者，都存在容量负荷过大的情况，因此最关键的策略是利尿剂的正确使用。通过增加现有利尿剂的剂量或换用一种更有效的噻嗪类利尿剂（如将氯噻酮替代氢氯噻嗪）可提高血压控制率；若 eGFR < 30 mL/(min·1.73 m²)，可选用袢利尿剂进一步促尿钠排出，长效袢利尿剂通常更为适用。在调整的 3 种降压药物联合治疗方案（包括足量且合理的利尿剂、CCB 和 ACEI/ARB）下，血压仍不能达标时，应考虑加用盐皮质激素受体拮抗剂（mineralocorticoid receptor antagonist，MRA）如螺内酯，以阻断醛固酮的生物学作用。MRA 的使用需注意其抗雄激素的副作用，同时需要定期监测血电解质和 eGFR。

其他的药物治疗方案需根据患者个体情况进行具体制订，如心率控制不佳的患者可考虑加用 β 受体拮抗剂等，此类情况推荐在高血压专科就诊，以保证患者血压的控制率和用药的安全性。

（三）器械治疗

对于药物控制无效或有强烈主观意愿拒绝接受药物治疗的难治性高血压患者，器械治疗作为一种实际需求逐渐引起人们的关注。其中，去肾交感神经术（renal denervation，RDN）是众多尝试中有临床应用可能的一个，但是就目前来说，由于缺乏证据，RDN 在难治性高血压中的应用仍不适合临床推广。

第五章　心肌疾病

心肌疾病是心肌的病变导致的心脏功能异常，没有心包、先天性、缺血性、瓣膜性或者高血压参与。该病可以是原发，很多是遗传因素所致；也可以是全身疾病的心脏表现，是导致心力衰竭和心脏性死亡的主要原因。心肌病的命名与分类经历系列历史演变，比较实用的是分为原发性心肌病（主要累及心脏）和继发性心肌病（伴其他器官系统受累）两大类。心肌病的诊断很大程度依赖形态学检查包括超声心动图、心脏磁共振成像等，分子遗传学即基因检测的进展开创了心肌疾病诊治的新纪元。

第一节　心肌疾病概述

一、定义

心肌病是一组异质性心肌疾病，由不同病因（遗传性病因较多见）引起的心肌病变导致心肌机械和 / 或心电功能障碍，常表现为心室肥厚或扩张，但也可以正常。该病可局限于心脏本身，即原发性心肌病；亦可为系统性疾病的部分表现，即继发性心肌病，最终可导致心脏性死亡或进行性心力衰竭。由其他心血管疾病继发的心肌病理性改变不属于心肌病范畴，如心脏瓣膜病、高血压性心脏病、先天性心脏病、冠心病等所致的心肌病变。

二、分类

（一）原发性心肌疾病

1. 遗传性心肌病　肥厚型心肌病、致心律失常性右室心肌病、心肌致密化不全、心肌糖原贮积症、传导系统疾病、线粒体肌病、离子通道病（包括长 QT 综合征、Brugada 综合征、短 QT 综合征、儿茶酚胺敏感室速等）。

2. 获得性心肌病　应激性心肌病、心动过速心肌病、围生期心肌病、炎症性心肌病、酒精性心肌病等。

3. 混合性心肌病　扩张型心肌病、限制型心肌病。

（二）继发性心肌病

继发性心肌病包括种类较多，主要有浸润性疾病病、中毒性疾病、贮积性疾病、内分泌系统疾病、营养缺乏性疾病、神经肌肉疾病和自身免疫性疾病等。

（三）按形态功能表现分类

可分为 5 种类型：扩张型、肥厚型、限制型、致心律失常型和未分类型。

第二节　原发性心肌疾病

一、扩张型心肌病

扩张型心肌病（dilated cardiomyopathy，DCM）是一类以左心室或双心室扩大伴收缩功能障碍为特征的心肌病。该病较为常见，我国发病率为 13/10 万～ 84/10 万。病因多样，约半数病因不详。临床表现为心脏扩大、心力衰竭、心律失常、血栓栓塞及猝死。本病预后差，确诊后 5 年生存率约 50%，10 年生存率约 25%。

（一）病因和发病机制

多数 DCM 病例的原因不清，部分患者有家族遗传性。可能的病因包括感染、非感染的炎症、遗传、内分泌和代谢异常等因素。

1.感染　病原体直接侵袭和由此引发的慢性炎症和免疫反应是造成心肌损害的机制。以病毒最常见，通过心内膜活检技术，在心内膜探及的常见病毒基因，包括柯萨奇病毒 B、ECHO 病毒、细小病毒 B-19、人疱疹病毒 6 型、脊髓灰质炎病毒、流感病毒、腺病毒等。其他较为少见的病毒还包括巨细胞病毒、单纯疱疹病毒、EB 病毒、人类免疫缺陷病毒等。

部分细菌、真菌、立克次体和寄生虫等也可引起心肌炎并发展为 DCM，如 Chagas 病（南美锥虫病），病原为克氏锥虫，通常经猎蝽虫叮咬传播。

2.炎症　肉芽肿性心肌炎（granulomatous myocarditis）见于结节病和巨细胞性心肌炎，也可见于过敏性心肌炎。心肌活检有淋巴细胞、单核细胞和大量嗜酸性粒细胞浸润。此外，多发性肌炎和皮肌炎亦可以伴发心肌炎；其他多种结缔组织病如系统性血管炎、系统性红斑狼疮等均可直接或间接地累及心肌，引起获得性扩张型心肌病。

3.中毒、内分泌和代谢异常　嗜酒是我国 DCM 的常见病因。化疗药物和某些心肌毒性药物和化学品，如阿霉素等蒽环类抗癌药物、锂制剂、依米丁。某些维生素和微量元素如硒的缺乏（克山病，为我国特有的地方性疾病）也能导致 DCM。嗜铬细胞瘤、甲状腺疾病等内分泌疾病也是 DCM 的常见病因。

4.遗传　25%～ 50% 的 DCM 病例有基因突变或家族遗传背景，遗传方式主要为常染色体显性遗传，X 染色体连锁隐性遗传及线粒体遗传较为少见。目前已发现超过 60 个基因的相关突变与家族遗传性或散发的 DCM 有关。有的为常染色体显性遗传，有的为 X 连锁遗传，这些致病基因编码多种蛋白，包括心肌细胞肌节蛋白、肌纤维膜蛋白、细胞骨架蛋白、闰盘蛋白、核蛋白、线粒体蛋白及多种离子通道。

5.其他　围生期心肌病是较常见的临床心肌病。神经肌肉疾病如 Duchenne 型肌营养不良、Backer 型肌营养不良等也可以伴发 DCM。有些 DCM 和限制型心肌病存在重叠，如轻微扩张型心肌病、血色病、心脏淀粉样变、肥厚型心肌病（终末期）。

（二）病理解剖和病理生理

扩张性心肌病又称充血性心肌病，是以左心室、右心室或双心室扩大、收缩功能障碍为特征的心肌病。大体上，心脏体积增大，重量增加，可达 500 ～ 800 g（诊断标准：男 > 350 g，女 > 300 g）。左右心腔均显著扩张，心室壁略厚或正常，心尖部钝圆。心内膜增厚，常有附壁血栓。心室的显著扩张可以导致房室瓣关闭不全。组织学上，心肌细胞肥大和萎缩相间。肥大的心肌细胞核大而深染，核形不规则。可出现心肌细胞空泡变性和小灶状肌溶解。可见多灶性分布的小瘢痕和心肌间质纤维化。

病变的心肌收缩力减弱将触发神经 - 体液机制，产生水钠潴留、加快心率、收缩血管以维持有效循环。但是这一代偿机制将使病变的心肌雪上加霜，造成更多心肌损害，最终进入失代偿阶段。

（三）临床表现

1. 症状　本病起病隐匿，早期可无症状。临床主要表现为活动时呼吸困难和活动耐量下降。随着病情加重，可以出现夜间阵发性呼吸困难和端坐呼吸等左心功能不全症状，并逐渐出现食欲下降、腹胀及下肢水肿等右心功能不全症状。合并心律失常时可表现心悸、头昏、黑蒙，甚至猝死。持续顽固低血压往往是 DCM 终末期的表现。发生栓塞时常表现为相应脏器受累。

2. 体征　主要体征为心界扩大，听诊心音减弱，常可及第三或第四心音，心率快时呈奔马律，有时可于心尖部闻及收缩期杂音。肺部听诊可闻及湿啰音，可以仅局限于两肺底，随着心力衰竭加重和出现急性左心衰时湿啰音可以遍布两肺或伴哮鸣音。颈静脉怒张、肝大及外周水肿等右心衰竭导致的液体潴留体征也较为常见。长期肝淤血可以导致肝硬化、胆汁淤积和黄疸。心力衰竭控制不好的患者还常常出现皮肤湿冷。

（四）辅助检查

1. 胸部 X 线检查　心影通常增大，心胸比 > 50%。可出现肺淤血、肺水肿及肺动脉压力增高的 X 线表现。有时可见胸腔积液。

2. 心电图　缺乏诊断特异性。可为 R 波递增不良、室内传导阻滞及左束支传导阻滞。QRS 波增宽常提示预后不良。严重的左心室纤维化还可出现病理性 Q 波，须排除心肌梗死。常见 ST 段压低和 T 波倒置。可见各类期前收缩、非持续性室速、房颤、传导阻滞等多种心律失常同时存在。

3. 超声心动图　是诊断及评估 DCM 最常用的重要检查手段。疾病早期可仅表现为左心室轻度扩大，后期各心腔均扩大，以左心室扩大为主。室壁运动普遍减弱，心肌收缩功能下降，左心室射血分数显著降低。二尖瓣、三尖瓣本身虽无病变，但由于心腔明显扩大，瓣膜在收缩期不能退至瓣环水平而关闭不全。

4. 心脏磁共振（CMR）　CMR 对于心肌病诊断、鉴别诊断及预后评估均有很高价值。有助于鉴别浸润性心肌病、致心律失常型右心室心肌病、心肌致密化不全、心肌炎、结节病等疾病。CMR 钆延迟增强显像与 DCM 的全因死亡率、心衰住院率和心源性猝死增高相关。

5. 心肌核素显像　运动或药物负荷心肌显像可用于排除冠状动脉疾病引起的缺血性心肌病。核素血池扫描可见舒张末期和收缩末期左心室容积增大，左心室射血分数降低，但一般不用于心功能评价。

6. 冠状动脉 CT 检查（CTA）　CTA 可以发现明显的冠状动脉狭窄等病变，有助于排除因冠状动脉狭窄造成心肌缺血、坏死的缺血性心肌病。

7. 血液和血清学检查　DCM 可出现脑钠肽（BNP）或 N 末端脑钠肽前体（NT-proBNP）升高，此有助于鉴别呼吸困难的原因。部分患者也可出现心肌肌钙蛋白 I 轻度升高，但缺乏诊断特异性。

血常规、电解质、肝肾功能等常规检查有助于明确有无贫血、电解质失衡、肝硬化及肾功能不全等疾病，这些检查虽然对扩心病的诊断无特异性，但有助于对患者总体情况的评价和判断预后。临床尚需要根据患者的合并情况选择性进行如内分泌功能、炎症及免疫指标、病原学等相关检查。

8. 冠状动脉造影和心导管检查　冠状动脉造影无明显狭窄有助于排除冠状动脉性心脏病。心导管检查不是 DCM 诊断的常用和关键检查。在疾病早期大致正常，在出现心力衰竭时可见左、右心室舒张末期压、左心房压和肺毛细血管楔压增高，心搏量及心脏指数减低。

9. 心内膜心肌活检（EMB）　主要适应证包括近期出现的原因不明的突发严重心力衰竭、可伴有严重心律失常，对药物治疗反应差。尤其对怀疑暴发性淋巴细胞心肌炎的病例，这些患者通过血流动力学支持后预后很好，通过 EMB 尽快明确诊断对治疗有指导作用。心内膜心肌活检还可以确诊巨噬细胞心肌炎，有助于及时启动免疫抑制治疗。此检查也有助于决定患者应该尽早心脏移植还是先用心室辅助泵。

（五）诊断及鉴别诊断

1. 诊断　对于有慢性心力衰竭临床表现，超声心动图检查符合以下标准者考虑 DCM：①左心室舒张期末内径＞ 5.0 cm（女性）和＞ 5.5 cm（男性）；②左室射血分数＜ 45% 和 / 或左心室缩短速率＜ 25%。诊断 DCM 需要排除已知原因所致的心脏扩大和收缩功能减低。

诊断家族性 DCM 首先应除外各种继发性及获得性心肌病。家族性发病是依据在一个家系中包括先证者在内有 2 个或 2 个以上 DCM 患者，或在患者的一级亲属中有不明原因的 35 岁以下猝死者。仔细询问家族史对于诊断极为重要。家庭成员基因筛查有助于确诊。

2. 鉴别诊断　主要应该排除引起心脏扩大、收缩功能减低的其他继发原因，包括高血压、心脏瓣膜病、先天性心脏病或缺血性心脏病等。可通过病史、查体及超声心动图、心肌核素显像、CMR、CTA、冠脉造影等检查进行鉴别，必要时做 EMB。

（六）治疗

治疗旨在阻止基础病因介导的心肌损害，阻断造成心力衰竭加重的神经体液机制，去除心力衰竭加重的诱因，控制心律失常和预防猝死，预防各种并发症的发生如血栓栓塞，提高临床心功能、生活质量和延长生存时间。

1. 病因及加重诱因的治疗　应积极寻找病因，给予相应的治疗，如控制感染、严格限酒或戒酒、治疗相应的内分泌疾病或自身免疫病，纠正液体负荷过重及电解质紊乱，改善营养失衡等。

2. 针对心力衰竭的药物治疗　在疾病早期，虽然已出现心脏扩大、收缩功能损害，但尚无心力衰竭的临床表现。此阶段应积极地进行早期药物干预治疗，包括 β 受体拮抗剂、ACEI 或 ARB，可减缓心室重构及心肌进一步损伤，延缓病变发展。随病程进展，心室收缩功能进一步减低，并出现心力衰竭临床表现。此阶段应按慢性心力衰竭治疗指南进行治疗。

（1）ACEI 或 ARB：所有 LVEF ＜ 40% 心力衰竭患者若无禁忌证均应使用 ACEI，从小剂量开始，逐渐递增，直至达到目标剂量，滴定剂量和过程需个体化。对于部分 ACEI 不能耐受（如咳嗽）的患者可以考虑使用 ARB。

（2）血管紧张素受体脑啡肽酶抑制剂（ARNI）：是由脑啡肽酶（neprilysin）抑制剂沙库巴曲（sacubitril）和血管紧张素 II 受体阻断剂缬沙坦（valsartan）组成的一种复方制剂。若射血分数减低的心衰患者经过 ACEI、β 受体阻滞剂和醛固酮拮抗剂充分治疗后患者仍有症状，应使用 ARNI 替代 ACEI，以进一步降低心衰住院与死亡风险。

（3）β 受体拮抗剂：所有 LVEF ＜ 40% 的患者若无禁忌都应使用 β 受体拮抗剂，包括卡维地洛、琥珀酸美托洛尔和比索洛尔。应在 ACEI 和利尿剂的基础上加用，须从小剂量开始，逐步加量，以达到目标剂量或最大耐受剂量。

（4）盐皮质激素受体拮抗剂（mineralocorticoidreceptorantagonist，MRA）：包括依普利酮和螺内酯，为保钾利尿剂。对于在 ACEI 和 β 受体拮抗剂基础上仍有症状且无肾功能严重受损的患者应该使用，但应密切监测电解质水平，后者可引起少数男性患者乳房发育。

（5）肼屈嗪和二硝酸异山梨酯：此两种药物合用作为 ACEI 和 ARB 不能耐受患者的替代。对于非洲裔患者，这种药物组合可用于那些使用 ACEI、β 受体拮抗剂和 MRA 后临床心功能仍为 III ～ IV 级的患者，以降低死亡率和心衰再住院率。

（6）伊伐布雷定：窦房结 I；通道阻滞剂，它能减慢窦性心律同时不影响心肌收缩力，但对房颤时的心室率控制无作用。经过目标剂量或最大耐受量的 β 受体阻滞剂、ACEI 或 ARB 和醛固酮拮抗剂后仍有症状，射血分数 ≤ 35% 且窦性心律仍 ≥ 70 次 / 分钟的患者，应考虑使用伊伐布雷定以降低心衰住院与心血管死亡风险。对于 LVEF ≤ 35% 的症状性慢性心衰患者，如不能耐受 β 受体拮抗剂或有使用禁忌，且静息窦性心律 ≥ 70 次 / 分钟应该使用伊伐布雷定。

（7）利尿剂：能有效改善胸闷、气短和水肿等症状。通常从小剂量开始，如呋塞米每日 20 mg 或氢氯噻嗪每日 25 mg，根据尿量及体重变化调整剂量。

（8）洋地黄：主要用于 ACEI（ARB）、β 受体拮抗剂、MRA 治疗后仍有症状，或

者不能耐受 β 受体拮抗剂的患者，能有效改善症状，尤其用于减慢心力衰竭伴房颤患者的心室率。

（9）钠 - 葡萄糖共转运蛋白 2 抑制剂（SGLT2i）：通过阻断肾小管葡萄糖的再吸收来降低血糖。目前已有多项试验显示，该类药物可降低合并或者不合并 2 型糖尿病的心衰患者以及高危 2 型糖尿病患者的心血管死亡和心衰入院事件。

上述药物中 ACEI、β 受体拮抗剂和 MRA 对改善预后有明确的疗效，近年问世的新药伊伐布雷定、ARNI 和 SGLT2i 改善收缩性心衰的预后作用也被临床试验所证实。而其他药物对远期生存的影响尚缺乏充分证据，但能有效改善症状。值得指出的是临床上一般不宜将 ACEI、ARB、MRA 三者合用。噻唑烷二酮（thiazolidinediones）如格列酮类（glitazones）可能加重心力衰竭，应该避免使用；NASAIDs 或 COX-2 抑制剂可能造成水、钠潴留，也应该避免使用；地尔硫䓬及维拉帕米有负性肌力作用，应避免使用。

3. 心力衰竭的心脏再同步化治疗（CRT）　CRT 是通过植入带有左心室电极的起搏器，同步起搏左、右心室使心室的收缩同步化。这一治疗对部分心力衰竭患者有显著疗效。患者需要在药物治疗的基础上选用。

对于经充分药物治疗后纽约 NYHA 心功能分级为Ⅲ级或非卧床Ⅳ级的患者，CRT 治疗的适应证为：LVEF ≤ 35%；左束支阻滞 QRS 波 ≥ 130 ms，非左束支阻滞的患者 QRS 波 ≥ 150 ms；预期有质量的寿命在 1 年以上。本治疗可缓解症状，改善心功能，降低死亡率。

对于经充分药物治疗后 NYHA 心功能分级为Ⅱ级的患者，CRT 治疗的适应证为：LVEF ≤ 35%；左束支阻滞 QRS 波 ≥ 130 ms，非左束支阻滞的患者 QRS 波 ≥ 150 ms；预期有质量的寿命在 1 年以上。

4. 心力衰竭其他治疗　有研究显示，对于经过最佳药物治疗后左心室内径 < 70 mm 伴重度继发二尖瓣反流的患者，经皮二尖瓣修复（MitralcCip）可以降低死亡率和心衰入院。心肌收缩调节器是在心室肌绝对不应期发放电刺激，增加细胞钙离子内流改善心肌收缩力，同时通过负反馈调节交感和迷走神经传入信号，逆转心肌重构，有助于改善射血分数轻 - 中度减低、不适合安装 CRT 的进展期心衰患者的心功能和预后。严重心力衰竭内科治疗无效的病例可考虑心脏移植。在等待期如有条件可行左心机械辅助循环，以改善循环。

5. 抗凝治疗　血栓栓塞是常见的并发症。对于有房颤或已经有附壁血栓形成或有血栓栓塞病史的患者，须长期华法林或新型口服抗凝药物等抗凝治疗。

6. 心律失常和心脏性猝死的防治　对于房颤的治疗可参考心律失常相关章节。植入心脏电复律除颤器（ICD）预防心脏猝死的适应证包括：①有持续性室速史；②有室速、室颤导致的心跳骤停史；③ LVEF ≤ 35%，NYHA 心功能分级为Ⅱ～Ⅲ级，预期生存时间 > 1 年，且有一定生活质量。

二、肥厚型心肌病

肥厚型心肌病（hypertrophic cardiomyopathy，HCM）是一种遗传性心肌病，以心室非对称性肥厚为解剖特点。国外报道人群患病率为 200/10 万。我国有调查显示患病率为 180/10 万。

本病预后差异很大，是青少年和运动猝死的最主要一个原因，少数进展为终末期心衰，另有少部分出现心衰、房颤和栓塞。不少患者症状轻微，预期寿命可以接近正常人。

根据左心室流出道有无梗阻又可分为梗阻性和非梗阻性 HCM。肥厚型梗阻性心肌病（hyper-trophic obstructive cardiomyopathy，HOCM）是指左心室流出道压力阶差峰值 ≥ 30 mmHg。左心室流出道梗阻是 HCM 相关的心力衰竭和心脏性猝死最重要的决定因素。大约 1/3 的肥厚性心肌病患者在静息状态下存在左心室流出道梗阻，另外 1/3 患者在激发条件下出现左心室流出道梗阻，其余 1/3 患者无论在静息状态下或在激发条件下均无梗阻表现。

（一）病因与分子遗传学

HCM 为常染色体显性遗传，具有遗传异质性。目前已发现至少 18 个疾病基因和 500 种以上变异，约占 HCM 病例的一半，其中最常见的基因突变为 β- 肌球蛋白重链及肌球蛋白结合蛋白 C 的编码基因。HCM 的表型呈多样性，与致病的突变基因、基因修饰及不同的环境因子有关。

（二）病理解剖和病理生理

肥厚型心肌病是以心肌肥大、室间隔非对称性肥厚和舒张期左室充盈受阻为特征的心肌病。大体上，心脏体积增大，重量增加，成年患者心脏重量常超过 500 g。左、右心室壁肥厚，以非对称性室间隔肥厚最具特征性也最常见，室间隔厚度与左室游离壁之比超过 1.3（正常为 0.95）。也可表现为室壁均匀肥厚型、心尖肥厚型或前壁肥厚型。乳头肌和肉柱粗大，心室腔狭窄，尤以左室为著。因收缩期二尖瓣瓣叶前向运动（systolic anterior motion，SAM）并与室间隔左侧心内膜接触，导致二尖瓣和主动脉瓣下的心内膜局限性增厚。组织学上，心肌细胞排列紊乱，紊乱范围可达 30% ～ 50%。弥漫性心肌细胞肥大，细胞横径可超过 40 μm（正常约 15 μm），细胞核大而深染、畸形。电镜下，肌原纤维走行紊乱，肌丝交织或重叠，Z 带不规则，可见巨大线粒体。

在 HOCM 患者，基底部室间隔肥厚的心肌突入左室流出道，直接造成左室流出道横截面积的减少和病理解剖学狭窄，是引发左室流出道梗阻的病理解剖学基础。左室心腔中部发生梗阻是肥厚的室间隔与二尖瓣瓣下结构接触产生的结果。二尖瓣在收缩期的前向运动（SAM）由二尖瓣及其附属结构的异常、左心室收缩力的改变、肥厚的左心室几何形状的改变以及左心室腔内血流动力学的改变（前负荷减少）所致。SAM 的产生机制包括两个效应，即 Venturi 吮吸效应及 Drag 效应。收缩期血流加速通过狭窄的左室流出道时形成低压区，产生 Venturi 吮吸效应并将二尖瓣前叶吸入左室流出道而产生 SAM 和左室流出道梗阻；Drag 效应的机制则类似"风帆"，肥厚的室间隔和左室游离壁使左心室的几何形状发生改变，左心室强烈收缩时血流在变形的室腔内被迫改变了原有的生理性的血流方向，也改变了血流冲向二尖瓣的角度（angel of attack，迎角），血流从左心室后壁冲向二尖瓣，冗长的二尖瓣瓣叶如风中的船帆，被推向室间隔，产生 SAM。除此之外，异常腱索及乳头肌在收缩期对二尖瓣前叶的牵拉，以及因二尖瓣瓣下结构附着点的前移而改变的二尖瓣瓣环平面对应血流的迎角，可使 SAM 加剧。

HCM 患者胸闷气短等症状的出现与左心室流出道梗阻、左心室舒张功能下降、小血管病变造成心肌缺血等因素有关。

（三）临床表现

1. 症状　最常见的症状是劳力性呼吸困难和乏力，其中前者可达 90% 以上，夜间阵发性呼吸困难较少见。1/3 的患者可有劳力性胸痛。最常见的持续性心律失常是房颤。部分患者有晕厥，常于运动时出现，与室性快速心律失常有关。该病是青少年和运动员猝死的主要原因。

2. 体征　体格检查可见心脏轻度增大，可闻及第四心音。流出道梗阻的患者可于胸骨左缘第 3 ～ 4 肋间闻及较粗糙的喷射性收缩期杂音。心尖部也常可听到收缩期杂音，这是因为二尖瓣前叶移向室间隔导致二尖瓣关闭不全。增加心肌收缩力、减轻心脏后负荷或减少静脉回流的药物和动作，如应用正性肌力药、作 Valsalva 动作或取站立位、含服硝酸甘油等均可使杂音增强；相反凡减弱心肌收缩力或增加心脏后负荷的因素，如使用 β 受体拮抗剂、取蹲位等均可使杂音减弱。

（四）辅助检查

1. 胸部 X 线检查　普通胸部 X 线检查示心影可以正常大小或左心室增大。

2. 心电图　变化多端。主要表现为 QRS 波左心室高电压、倒置 T 波和异常 Q 波。左心室高电压多在左胸导联。ST 压低和 T 波倒置多见于 Ⅰ、aVL、V_4 ～ V_6 导联。少数患者可有深而不宽的病理性 Q 波，见于导联 Ⅰ、aVL 或 Ⅱ、Ⅲ、aVF 和某些胸导联。此外，患者同时可伴有室内传导阻滞和其他各类心律失常。

3. 超声心电图　是临床最主要的诊断手段。心室不对称肥厚而无心室腔增大为其特征。舒张期室间隔厚度达 15 mm。伴有流出道梗阻的病例可见室间隔流出道部分向左心室内突出、二尖瓣前叶在收缩期前移、左心室顺应性降低致舒张功能障碍等。值得强调的是，室间隔厚度未达标不能完全排除本病诊断。静息状态下无流出道梗阻需要评估激发状态下的情况。

部分患者心肌肥厚限于心尖部，尤以前侧壁心尖部为明显，如不仔细检查，容易漏诊。

4. 心脏磁共振　CMR 显示心室壁局限性（室间隔多见）或普遍性增厚，放射性核素钆延迟增强扫描可见心肌呈片状强化，梗阻性 HCM 可见左心室流出道狭窄、SAM 征、二尖瓣关闭不全。

5. 心导管检查和冠状动脉造影　心导管检查可显示左心室舒张末期压力增高。有左心室流出道狭窄者在心室腔与流出道之间存在收缩期压力阶差，心室造影显示左心室变形，可呈香蕉状、犬舌状或纺锤状（心尖部肥厚时）。冠状动脉造影多无异常，对于排除那些有疑似心绞痛症状和心电图 ST-T 改变的患者有重要鉴别价值。

6. 心内膜心肌活检　可见心肌细胞肥大、排列紊乱、局限性或弥散性间质纤维化。心肌活检对排除浸润性心肌病有重要价值，用于排除淀粉样变、糖原贮积症等。

7. 基因诊断　HCM 的基因检测目前已较为成熟，可用于对常见致病基因突变的筛查。

（五）诊断与鉴别诊断

1. 诊断标准　根据病史及体格检查，超声心动图示舒张期室间隔厚度达 15 mm。近年来 CMR 越来越多用于诊断。如有阳性家族史（猝死、心肌肥厚等）更有助于诊断。基因检查有助于明确遗传学异常。

2. 鉴别诊断　鉴别诊断需要排除左心室负荷增加引起的心室肥厚，包括高血压心脏病、主动脉瓣狭窄、先天性心脏病、运动员心脏肥厚等。

此外，还需要排除异常物质沉积引起的心肌肥厚：淀粉样变、糖原贮积症；其他相对少见的全身疾病，如嗜铬细胞瘤、Fabry 病、血色病、心面综合征、线粒体肌病、Danon 病、遗传性共济失调。某些遗传代谢性疾病也可引起心肌肥厚，但常有其他系统受累表现有助鉴别。

（六）治疗

HCM 的治疗旨在改善症状、减少并发症和预防猝死。其方法是通过减轻流出道梗阻改善心室顺应性，防治血栓栓塞事件，识别高危猝死患者。治疗需要个体化。

针对流出道梗阻的药物主要有 β 受体拮抗剂和非二氢吡啶类钙通道阻滞剂。当出现充血性心力衰竭时，需要采用针对性处理。对房颤患者需要抗凝治疗。值得指出的是，对于胸闷不适的患者在使用硝酸酯类药物时需要注意排除流出道梗阻，以免使用后加重。

（1）减轻左心室流出道梗阻：β 受体拮抗剂是梗阻性 HCM 的一线治疗用药，可改善心室松弛，增加心室舒张期充盈时间，减少室性及室上性心动过速。非二氢吡啶类钙通道阻滞剂也具有负性变时和减弱心肌收缩力作用，可改善心室舒张功能，对减轻左心室流出道梗阻也有一定治疗效果，可用于那些不能耐受 β 受体拮抗剂的患者。由于担心 β 受体拮抗剂与钙通道阻滞剂联合治疗出现心率过缓和低血压，一般不建议合用。此外，丙吡胺能减轻左心室流出道梗阻，也是候选药物，但口干、眼干和便秘等心脏外副作用相对多见。

（2）针对心力衰竭的治疗：疾病后期可出现左心室扩大，左心室收缩功能减低，慢性心功能不全的临床表现。治疗药物选择与其他原因引起的心力衰竭相同，包括 ACEI、ARB、β 受体拮抗剂、利尿剂、螺内酯，甚至地高辛。

（3）针对房颤：HCM 最常见的心律失常是房颤，发生率达 20%。胺碘酮能减少阵发性房颤发作。对持续性房颤，可予 β 受体拮抗剂控制心室率。除非禁忌，一般需考虑口服抗凝药治疗。

（4）Mavacamten（原 MYK-461）：是一种口服小分子药物，心肌肌球蛋白重链 ATP 酶的选择性变构调节剂，可以调节心肌收缩力和心肌细胞能量代谢。临床研究显示，Mavacamten 能减少有症状的 HOCM 患者运动后左心室流出道压力阶差。2016 年，Mavacamten 获得美国 FDA 孤儿药认定，用于治疗症状性、梗阻性肥厚型心肌病。

三、限制型心肌病

限制型心肌病（restrictive cardiomyopathy，RCM）是以心室壁僵硬度增加、舒张功能降低、充盈受限而产生临床右心衰症状为特征的一类心肌病。患者心房明显扩张，但早期左心室不扩张，收缩功能多正常，室壁不增厚或仅轻度增厚。随着病情进展，左心室收缩功能受损加重，心腔可以扩张。排除某些有特殊治疗方法的病例，确诊后 5 年生存期仅约 30%。

（一）病因与分类

RCM 属于混合性心肌病，约 50% 为原发性，包括肌节蛋白、肌间蛋白突变所致；另 50% 为病因清楚的特殊类型，其中最多的为淀粉样变。

本病分为累及心肌和心内膜心肌两大类，其中累及心肌可以分为 3 类：①非浸润性：包括特发性 RCM，部分可能属于和其他类型心肌病重叠的情况，如轻微扩张型心肌病、肥厚型 / 假性 HCM，病理改变以纤维化为特征的硬皮病等；②浸润性：细胞内或细胞间有异常物质堆积，常见的疾病包括淀粉样变性、结节病、戈谢病、类肉瘤等；③贮积性：血色病、糖原贮积症、Fabry 病等。心内膜心肌受累包括病理改变与纤维化有关的心内膜弹力纤维增生症，高嗜酸细胞综合征，放射性、蒽环类药物中毒，以及类癌样心脏病和转移性癌等。

（二）病理解剖与病理生理

限制型心肌病是以单侧或双侧心室充盈受限、舒张期容积减小为特征的心肌病。大体上，室壁厚度基本正常，心室内膜纤维性增厚，可达 2 ～ 3 mm，呈灰白色，心腔狭窄。心尖部病变较重，向上蔓延，可累及二尖瓣或三尖瓣，导致瓣膜关闭不全。组织学上，心内膜纤维组织增生伴玻璃样变性和钙化，可形成附壁血栓。心内膜下的心肌细胞常有萎缩和变性，故又称之为心内膜心肌纤维化。这些病理改变使心室壁僵硬、充盈受限，心室舒张功能减低，心房后负荷增加使心房逐渐增大，静脉回流受阻，静脉压升高。

（三）临床表现

1. 症状　主要表现为活动耐量下降、乏力、呼吸困难。随病程进展，逐渐出现肝大、腹腔积液、全身水肿。右心衰较重为本病临床特点。

2. 体征　体格检查可见颈静脉怒张，心脏听诊常可闻及奔马律，血压低常预示预后不良。可有肝大、移动性浊音阳性、下肢可凹性水肿。

（四）辅助检查

1. 实验室检查　继发性患者可能伴随相应原发病的实验室异常，如淀粉样变性患者可能有尿本周蛋白。BNP 在限制型心肌病患者明显增高，而在缩窄性心包炎患者一般不会很高。

2. 心电图　心脏淀粉样变患者常常为低电压。QRS 波异常和 ST-T 改变在 RCM 较缩窄性心包炎明显。

3. 超声心动图　双心房扩大和心室肥厚见于限制型心肌病。心肌呈磨玻璃样改变常常是心脏淀粉样变的特点。心包增厚和室间隔抖动征见于缩窄性心包炎。

4.X 线片、CTA、CMR　胸片中见心包钙化，CT 和 CMR 见心包增厚提示缩窄性心包炎为可能的病因。CTA 见严重冠状动脉狭窄提示缺血性心肌病是心肌损害的可能原因。CMR 检查对某些心肌病有重要价值，如心肌内呈颗粒样的钆延迟显像见于心脏淀粉样变性。

5. 心导管检查　与缩窄性心包炎病例相比，RCM 有以下 3 个特点：①肺动脉（收缩期）压明显增高（常超过 50 mmHg）；②舒张压的变化较大；③右心室舒张压相对较低（缩窄性心包炎达 1/3 收缩压峰值以上）等。

6. 心内膜心肌活检　相对正常的病理结果支持心包炎诊断。对于心脏淀粉样变性和高嗜酸细胞综合征等具有确诊的价值。

（五）诊断与鉴别诊断

1. 诊断　根据运动耐力下降、水肿病史及右心衰等临床症状，如果患者心电图肢导联低电压、超声心动图见双房大、室壁不厚或增厚、左心室不扩大而充盈受限，应考虑RCM。

心脏淀粉样变的心脏超声显示心室壁呈磨玻璃样改变。其他引起 RCM 的全身疾病包括血色病、结节病、高嗜酸细胞综合征、系统性硬化症等。病史中需要询问放射史、放疗史、药物使用史等。

2. 鉴别诊断　应排除缩窄性心包炎，两者的临床表现及血流动力学改变十分相似。缩窄性心包炎患者以往可有活动性心包炎或心包积液病史。查体可有奇脉、心包叩击音。胸部 X 线有时可见心包钙化。超声心动图有时可见心包增厚、室间隔抖动征。而 RCM 常有双心房明显增大、室壁可增厚。CMR 可见部分室壁延迟强化。心导管压力测定有助于和缩窄性心包炎的鉴别。心内膜心肌活检有助于发现 RCM 的继发病因。

（六）治疗

原发性 RCM 无特异性治疗手段，主要为避免劳累、呼吸道感染等加重心力衰竭的诱因。此外是针对心力衰竭的常规治疗，包括利尿、β 受体阻滞剂等。地高辛和 RASI 需要慎用，可能会引起心律失常或低血压。该病引起的心力衰竭对常规治疗反应不佳，往往成为难治性心力衰竭。对于继发性 RCM，部分疾病有针对病因的特异性治疗。

四、致心律失常性右室心肌病

致心律失常性右室心肌病（arrhythmogenic right ventricular cardiomyopathy，ARVC）是一种以心律失常、心力衰竭及心脏性猝死为主要表现的非炎性、非冠状动脉心肌疾病，是 35 岁以下人群发生室性心律失常和心脏性猝死的主要原因。由于右室心肌细胞被脂肪或纤维脂肪组织进行性取代，致使右室弥漫性扩张、收缩运动减弱。病变好发于右室流出道、心尖部及右室下膈部的"发育不良三角"，也可见于整个右心室。研究报道左心室也可受累，5% 为左心室单独受累，56% 为双心室受累。一般人群的患病率为 1/2000 ～ 1/1000。在青年人群中男女患病率之比约为 27 : 1。

（一）病因与分子遗传学

ARVC 常表现为家族性，家族性发病占 30% ～ 50%，已发现了 ARVC 的 2 种遗传方式：一种是常染色体显性遗传，最为常见；另一种是常染色体隐性遗传，是心脏皮肤综合征的一部分表现。家系研究已经证实的致病基因有 PG、PKP2、DSP、DSC2、DSG2、RYR-2、TGF-β3、DES、TMEM-43、CTNNA3、PLN 等，大多为细胞连接蛋白基因，其中前 5 种为桥粒蛋白基因。炎症反应在 ARVC 的发病中起相当大的作用，显示约 2/3 的 ARVC 患者心肌细胞内存在散发或弥漫性炎性细胞浸润。此外，多项研究明确显示运动是重要且非常强烈的环境刺激，在该病的发生过程中起到关键作用。ARVC 发生室性心律失常可能涉及多种机制，通常认为常见的持续单形性室性心动过速是由于纤维脂肪组织替代了心肌细胞，产生了折返所致。

（二）病理解剖和病理生理

致心律失常性右室心肌病又称右室心肌病，是以脂肪纤维组织进行性替代右室心肌为特征的心肌病。大体上，典型病变表现为右心室增大，心腔扩张，肌壁内局限性或弥漫性黄色脂肪浸润，室壁变薄，可伴室壁瘤形成。早期病变主要累及右室流出道、心尖部和前下壁，后期累及整个右心室，或可累及左室壁和左心房。组织学上，右室心肌有不同程度的萎缩和消失，代之以纤维脂肪组织，残存的心肌细胞比例不一，可低至 50% 以下。部分病例可见灶状心肌细胞坏死伴炎症反应和纤维化。纤维脂肪化一般起始于右室心外膜下心肌，逐步扩大至心内膜下，心内膜心肌活检可用于辅助诊断。

（三）临床表现

ARVC 临床表现复杂多变，约 1/2 以上患者有不同程度心悸，1/3 患者发生过晕厥，近 1/10 的患者以恶性心脏事件为首发症状，家系患者中 1/2 左右可出现心脏性猝死，心力衰竭较为少见，发生率不足 1/10。ARVC 自然史分为 4 个阶段：①早期隐匿期，可能有轻微心律失常，但是有猝死风险，特别是在剧烈运动期间。②显性电紊乱期，可以有症状性室性心律失常伴有明显的右心室结构和功能异常。③右心室衰竭期，此时左室功能相对正常。④双心室衰竭期，在疾病晚期，左心室明显受累，表现为全心衰。

当出现下列情况之一者要考虑 ARVC 可能：①中青年患者出现心悸、晕厥症状，排除其他心脏疾病；②无心脏病史而发生心室颤动的幸存者；③患者出现单纯性右心衰竭，排除引起肺动脉高压的相关疾病；④家族成员中有已临床或尸检证实为 ARVC 患者；⑤家族成员中有心脏性猝死，尸检不能排除 ARVC；⑥无症状患者（特别是运动员）心脏检查中存在 ARVC 相应表现者。

本病的主要体征为右室增大，部分患者出现肺动脉瓣听诊区 S_2 固定分裂、相对性三尖瓣关闭不全收缩期杂音、右室 S_3 综合征等。

（四）辅助检查

1. 心电图   ARVC 心电图改变包括右胸导联复极、除极和传导障碍。

2. 动态心电图   可以显示有持续性或者非持续性室性心律失常情况，包括室性心动过速和室性期前收缩。

3. 超声心动图   包括右室扩大、右室局部无运动，运动障碍以及室壁瘤的表现。左心室也可以受累，表现与右心室病变相似。

4.CMR   可以测量右心室的形态和功能改变以及左心室受累情况，较超声心动图更为精确。

5. 心内膜心肌活检   是确诊 ARVC 的有效方法。

（五）诊断和鉴别诊断

1. 诊断   当前尚无针对 ARVC 的黄金检测标准，诊断主要依赖于一种评分系统。2010 专家小组诊断标准推荐，确诊 ARVC 至少需要 2 个主要标准，或者 1 个主要加 2 个次要标准，抑或 4 个不同类别的次要标准。临界诊断需要符合 1 项主要标准和 1～3 个不同项目中的次要标准。对于 ARVC 先证者的所有一级和二级亲属，均应进行同样的无创性评估。

2. 鉴别诊断   需要与以下疾病进行鉴别：特发性右室流出道室性心动过速、右室心肌梗死、瓣膜病、左向右分流、Brugada 综合征、侵犯右心室的扩张型心肌病，以及其他先天性疾病，如 Ebstein 畸形和 Uhl 畸形等。

（六）治疗

目前 ARVC 的治疗为姑息性，尚无根治性治疗。治疗有以下几种：生活方式改变、药物治疗、ICD、导管消融和心脏移植。

1. 危险分层   ARVC 的危险分层很重要，但目前缺乏有效的方法。目前资料显示，年轻患者、过去发生过心脏骤停、快速血流动力学不稳定的室性心动过速、晕厥、严重的右室功能障碍、左心室受累以及家族中有少年猝死者预后较差。

2. 生活方式改善   ARVC 患者不应参与竞技性体育运动以及任何可导致心悸、晕厥先兆或晕厥症状的活动。

3. 药物治疗   抗心律失常药物治疗目前尚缺乏前瞻性对照研究，临床常常使用 β 受体阻滞剂，如果无效，可以应用或加用胺碘酮以抑制室性心律失常。索他洛尔对于治疗室性心律失常的效果也较好，但需要监测 QTc 间期。

4.ICD   是目前唯一明确有效预防心脏性猝死的治疗措施。建议在高危患者，广泛右室功能异常、累及左室、多形性室速、晚电位、ε 波以及家族性心脏猝死史和青年 ARVC 患者中安装。

5. 射频消融　可以用于治疗 ARVC 室性心动过速，但成功率多数不到 50%，往往易复发或形成新的室性心动过速，因此不作为首选治疗措施。目前推荐仅在有经验的大中心应用。高危患者可以在安装 ICD 下行射频消融，以减少 ICD 放电次数，延长使用寿命。

以上治疗无效的终末期患者建议进行外科心脏移植治疗。

第三节　继发性、特殊类型心肌病

一、缺血性心肌病

缺血性心肌病（ischemic cardiomyopathy，ICM）是冠心病的一种特殊类型或晚期阶段，是指长期心肌缺血、缺氧导致心肌局限性或弥漫性纤维化，从而引起心脏收缩和 / 或舒张功能受损，出现心脏扩大或僵硬、充血性心力衰竭、心律失常等一系列临床表现的综合征。其临床表现与特发性扩张性心肌病相似。

（一）发病机制

长期慢性缺血导致患者心肌冬眠现象发生，在广泛冠脉狭窄、痉挛和毛细血管网病变的基础上可引起持久性的左心室功能障碍。心肌梗死后，梗死区心肌扩展变薄，导致心室明显的几何形状改变及心室扩大，最终引起进行性的心功能损害。

研究认为，心肌细胞凋亡是缺血性心肌病的重要细胞学基础。细胞凋亡与坏死共同形成了细胞生命过程中两种不同的死亡机制。心肌坏死是细胞受到严重和突然缺血后所发生的死亡，而心肌细胞凋亡是指程序性死亡，可以由严重的心肌缺血、再灌注损伤、心肌梗死和心脏负荷增加等诱发，并可能对 ICM 的发生和发展产生重要影响。此外，内皮功能紊乱可以促进患者发生心肌缺血，从而影响左心室功能。

（二）病理生理

ICM 的病理特点为心脏重量增加，心室壁厚薄交错不均，心脏四个腔均扩张，心脏呈球形，与特发性扩张性心肌病相似，存在心肌细胞坏死、残存的心肌细胞肥大、纤维化或瘢痕形成，以及心肌间质胶原沉积等现象。心室壁上既可有块状成片的坏死区，也可有非连续性多发的灶状心肌损害。

病理生理改变主要是缺血缺氧引起心肌细胞有氧代谢下降，糖酵解增强，乳酸、磷酸盐和脂质大量堆积直接损害心肌，导致心肌细胞酸中毒，使心肌收缩蛋白对钙离子的敏感性下降，心肌舒张和收缩功能障碍。心肌细胞的纤维化导致室壁顺应性及心肌收缩力下降，室壁运动普遍减弱，严重可引起充血性心力衰竭。心肌的纤维化，心肌间质的胶原沉积直接累及心脏起搏和传导系统；缺血缺氧还可导致心肌细胞膜对离子通透性改变，钠泵失活，共同引起心肌细胞除极和复极异常，使得心脏冲动的形成和传导出现异常，引起严重的心律失常。若缺血缺氧持续存在，将导致心肌不可逆损害。

（三）临床表现

根据患者不同表现，将缺血性心肌病分成充血型缺血性心肌病和限制型缺血性心肌病。其临床表现分别类似扩张型心肌病和限制型心肌病。

1. 充血型缺血性心肌病　充血型缺血性心肌病占缺血性心肌病的绝大部分。多见于中老年人，男性多发。主要临床表现如下：

（1）心绞痛：心绞痛是缺血性心肌病患者常见的临床症状之一。患者多有明确的冠心病病史，并且绝大多数有 1 次以上心肌梗死病史。但心绞痛并不是心肌缺血患者的必备症状，有些患者也可以仅表现为无症状性心肌缺血，始终无心绞痛或心肌梗死的表现。在这类患者中，无症状性心肌缺血持续存在，对心肌的损害也持续存在，直至出现充血型心力衰竭。患者心绞痛症状可能随着充血性心力衰竭的逐渐恶化而逐渐减轻甚至消失，仅表现为胸闷、乏力、眩晕或呼吸困难等症状。

（2）心力衰竭：心力衰竭往往是缺血性心肌病发展到一定阶段必然出现的表现。有些患者在胸痛发作或心肌梗死早期即有心力衰竭表现，有些则在较晚才出现。短暂心肌缺血，主要损伤早期舒张功能；长期反复心肌缺血，引起明显的晚期舒张功能异常。大多先出现左心室舒张功能不全，随着病情的发展，收缩功能也衰竭，然后右心也发生衰竭，出现相应的症状和体征。

（3）心律失常：可出现各种心律失常，这些心律失常一旦出现常持续存在，其中以期前收缩（室性或房性）、心房颤动和束支传导阻滞多见。在同一个 ICM 患者身上，心律失常表现复杂多变。

（4）血栓和栓塞：心室腔内形成血栓和栓塞多见于心室腔明显扩大者、房颤未抗凝治疗者及心排血量明显降低者。

2. 限制型缺血性心肌病　有少数患者的临床表现主要是以左心室舒张功能异常为主，而心肌收缩功能正常或仅轻度异常，类似于限制型心肌病的症状和体征，被称为限制型缺血性心肌病。患者常有劳力性呼吸困难和 / 或心绞痛，活动受限，也可反复发生肺水肿。患者可无心肌梗死病史，心脏常不扩大。患者左心室舒张末期容量增加，舒张末压升高，而射血分数仅轻度减少。

（四）辅助检查

1. 心电检查　心肌梗死患者心电图及动态心电图可见病理性 Q 波及缺血性 ST-T 改变，常有多种心律失常，以房性或室性期前收缩、心房颤动和束支传导阻滞多见。

2. X 线检查　可见心脏呈普遍性扩大，以左心室为主，可有肺淤血征象等。

3. 超声心动图　左心室舒张末期和收缩末期内径增大，以左心室扩大为主，室壁运动常呈多节段减弱、消失或室壁僵硬，有别于扩张型心肌病的普遍减弱，有时可见心腔内附壁血栓形成。

4. 核素心室造影及核素心肌灌注显像　可见心腔扩大、心功能不全，心肌显像可见多节段心肌放射性核素灌注缺损。

5. 心脏磁共振 CMR 可鉴别缺血性和非缺血性病因。ICM 典型 CMR 改变为延迟钆显像（LGE），LGE 区域可由内膜下直至透壁，与冠脉血流分布相匹配。

6. 冠脉造影或多层螺旋 CT 检查 常见多支冠脉病变。

（五）预后

本病预后不佳，心脏显著扩大特别是进行性心脏扩大、严重心律失常和射血分数明显降低为预后不佳的预测因素。死亡原因主要是进行性心力衰竭、心肌梗死、严重心律失常和猝死。

二、酒精性心肌病

酒精性心肌病（alcoholic cardiomyopathy，ACM）是指长期大量饮酒（WHO 标准：长期乙醇摄入量为女性 40 g/d，男性 80 g/d，饮酒时间超过 5 年），使心肌细胞变性，心脏扩大，心功能不全导致的一种获得性扩张型心肌病。戒酒后病情可自行缓解或痊愈。在西方国家，酒精是引起继发性非缺血性扩张型心肌病的主要原因之一。我国虽缺乏确切统计资料，但近年来临床报道增多。酒精性心肌病以中年男性多见，起病多较隐匿，晚期常表现为心脏扩大导致的各种心律失常、心力衰竭等，出现各种临床症状，是心源性猝死的常见原因之一。

（一）发病机制

酒精性心肌病的发病机制尚不明确，目前认为可能与以下因素有关。

1. 酒精及其代谢产物乙醛直接作用于心脏 干扰线粒体的呼吸，损害细胞膜的通透性，使膜屏障保护作用丧失，影响心肌细胞离子的跨膜转运。如使线粒体及肌质网的功能障碍，干扰线粒体 / 肌质网钙库释放钙离子，影响兴奋收缩耦联，抑制心肌收缩性；抑制钠泵，使细胞质钠离子 / 钙离子增加，引起心肌细胞膜除极和复极异常，导致心律失常的发生。

2. 营养障碍 长期饮酒可致 B 族维生素及叶酸不足造成维生素 B 的缺乏，是引起心肌病变的重要因素。

3. 含酒精饮料中的附加剂（如氯化钴）与酒精性心肌病的发生 有关钴可影响线粒体高能磷酸化物的利用，从而诱发心衰。

（二）病理

ACM 的组织学形态类似与扩张型心肌病，肉眼及镜下组织学无法区别，均为非特异性。主要有间质纤维化、心肌溶解、小冠状动脉异常以及心肌肥大等表现。电镜下可发现不规则增大的线粒体，内有含糖原的大型空泡。

（三）临床表现

临床表现多样化，起病隐匿，患者常无症状。30 ～ 55 岁男性多见，有长期饮酒史，平时无自觉症状，或仅表现为心悸、胸闷，严重者可以出现心力衰竭。

1. 胸闷 平时多无自觉症状，或仅表现为心悸、胸闷。除非同时伴有冠心病或主动脉狭窄，ACM 一般不会发生心绞痛，但可出现不典型心绞痛。

2. 血压改变　ACM 患者血压偏高多见，尤其是舒张压增高，而收缩压正常或偏低，可能与周围血管过度收缩有关。此点区别于缺血性心肌病。

3. 心律失常　可为早期表现，常见心房颤动，其次为心房扑动、频发室性期前收缩、房性期前收缩、心脏传导阻滞，甚至阿 - 斯综合征等。多发生于周末，假日大量饮酒后。

4. 心力衰竭　长期大量饮酒者常存在心功能轻度减退，严重者出现充血性心力衰竭，出现劳力性呼吸困难，甚至发生夜间阵发性呼吸困难或端坐呼吸。体检可有体循环淤血、心室扩大、相对性二尖瓣、三尖瓣关闭不全等临床。

5. 其他　长期大量饮酒可累及脑、神经系统、肝脏、骨骼肌等器官，出现相应症状。

（四）辅助检查

1. 心电检查　心电图及动态心电图可见多种心电异常（如各类期前收缩、心房颤动、传导阻滞及室性心动过速等），但不具特异性；此外还有 ST-T 改变、低电压，少数可见病理性 Q 波，多系心肌广泛纤维化所致。

2. 超声检查　超声心动图检查以 DCM 表现为主。腹部超声常提示酒精性肝硬化。

3. X 线检查　表现为心影普遍增大，合并心力衰竭时可有肺淤血、肺水肿甚至胸腔积液。随着治疗和戒酒，增大的心影可在短期内普遍缩小，动态 X 线检查有助于预后的判断。

4. 心脏磁共振　CMR 平扫与延迟增强成像（LGE）技术不仅可以准确检测心肌功能，而且能清晰识别心肌组织学特征（包括心脏结构、心肌纤维化瘢痕、心肌活性等），是诊断和鉴别心肌疾病的重要检测手段。

5. 实验室检查　血中碱性磷酸酶（ALP）、乳酸脱氢酶（LDH）及尿酸、甘油三酯升高，白蛋白减少，红细胞增多等表现。

6. 心内膜心肌活检　酒精性心肌病患者心肌活检中可发现磷酸肌酸激酶、乳酸脱氢酶及苹果酸脱氢酶等升高。

（五）诊断和鉴别诊断

1. 诊断标准　①ACM 符合 DCM 临床诊断标准；②诊断最重要的是长期大量饮酒史；③既往无其他心脏病病史；④戒酒 6 个月后 DCM 临床状态得到缓解。

2. 鉴别诊断　主要是与其他导致心肌扩张的疾病相鉴别，鉴别主要依靠病史，尤其是有无长期饮酒史。饮酒是导致心功能损害的独立危险因素，建议戒酒 6 个月后再做临床状态评价。

（六）治疗

治疗目的是阻断或逆转心肌损害，改善心功能；关键在于早诊断，早期彻底戒酒，早治疗。

戒酒是治疗 ACM 的关键，早期戒酒及标准化心衰治疗可以改善或逆转大多数 ACM

患者的心脏结构和功能，同时应补充补充维生素 B_1（20 mg，每日 3 次）。酒精性心肌损害所导致的心律失常、心力衰竭主要是对症治疗。常规治疗心力衰竭的药物有效，辅助运用改善心肌营养的药物。对长期饮酒患者立即戒酒出现的戒断综合征，给予密切观察，对症治疗。

（七）预后

酒精性心肌病预后关键在于早期彻底戒酒并积极治疗，可使病情改善。如未及时戒酒，ACM 患者的 5 年病死率可高达 40% ～ 50%。

三、克山病

克山病（Keshan disease，KD）是一种原因未十分明确的地方性心肌病，以心肌变性、坏死、瘢痕形成和心功能不全为特征。最早发现于我国黑龙江省克山县。克山病的流行呈明显的地区性、季节性和人群性。发病范围在中国北纬 21°～ 53°，东经 89°～ 135° 之间由东北到西南的一条宽阔的低硒地带，根据 2019 年 5 月 20 日发表在《中华地方病学杂志》的研究，我国克山病病情数据显示，病区内仍然有自然慢型克山病病例发生，研究依托 2014 年克山病监测和 2015、2016 年"十二五"终期评估项目，在河北、山西、内蒙古、辽宁、吉林、黑龙江、山东、重庆、四川、云南、陕西、甘肃 12 个省份的病区县进行，共检诊 171,838 人，检出克山病患者 749 例，检出率为 43.6/ 万。在北方急性克山病主要发生在冬季（11 月至次年 2 月），西南各省的慢性和亚急性则发生在夏秋季（6 月至 8 月）。克山病发病患者群以农业人口为主，发生在自给自足的地域，多为育龄女性和儿童。最新的流行病学调查显示，克山病的患病率，为 2.21%，其中慢性克山病为 0.50%，潜在克山病为 1.71%；克山病在女性患者中患病率较高，为 2.20%，男性为 1.98%。随着我国经济的快速发展，病区生活水平的提高，克山病的发病已得到基本控制。

（一）发病机制

其发病机制可能与地球化学因素（低硒、低钙和蛋白质不足）和生物因素（病毒感染、真菌中毒）有关。

1. 地球化学因素

（1）硒缺乏：是克山病的基本致病因素。克山病高发区水土中化学元素含量异常，硒缺乏及硒与钼、镁、锰等微量元素间的平衡失调可能与克山病的发病有关，但不是唯一因素。

（2）饮食中营养物质缺乏：是克山病较为重要的致病因素之一，补硒后发病率虽下降，但不能预防潜在型克山病的发生。在蛋白质中，硒以硒 - 氨基酸形式存在，硒与蛋白质含量正相关，所以某些氨基酸的缺乏可能影响机体对硒和蛋白质的利用。克山病高发区人群中维生素 E 含量较低，抗氧化能力下降，也可能与克山病发病有关。

（3）一氧化碳中毒：北方地区冬季烧炕取暖，易致一氧化碳中毒可作为该病的诱发条件引起心肌缺氧，加重心肌损伤，可能也与克山病发病有关。

2. 生物因素

（1）病毒感染：克山病可能与某些嗜心肌肠道病毒感染（尤其是柯萨奇病毒）有关，可能是心肌炎的一个亚型。

（2）免疫损伤：克山病心肌组织中有 IgG 沉积。克山病患者血清中可检测出抗心肌抗体，其抗核抗体和免疫复合物滴度明显增高。

（3）膜氧化损伤：有学者认为克山病是以心肌线粒体膜氧化损伤为主要特征的一种地方性心肌线粒体病。硒缺乏及营养物质缺乏使酶类生成异常或不足，其中包括超氧化物歧化酶（SOD）等氧自由基清除剂，机体内氧自由基生成增多导致膜氧化损伤，并且膜抗氧化能力下降，引起心肌线粒体病。

（二）病理

主要病理变化为心肌实质变性、坏死和瘢痕形成。病变主要在心内膜下心肌层，而心内膜和心外膜变化不明显。心肌层呈灰白色或灰黄色病变，乳头肌或肉柱呈虎斑样花纹。以乳头肌、左室和室间隔病变较为严重。亚急型心肌病变以中外层较为明显。

（三）临床表现

根据病程长短和起病缓急，结合自觉症状，克山病分为 4 型：急型、亚急型、慢型和潜在型。其中，急型和亚急型类似于急性心肌炎，慢型类似于 DCM。近年来多数北方病区已无急型和亚急型病例发生。

1. 急型　急型克山病多发生在冬季，起病急、变化快，常在寒冷、劳累、呼吸道感染等诱因下发病。患者常以恶心、呕吐、呼吸困难及头晕等为主要症状。心源性休克约占急型的 75%，重症者可在几小时内死亡。体检多数患者有心脏扩大、奔马律、水肿及休克等表现。此型常合并严重心律失常，表现为室性心律失常及房室传导阻滞，部分可出现阿 - 斯综合征；少数表现为急性左心衰竭、心源性休克、心律失常。若患者肝大及水肿持续超过 3 个月以上，则提示转为慢型。

2. 亚急型　亚急型克山病常发生在 2～5 岁儿童，多发于夏、秋两季。病情进展慢，常以周身水肿、精神不振、食欲欠佳为主要表现，在症状出现后 1 周发生慢性心力衰竭。少数患者可有心源性休克，体检可见水肿、心脏扩大、心律失常，常伴有肝大。若病情持续 3 个月不缓解即转为慢型。

3. 慢型　慢型克山病病情进展缓慢，可逐渐发病，亦可由其他型过渡而来，主要表现为慢性充血性心力衰竭，可有心脏扩大、呼吸困难、水肿、肝大及各种心律失常，还可发生慢性心力衰竭的并发症。另外，还可发生脑、肾、脾和肠系膜等处栓塞。若出现急性心源性休克的症状和体征时，称为慢型急性发作。

4. 潜伏型　心脏处于代偿状态，隐匿性发展。发病时间不明确，可无自觉症状，部分患者活动后出现头晕、胸闷及呼吸困难。心电图可出现心律失常或 ST-T 改变。

（四）辅助检查

1. 心电检查　克山病的心电图改变复杂且多变，几乎所有患者均有心电图异常。同一患者可有多种异常并存，主要包括心肌损害、传导阻滞和异位心律三大类。心电图异常取决于心肌病变的范围、程度和部位等。

2. X线检查　可见不同程度心脏扩大，以左心室为主，左房也可有不同程度增大。不同程度肺淤血和肺水肿征象。

3. 超声心动图　克山病的超声改变类似扩张型心肌病，主要表现为心房、心室腔扩大和室壁运动减弱。特征性改变为近心尖部室壁变薄更加明显，搏动减弱和收缩功能受损明显，而左室上部则变化不明显。

4. 实验室检查　多为非特异性改变，如肝功能、抗心肌抗体，抗核抗体改变等。

5. 心肌活检　主要表现为心肌线粒体数目增多、变性和形态怪异，髓样小体形成；其次为肌原纤维丢失，肌质网扩张，细胞质膜改变等。

（五）诊断与鉴别诊断

1. 诊断原则　①在克山病病区连续生活≥6个月，具有克山病发病的时间、人群特点；②主要临床表现为心肌病或心功能不全，或心肌组织具有克山病的病理解剖改变；③排除其他心脏疾病，尤其是其他类型心肌疾病。

2. 诊断标准　符合克山病诊断原则，具备以下①～③中任何1条，并同时符合④～⑧中任何1条或其中1项表现，即可诊断为克山病：①心脏扩大；②急性或慢性心功能不全的症状和体征；③快速或缓慢性心律失常；④心电图改变：房室传导阻滞、束支传导阻滞（不完全右束支传导阻滞除外）、T波和/或ST段改变、Q-T间期明显延长、多发或多源性室性期前收缩、阵发性室性或室上性心动过速、心房颤动或心房扑动、P波异常（左、右房增大或两房负荷增大）；⑤胸部X线改变：主要表现为不同程度的心脏增大、搏动减弱、肺淤血、间质水肿或合并肺泡水肿；⑥超声心动图改变：主要表现为左房、室内径扩大、LVEF降低、室壁运动呈弥漫或节段性运动障碍、二尖瓣血流频谱A峰＞E峰等；⑦心肌损伤标志物检查：血清肌钙蛋白I（或T）升高，血清肌酸激酶同工酶（CK-MB）含量升高；⑧病理解剖改变：尸检心脏或移植手术置换下的心脏主要病变为心肌变性、坏死及其后的修复和重构。

3. 鉴别诊断　在与以下心脏病鉴别时，克山病的流行病学特点是最重要的。

（1）动脉粥样硬化性心脏病：本病大多数有典型心前区疼痛和心电图改变，多见于40岁以上者，常伴高血压、高血脂，而克山病以贫穷农村地区居多。

（2）病毒性心肌炎：本病与急性或亚急性克山病有许多相似之处，但病毒性心肌炎一般有原发病史如急性感染（病毒或病菌）。如风湿热，有不同程度的发热，无地方性流行趋势，也无季节性。

（3）扩张型心肌病：慢性克山病为全心扩大，无室壁肥厚，室间隔较正常薄，左心室下（近心尖）功能明显减弱。而扩张型心肌病以左心室腔扩大为主，左心室功能弥漫性减弱。流行病学史不同，克山病有明显的地区性，主要分布在我国低硒地带上，大部分为农业人口中的生育期妇女及断乳后的学龄前儿童；具有明显的季节性；可合并大骨节病、地方性甲状腺肿等疾病。扩张型心肌病无地区性及人群选择性。

（4）心包炎：本病体格检查有奇脉，X 线检查心影向两侧对称性扩大，心缘各弓境界不清，超声心动图显示心包腔内有积液。

（六）治疗

治疗原则：本病应采用综合治疗，抢救心源性休克，控制心衰和纠正心律失常等。克山病急型治疗可参照急性重症心肌炎的救治，亚急型治疗类似可参照急性心肌炎的治疗，慢型治疗可参照 DCM 的长期治疗。

（七）预后

急型克山病的病死率高，如能早期干预则能很大程度挽救生命。亚急型和慢型心脏明显扩大，可急性发作，亦可猝死，部分可转为潜在型。潜伏型可急性发作，也可渐转慢型克山病。

第四节　心肌炎

心肌炎（myocarditis）是心肌的炎症性疾病，以心肌细胞坏死和间质炎性细胞浸润为主要表现。该病起病急缓不一，轻者可无明显自觉症状，少数重者可呈暴发性导致急性泵衰竭或猝死。病程多呈自限性，但部分也可进展为扩张型心肌病。

一、病因

根据病因一般分为感染性心肌炎和非感染性心肌炎两大类。感染性心肌炎的病原微生物为病毒、细菌、真菌、螺旋体、立克次体和寄生虫等。

1.感染性　病毒感染是心肌炎最常见的病因。病毒性心肌炎最常见的病原是柯萨奇 B 组病毒，占 30% ～ 50%；其次是埃可病毒、细小病毒 B-19 和腺病毒。此外，巨细胞病毒、风疹病毒、虫媒病毒、脑炎病毒、肝炎病毒、人类免疫缺陷病毒、流感病毒、脊髓灰质炎病毒和 Epstein-Barr（EB）病毒等 30 余种病毒都能引起心肌炎。寄生虫感染中最常见的病原是克鲁斯锥虫，其可导致恰加斯（Chagas）病。该病主要流行于中、南美洲，又称美洲锥虫病，其慢性期常合并心肌损伤。大多数细菌感染偶尔可通过直接侵入和脓肿形成累及心脏，更常见的是在严重感染和脓毒血症中通过全身炎症反应造成心肌损伤。

2.非感染性　病因包括药物、毒物、放射、结缔组织病、血管炎、巨细胞心肌炎和结节病等。药物性心肌炎是由于药物对心肌的毒性作用引起的心肌症损伤。巨细胞性心肌炎是一种罕见的进行性进展的心肌疾病，其发病机制可能与自身免疫反应相关，该病病程发展迅速，预后极差。嗜酸性粒细胞性心肌炎是一种罕见的由嗜酸性粒细胞浸润导致的弥漫性或局灶性心肌炎，其病因包括嗜酸性粒细胞增多症、吕弗勒心内膜炎（Loffler´s endocarditis）和热带心肌心内膜纤维化等。

二、发病机制

病毒性心肌炎的发病机制主要包括病毒的直接作用和机体对病毒的免疫反应。①病毒的直接作用：病毒侵入心肌细胞进行复制，直接引起心肌细胞变性、坏死或凋亡。②机体对病毒的免疫反应：在病毒感染早期（感染后 3～9 d），针对病毒抗原的杀伤性 T 细胞释放穿孔素和颗粒酶，介导心肌细胞损伤。在病毒感染后 7～14 d，随着心肌细胞破坏、宿主自身蛋白抗原的降解和释放，抗原特异性的辅助性 T 细胞逐渐浸润心肌，在清除病毒和被感染心肌细胞的同时，也对非感染细胞造成损伤。自身反应性的辅助性 T 细胞异常激活，释放细胞因子，辅助 B 细胞产生抗心肌抗体。抗心肌抗体通过诱导能量代谢障碍、细胞毒性反应和心肌细胞的钙超负荷等作用进一步损伤心肌细胞。

三、病理

心肌炎是由各种原因引起的心肌局限性或弥漫性炎症性病变，有时伴心外膜或心内膜受累，部分病例的病理改变与扩张性心肌病很难鉴别。1%～2% 的常规尸解病例伴有局限性心肌间质炎症细胞浸润，临床意义不明。不同原因导致的心肌炎具有不同的形态学特点。

1. 病毒性心肌炎（viral myocarditis）　　病毒性心肌炎是由柯萨奇病毒、埃可病毒和腺病毒等嗜心肌病毒感染引起的非特异性心肌间质炎。病毒直接或通过 T 细胞介导的免疫反应损伤心肌细胞并引起炎症反应。大体上，心脏体积略大或无明显变化。光镜下，早期可见心肌细胞变性和坏死，心肌间质水肿及中性粒细胞浸润；随后代之以淋巴细胞和单核细胞为主的炎症细胞浸润，伴肉芽组织增生；后期可发生心肌间质纤维化、心肌细胞代偿性肥大和心腔扩张。病变可累及传导系统，导致不同程度的心律失常。病变可累及心包，称之为心包心肌炎，可以导致胸痛等症状。

2. 细菌性心肌炎（bacterial myocarditis）　　细菌性心肌炎可由白喉杆菌、沙门菌属、链球菌、结核杆菌、肺炎链球菌和脑膜炎双球菌等引起。组织学上，肌壁可见多灶性分布的小脓肿，脓肿灶内心肌细胞变性、坏死，大量中性粒细胞浸润及脓细胞形成。心肌间质被以中性粒细胞为主的炎症细胞浸润。

3. 免疫反应性心肌炎（myocarditis due to immune-mediated reactions）　　免疫反应性心肌炎主要见于变态反应性疾病，如风湿病、类风湿关节炎、系统性红斑狼疮等；也可由药物过敏引起，如磺胺类、青霉素、抗癫痫药等。组织学表现为间质性心肌炎，心肌间质和血管周围被炎症细胞浸润，主要为嗜酸性粒细胞、淋巴细胞和单核细胞，偶见肉芽肿。心肌细胞可出现不同程度的变性和坏死。

4.孤立性心肌炎（isolated myocarditis）　孤立性心肌炎原因不明，故又称为特发性心肌炎（idiopathic myocarditis）。根据其形态学特征，分为以下两种类型：

（1）弥漫性间质性心肌炎（diffuse interstitial myocarditis）：组织学上，心肌间质小血管周围较明显炎症细胞浸润，主要为淋巴细胞、浆细胞和单核巨噬细胞浸润。心肌细胞很少发生变性和坏死。后期可以发生心肌间质纤维化和心肌细胞肥大。

（2）特发性巨细胞性心肌炎（idiopathic giant cell myocarditis）：组织学上，灶状心肌坏死伴肉芽肿形成。肉芽肿中央为红染无定形坏死物，周围环绕炎症细胞，主要为淋巴细胞、单核巨噬细胞、浆细胞和嗜酸性粒细胞，并有较多量朗格汉斯细胞。

四、临床表现

1.症状　病毒性心肌炎患者症状轻重不一，轻者可以完全无症状，重者甚至出现心源性休克及猝死。多数患者发病前 1～3 周有病毒感染的前驱症状，如发热、乏力、肌肉酸痛、恶心、呕吐、腹泻等症状，随后出现心悸、胸痛、呼吸困难、水肿等，甚至出现晕厥和猝死。

2.体征　常有心率增快，部分患者可闻及心律不齐、第三心音或奔马律。或有颈静脉怒张、肺部湿啰音、肝大和外周水肿等心力衰竭体征。重症患者可出现血压降低、四肢湿冷等心源性休克的体征。

五、辅助检查

1.心肌损伤标志物　可有 CK-MB、cTnI/T 等心肌损伤标志物水平的升高。虽然心肌肌钙蛋白诊断心肌炎的敏感性较高，但其特异性不高。部分存在心力衰竭的患者可有 BNP 或 NT-proBNP 升高，但对心肌炎的诊断不具有特异性。

2.抗心肌抗体检测　如有条件，可检测血清抗心肌抗体。抗心肌抗体的检测对心肌炎的治疗指导和预后评估具有一定价值。

3.非特异性炎症指标检测　急性期红细胞沉降率加快和 C 反应蛋白等非特异性炎症指标升高。

4.病毒血清学检测　仅对病因有提示作用，对病毒性心肌炎的诊断价值有限。

5.胸部 X 线检查　部分患者可见心影增大，有大量心包积液时可出现烧瓶样改变。合并明显心力衰竭的患者可见肺淤血或肺水肿的表现。

6.心电图　常见 ST-T 改变，包括 ST 段轻度移位和 T 波改变。合并急性心包炎的患者可表现为除 aVR 导联以外的多个导联 ST 段广泛抬高，少数可见病理性 Q 波。可出现各种类型心律失常，室性期前收缩和房室传导阻滞最为常见，也可出现束支传导阻滞。

7.超声心动图检查　可无明显异常，部分患者可显示左心室增大，弥漫性或局部室壁运动减弱，左心室收缩功能减低和舒张功能障碍，附壁血栓形成等。合并心包炎患者可见心包积液。

8.心脏磁共振（cardiac magnetic resonance，CMR）

对心肌炎诊断有较大价值。心肌炎的 CMR 诊断标准（Lake-Lousie 标准）提示临床疑似心肌炎且 CMR 检测应至少包含以下 2 项标准才符合心肌炎表现：①局部或全心心肌 T_2 加权成像信号强度增高，提示有心肌水肿；②应用钆增强的 T_1 加权成像显示心肌早期钆增强率增高；③应用钆增强的 T_1 加权成像显示，心肌至少有一处非缺血性局灶性病变延迟强化。对于不符合以上标准，但是症状新发且临床表现高度疑似心肌炎或只符合以上 1 项标准患者，可在初次 CMR 检查 1 ～ 2 周后复查 CMR。

9. 心内膜心肌活检（endo myocardial biopsy，EMB）

EMB 虽然是确诊心肌炎的"金标准"，但是并不推荐作为心肌炎患者的常规检查。EMB 除用于确诊本病外，还有助于病情及预后的判断。EMB 具有一定操作难度和风险，难以在大部分医院或心脏中心开展。EMB 取材较小，且不一定在最佳时期，其在心肌炎诊断中的敏感性欠佳。因此，拟行 EMB 应严格把握适应证。对于新发的不明原因的心力衰竭、伴 / 不伴有恶性心律失常、血流动力学不稳定、常规治疗反应差的患者经综合评估获益和风险后可考虑进行 EMB。对于轻症患者，一般不常规检查。

六、临床分型

1. 病毒性心肌炎的临床分型

（1）心律失常型：病毒感染后 1 ～ 3 周有轻度心前区不适、心悸，心电图可有室性和室上性期前收缩或心动过速、房室传导阻滞、ST-T 改变，心肌损伤标志物呈一过性升高，无心脏扩大和心力衰竭临床表现，经治疗于 1 ～ 2 个月内逐渐恢复。

（2）心力衰竭型：病毒感染后 1 ～ 3 周有乏力、心慌、呼吸困难等症状，心肌损伤标志物升高，发生心脏扩大和心力衰竭，可并发心律失常，部分患者演变为扩张型心肌病。

（3）急性重症型：病毒感染后 1 ～ 2 周内出现胸痛、心慌、呼吸困难，发生恶性心律失常、心力衰竭等临床表现，甚至出现心源性休克，心肌损伤标志物显著升高。此型病情凶险，部分患者表现为暴发性心肌炎，可在数日或数周内死于泵衰竭或严重心律失常。

（4）猝死型：死前无心脏病表现，常在活动中猝死，尸检证明有急性病毒性心肌炎。

（5）亚临床型：病毒感染后无自觉症状，心电图发现 ST-T 改变或房性期前收缩、室性期前收缩，数周之后这些改变自行消失或遗留心律失常。

2. 急性重症心肌炎的特点

急性重症心肌炎起病急骤、发展迅速、预后凶险，也称为暴发性心肌炎。其临床特点：①起病急骤发展迅速，可在数小时或 1 ～ 2 d 即出现急性心力衰竭、心源性休克、晕厥或猝死；②首发症状常为胸痛、气短、心悸、晕厥等；③在首发症状前 1 ～ 2 周有过发热、乏力、咳嗽、腹痛、腹胀、腹泻、呕吐等上呼吸道或消化道病毒感染的前驱症状。及时检查心电图非常重要，部分患者可表现为 ST 段抬高、T 波倒置、房性或室性心动过速、高度房室传导阻滞。当一个成年人突发胸痛、心电图多导联 ST 段抬高和血流动力学不稳定，行急诊冠状动脉造影正常或仅有慢血流，要警惕急性重症心肌炎的可能。急性重症心肌炎患者病情凶险，可在数日至数周内死于泵衰竭、急性呼吸衰竭或严重心律失常。部分患者经及时的积极救治也可以恢复。

七、诊断与鉴别诊断

1. 诊断标准

（1）病史和体征：在上呼吸道感染、腹泻等病毒感染症状后的 1～3 周内出现的心脏表现，如出现不能用一般原因解释的感染后严重乏力、胸闷、头昏、心音减弱、奔马律、心包摩擦音、心界扩大、心力衰竭或阿-斯综合征等。

（2）上述感染后 3 周内新出现的心律失常或心电图改变：①窦性心动过速、房室传导阻滞、窦房传导阻滞或束支传导阻滞。②多源、成对室性期前收缩，自主性房性或交界性心动过速，室性心动过速，心房或心室扑动或颤动。③两个以上导联 ST 段呈水平型或下斜型轻度下移或 ST 段抬高或异常 Q 波。

（3）心肌损伤标志：病程中 cTnI/T 或 CK-MB 明显升高。超声心电图、心脏磁共振或放射性核素检查提示室壁运动异常，左室收缩或舒张功能下降，心肌水肿等表现。

（4）病原学依据：①在急性期从心内膜、心肌、心包或心包积液中检测出病毒、病毒基因片段或病毒蛋白抗原。②血清病毒抗体：第二份血清中同型病毒抗体滴度较第一份血清升高 4 倍（2 份血清间隔 2 周以上）或一次抗体效价 ≥ 1：640 者为阳性。③病毒特异性 IgM ≥ 1：320 为阳性（按各实验室诊断标准，须在严格质控条件下）。

对同时具有第（1）（2）（3）条中任何 2 项，在排除其他原因心肌疾病后，临床可诊断急性病毒性心肌炎。如具有病原学依据中的第（1）项者可以从病原学上确诊急性病毒性心肌炎；如只有病原学依据中第（2）（3）者，在病原学上只能拟诊为急性病毒性心肌炎。对难以明确诊断者可长期随访，有条件时行心内膜活检进行病毒基因及病理检查。

2. 鉴别诊断　病毒性心肌炎引起的急性心肌损伤尤其要除外急性冠状动脉综合征，并且排除 β 受体功能亢进、心脏瓣膜病、甲状腺功能亢进症及影响心肌的其他疾病。

八、治疗

1. 病毒性心肌炎的基础治疗

（1）一般治疗：无心脏形态功能改变者，至少休息半月，1 个月内不参加重体力活动；有心脏扩大、严重心律失常的患者，急性期适当卧床休息，半年内不参加重体力活动。

（2）抗感染治疗：α- 干扰素和中药黄芪具有抑制病毒复制作用。存在呼吸系统细菌感染的患者，在治疗初期可给予抗生素治疗。

（3）保护心肌疗法：可应用维生素 C、辅酶 Q_{10}、曲美他嗪等药物营养心肌，改善心肌能量代谢。

（4）对症治疗：①发生急性心力衰竭患者，按心力衰竭常规治疗，如血压不低酌情给予利尿剂、血管扩张剂、ACEI/ARB/ARNI 和 β 受体阻滞剂等，必要时加用醛固酮受体拮抗剂。②完全性房室传导阻滞者，植入临时体外起搏器。二度以上房室传导阻滞、病态窦房结综合征患者，可短程应用地塞米松、甲泼尼龙等糖皮质激素静脉滴注，不能恢复者安装永久起搏器。③室性心律失常者，如血流动力学稳定主要以药物治疗为主，可考虑胺碘酮和 β 受体阻滞剂，急性期患者不推荐积极安装埋藏式心律转复除颤器（ICD）。

（5）康复指导：大多数患者经过适当治疗后康复，可以恢复正常人运动量。由于治疗不及时可能遗留心律失常后遗症，如果没有心脏结构和功能改变，可以恢复正常活动。少数患者由于心肌弥漫型炎症伴发急性心力衰竭，发生心脏结构改变，需要追踪随访，3个月内为急性期，10%～25% 患者将演变为扩张型心肌病。

2. 急性重症心肌炎治疗要点　　急性重症心肌炎（暴发性心肌炎）约占心肌炎患者的 10%，近期死亡率达 10%～50%。暴发性心肌炎的准确诊断和紧急救治是降低死亡率的关键。暴发性心肌炎发病时首先要与急性心肌梗死相鉴别，其治疗原则有如下 3 点：①尽快纠正血流动力学异常，维持正常心肌灌注和输出；②尽可能挽救受损心肌，降低死亡率；③尽量保证患者康复后有正常心脏功能。

（1）一般紧急治疗措施：吸氧、生命体征严密监护、休息。严格卧床休息，可以减轻心脏负荷。

（2）抗病毒治疗：抗病毒治疗主要用于疾病的早期。根据病原学结果可选择针对性的抗病毒药物如利巴韦林、更昔洛韦、阿昔洛韦、奥司他韦、帕拉米韦等。干扰素能够阻断病毒复制和调节细胞免疫功能。中药黄芪具有抗病毒、调节免疫功能，对干扰素系统有激活作用，大剂量时可能有正性肌力作用。

（3）免疫调节治疗和抗氧自由基损伤治疗：根据病情酌情静脉使用糖皮质激素、人免疫球蛋白和大剂量维生素 C。

（4）对症治疗：包括如下 3 种。①心源性休克的治疗：根据休克的原因进行治疗，暴发性心肌炎患者合并大量出汗、呕吐、腹泻等导致容量不足时，可适当补液，严格掌握补液量及补液速度，行血流动力学监测。纠正酸中毒和水、电解质平衡紊乱。应用血管活性药物升压、增加心肌收缩力、维持重要脏器灌注。②急性心力衰竭的治疗：控制出入量，必要时使用利尿剂，扩血管药物或正性肌力药；病情稳定后尽早给予抗心脏重构治疗。③严重心律失常和猝死的防治：A. 快速性心律失常。当出现室速、室颤、阿-斯综合征等导致血流动力学不稳定的恶性心律失常时采用紧急电复律，血流动力学稳定后可继续给予抗心律失常药物维持治疗。B. 缓慢型心律失常。高度房室传导阻滞者，使用临时起搏器植入，如长时间不能恢复者安装永久起搏器。

（5）机械辅助治疗：包括如下 4 种。①主动脉内球囊反搏（IABP）：对于血流动力学不稳定的暴发性心肌炎患者推荐尽早使用 IABP 进行治疗，可减少急性重症心肌炎血流动力学不稳定患者血管活性药物的使用，帮助患者渡过急性期。②体外膜肺氧合（ECMO）：在使用 IABP 仍然不能纠正或不足以改善循环时应立即启用 ECMO 或直接启用 ECMO 治疗。③呼吸支持：如存在呼吸功能障碍推荐尽早给予呼吸支持治疗，酌情使用面罩给氧或无创呼吸机辅助通气。如无创辅助通气效果不佳，尤其是呼吸衰竭伴有明显呼吸性和代谢性酸中毒并影响到意识状态的患者推荐使用人工机械通气。④血液净化及连续肾脏替代治疗（CRRT）：血液净化治疗的主要目的是持续过滤去除毒素和细胞因子。合并肾功能损伤时，更应早期积极使用。血液净化治疗还可以通过超滤减轻心脏负荷，保证体内水、电解质及酸碱平衡，恢复血管对血管活性药物的反应来治疗心力衰竭，对急性重症心肌炎患者有较大帮助。

第六章　心力衰竭

第一节　心力衰竭概述

一、基本概念

1. 心力衰竭（heart failure）　是指在足够静脉回流前提下，心脏的收缩和／或舒张功能下降，心排血量减少、组织器官灌流不足，不能满足机体正常代谢需要，伴肺循环和／或体循环淤血的临床、病理生理综合征。它包含下述 4 个方面的内容：①由于静脉回流量减少而导致的心脏泵血下降不属心力衰竭的范畴。②心脏泵血与机体代谢需要呈匹配关系，心脏泵血功能下降可以是绝对的，也可以是相对的，只要其不能满足机体代谢需要，均应认为有心力衰竭存在，前者称低心排血量心力衰竭，后者称高心排血量心力衰竭。低心排血量心力衰竭时心脏泵血功能绝对下降，是最常见的类型。高心排血量心力衰竭时，心脏泵血功能相对下降，其绝对值可以正常或者偏高，如甲状腺功能亢进症、动静脉瘘、脚气病、贫血、妊娠。③由收缩功能下降、EF ＜ 40%、心排血量减少造成的心力衰竭称为收缩性心力衰竭，亦称为 EF 减少性心力衰竭（heart failure with reduced ejection fraction，HFrEF）或收缩功能减退性心力衰竭；由舒张功能异常、EF ＞ 50%、心室充盈受限造成的心力衰竭称为舒张性心力衰竭，亦称 EF 保持的心力衰竭（heart failure with preserved ejection fraction，HFpEF）或收缩功能保持的心力衰竭。目前认为其占心力衰竭人群的一半，尤其多见于老年女性高血压患者。一般而言，心脏收缩功能下降大多伴有舒张功能下降，而心脏舒张功能下降并不一定伴收缩功能下降。39% ＜ EF ＜ 49% 为灰色区，目前称之为射血分数中间值心力衰竭（heart failure with midrange ejection fraction，HFmrEF），并且认为是心力衰竭的一个独立类型，临床上更接近 HFrEF。当心脏 EF ≤ 45% 而无心力衰竭临床表现者，既往称为无症状性心力衰竭，现在一律称之为无症状左心室收缩功能不全（asymptomatic left-ventricular systolic dysfunction，ALVSD）。④心力衰竭导致的前向灌注不足（前向衰竭）和后向淤血（后向衰竭）是心力衰竭临床表现的基础。前向衰竭是指心排血量减低，导致重要器官灌注减少及其引起的交感神经系统和肾素血管紧张素系统激活等导致水钠潴留、水肿。后向衰竭是指各种原因导致的右心室舒张压力升高，压力向周围静脉传递，表现为体循环淤血和水肿。

2. 充血性心力衰竭（congestive heart disease）　是指以肺循环淤血、体循环淤血、血容量负荷过重的表现为主要特征的心力衰竭。但是并非所有患者都同时有肺循环淤血、体循环淤血和容量负荷过重表现，少数患者可以出现低血容量表现，因此应用"心力衰竭"替代"充血性心力衰竭"（congestive heart failure，CHF）更为符合临床实际。

3. 心肌衰竭（myocardial failure）　指心肌的收缩性能下降，力 - 速度曲线、长度 - 张

力曲线和频率 - 张力曲线下移的病理生理现象。当心脏 EF ≤ 45% 时，可定义为心肌衰竭。心肌衰竭是心力衰竭的主要原因之一，但心肌衰竭并不总是伴心力衰竭，如 ALVSD 等。同样，心力衰竭并不总是伴心肌衰竭，如心脏突然超负荷（例如继发于急性感染性心内膜炎的急性主动脉反流）可在正常心肌功能状态时引起心力衰竭。

4. 心泵衰竭（pump failure） 指急性心肌梗死的急性心功能不全和心源性休克。坏死心肌达到 25% ～ 40% 即可引起心泵衰竭，坏死心肌超过 40% 者易发生心源性休克。由于心泵衰竭发病急，没有足够时间进行代偿，仅能依赖快速反应的神经内分泌调节以增加心室舒张末压来进行代偿，交感 - 肾上腺素系统的兴奋提高心率和心肌收缩力，但心肌的氧消耗大大增加，反而会加重心肌缺血、心肌损伤，恶化心泵衰竭，形成恶性循环。临床上值得注意的是，在急性心肌梗死时，由于心脏重建不完善，心脏扩张、肥厚都不明显，一般情况下 EF ＜ 45% 即可出现心泵衰竭。

5. 心功能不全（cardiac dysfunction） 目前大多数文献将"心功能不全"与"心力衰竭"看成是同义语，但是二者存在细微区别。心功能不全是指心脏的收缩和舒张下降到一定程度的病理生理状态，多用于动物实验模型中，而心力衰竭是指在心功能不全的基础上出现心力衰竭症状、体征等临床表现的临床综合征，所以"心力衰竭"一词多用于临床患者。心脏收缩功能不全可伴或者不伴心力衰竭临床表现。心脏收缩功能不全概念的内涵与心肌衰竭概念内涵相似，但是"心脏收缩功能不全"一词应用更为广泛。心脏舒张功能不全目前尚无统一的界定，故临床上多称为心脏舒张功能障碍。舒张性心力衰竭（HFpEF）必须包括心脏舒张功能障碍和心力衰竭的临床表现，否则只能称为心脏舒张功能障碍。

二、临床病理生理学

（一）病因

从临床治疗靶点角度来看，引起心脏损伤、心脏重建、心力衰竭的病因可分为基本病因、继发损伤因素和诱因三大类。

1. 基本病因 是指引起心脏损伤的初发因素，或者称为原发因素。基本病因可进一步分为原发性心肌损害、心脏负荷过重和遗传缺陷三大类。

（1）原发性心肌损害是引起心力衰竭最常见的原因：①心肌缺血和 / 或心肌梗死是心力衰竭最常见的原因之一，见于冠状动脉粥样硬化性心脏病、冠状动脉栓塞和冠状动脉炎等。②心肌疾病见于各类型心肌炎和心肌病，其中病毒性心肌炎和原发性扩张型心肌病较常见。③心肌代谢障碍见于糖尿病性心肌病、维生素 B 缺乏症、甲状腺功能亢进症等。

（2）心脏负荷过重：①后负荷（压力负荷）过重指心脏在收缩时所承受的阻抗增加。左心室后负荷过重常见于高血压、主动脉瓣狭窄；右心室后负荷过重见于肺动脉高压和肺动脉瓣狭窄等。②前负荷（容量负荷）过重指心脏舒张末期所承受的容量负荷增加，见于心脏瓣膜关闭不全、心脏水平和 / 或血管水平左向右分流及高动力循环状态。左心室前负荷过重见于主动脉瓣关闭不全、二尖瓣关闭不全、右向左或左向右分流的先天性心脏病；

右心室前负荷过重见于房间隔缺损、肺动脉瓣关闭不全、三尖瓣关闭不全；双心室前负荷过重见于慢性贫血、甲状腺功能亢进症、动静脉瘘等高动力循环状态。

（3）遗传因素：分为基因突变和基因多态性，前者多数为单基因遗传疾病，是先天性心肌损伤的直接因素，后者为遗传易感性，在后天心脏损伤因素共同作用下引起心力衰竭。许多心力衰竭患病与遗传因素有关。

2. 继发心脏损伤因素　是指继发于心脏基本病因初发损伤后，器官及整体水平的过代偿因素。心肌初始损伤后果：①严重者直接引起急性心力衰竭，如大面积急性心肌梗死；②较轻者通过心脏器官水平代偿可以暂时维持心室泵血和／或充盈功能，此时不激活全身神经内分泌系统；③当通过心脏器官水平代偿不能满足机体代谢需要时，则需要调动机体整体水平的代偿机制，以暂时维持心脏泵血和／或充盈功能，满足机体代谢需要。

机体整体水平的代偿机制是一把双刃剑，一方面可以临时增加心脏泵血和／或充盈功能，另一方面这些也是促进心肌损伤的因素。拮抗神经内分泌系统过度激活是目前慢性心力衰竭药物治疗获益的主要靶点。

（1）神经内分泌系统过度激活：如肾素 - 血管紧张素 - 醛固酮系统（RAAS）激活、交感神经儿茶酚胺系统激活等。

（2）其他器官系统功能改变：如肾脏水钠潴留、容量负荷增加等。

3. 诱因　凡是能够增加心脏负担、抑制心脏泵血和／或充盈功能的因素都可作为心力衰竭的促发因素。这些因素往往是心力衰竭发生、发展过程中附加的，而且绝大多数是可以通过治疗消除的因素。

（1）心脏负荷增加：静脉输液过多过快，钠摄入过多，过度体力活动或情绪激动等。

（2）心律失常：快速心律失常和缓慢心律失常均可诱发心力衰竭，如心房颤动、室上性心动过速、室性心动过速、严重的窦性心动过缓、房室传导阻滞等。

（3）治疗不当：不恰当地应用有负性肌力的药物，如 β 受体阻滞剂、钙拮抗剂；不恰当停用利尿剂或降压药。

（4）合并其他疾病或原有疾病突然加重：感染是心力衰竭最常见的诱发因素，尤其是呼吸道感染和感染性心内膜炎。此外，缺血加重或心肌梗死、心衰长期卧床致肺栓塞、风湿活动、甲状腺功能亢进症、甲状腺功能减退症、贫血和水、电解质、酸碱平衡紊乱等。

（二）临床病理生理

心力衰竭病理生理机制十分复杂，其中与治疗关系最密切的有：①血流动力学机制；②神经内分泌系统激活机制；③心室重建机制：负荷心肌病学说，能量饥饿机制；④心电重建机制等。有些变化既具有代偿意义，亦是心脏的损伤因素，各种变化间形成复杂的网络调节及互动关系。心力衰竭时，某些原有代偿机制减弱或消失，如 Frank-Starling 机制在心肌收缩性能正常时具有重要代偿作用，但心力衰竭时这种代偿作用明显减弱，甚至消失。

1. 心力衰竭的血流动力学变化

（1）射血分数降低的心力衰竭（HFrEF）：血流动力学改变以心脏收缩性能下降为主。①容量指标：包括射血分数（EF，正常 55%～75%）下降，每搏量（SV，正常 60～80 ml）下降，心排血量（CO，正常 4.5～6.0 L/min）下降，舒张末期容量（正常 125 ml）及收缩末期容量增加。容量指标主要反映心脏收缩功能，其中以 EF 最为敏感。一般收缩性心力衰竭 EF ≤ 40%。②压力指标：以左心室舒张末期压力升高最为特异。由于左心室舒张末期压力测量较困难，在无二尖瓣病变及肺静脉疾病的情况下，肺毛细血管楔压（pulmonary capillary wedge pressure，PCWP）可以间接反映左心室舒张末期压力。压力指标主要反映心脏的舒张功能，由于收缩功能下降必然伴有舒张功能下降，故压力指标亦可间接反映心脏的收缩功能。PCWP 的正常值为 6～15 mmHg，与左心房压接近。PCWP 小于 15 mmHg，心功能正常，一般无肺淤血；PCWP 在 15～25 mmHg，心功能在 Ⅱ～Ⅲ 级 /NYHA，肺淤血明显；PCWP 在 25～35 mmHg，心功能在 Ⅳ 级 /NYHA，间质性肺水肿，胸部 X 线可见 KerleyB 线；PCWP 大于 35 mmHg，心功能在 Ⅴ 级 /NYHA，有急性肺水肿表现。右心室压力指标变化的意义与左心室基本相同。

（2）射血分数保留的心力衰竭（HFpEF）血流动力学改变：以心脏舒张性能下降为主，舒张性心力衰竭时容量指标大多数正常或偏低，一般舒张性心力衰竭 EF ≥ 50%，主要是左心室和 / 或右心室舒张末期压力增高。

（3）外周阻力增加：由于神经内分泌系统过度激活，血管收缩和顺应性下降，心力衰竭时外周阻力增加。

（4）血流重新分布：当心排血量下降时，皮肤、骨骼肌及肾脏等器官血流量减少以保证脑、心的血流供应。

2. 神经、体液及细胞因子改变

（1）交感神经激活、体内儿茶酚胺浓度增加：心力衰竭患者交感神经和儿茶酚胺的激活，一方面通过正性肌力、正性频率及收缩血管作用维持心排血量、血压及血流重新分布，另一方面长期交感神经激活和体内儿茶酚胺浓度增加可能通过以下途径增加心力衰竭患者死亡率：①增加外周血管阻力；②诱发心律失常；③直接损伤心肌细胞等。此外，β 受体及受体后信号传递系统功能下调亦可能参与心力衰竭的发生发展。

（2）肾素 - 血管紧张素 - 醛固酮系统（RAAS）激活：由于心力衰竭时心排血量降低，交感儿茶酚胺系统激活，肾血流量减少，RAAS 激活。一方面可增强心肌收缩力、收缩血管、血流再分配引起水钠潴留从而增加心脏前、后负荷，以维持心排血量、血压，重要器官血流再分布，发挥代偿作用；另一方面，血管紧张素 Ⅱ 可在肌性成纤维细胞的介导下，促进心肌肥大及胶原合成，醛固酮刺激成纤维细胞合成胶原，使心肌间质纤维化。两者均能使血管平滑肌细胞增生，胶原合成增加，血管腔径变小，同时使内皮细胞合成一氧化氮（nitricoxide，NO）能力下降，共同作用使血管阻力增加。这些作用又使心力衰竭恶化。

（3）扩血管肽（vasodilator peptides）：心脏可分泌多种具血管扩张作用的肽类物质。

主要有心房利钠肽或称心钠素（atrial natriuretic peptide，ANP，或 atrial natriuretic factor，ANF）、脑利钠多肽（brain natriuretic peptide，BNP）和 C- 利钠肽（C-type natriuretic peptide，CNP）。ANP 主要储存在右心房，心房肌牵张时分泌 ANP。BNP 主要储存在心室肌，心室肌牵张时分泌 BNP。C- 利钠肽主要位于血管系统内，其生理作用尚不清楚。ANP、BNP 两者有较高的同源性，具有利钠、利尿、扩张血管、抑制肾素和醛固酮分泌等作用，是心力衰竭的重要代偿机制之一。BNP 已成为心力衰竭鉴别诊断和判断心力衰竭程度的一个重要生化指标。

（4）血管升压素（vasopressin）：即抗利尿激素（antidiuretic hormone，ADH），心力衰竭时心排血量降低，经神经反射作用刺激下丘脑分泌血管升压素，其具收缩血管、保水（抗利尿）作用，从而维持血压和增加血容量，是心力衰竭代偿机制之一。但若分泌过多，会造成稀释性低钠血症。

（5）缓激肽（bradykinin）：缓激肽的分泌与 RAAS 激活有关。心力衰竭时 RAAS 激活，缓激肽分泌增加，后者刺激内皮细胞分泌 NO，参与血管的舒张调节。

（6）内皮素（endothelin）：心力衰竭时血浆内皮素浓度明显增加，具有强烈的收缩血管和促进心肌细胞肥厚作用。

（7）肿瘤坏死因子 -α（tumor necrosis factor-α，TNF-α）：心力衰竭时心脏及血浆 TNF-α 增加，与心力衰竭程度正相关。转基因动物研究证明，心脏 TNF-α 过度表达时，动物可发生心肌炎、心脏扩大、心力衰竭，用 TNF-α 拮抗剂可防止这些现象的发生，提示 TNF-α 至少参与了心力衰竭的损伤过程。

（8）免疫系统激活：多种自身抗体出现，细胞因子分泌（释放）增加，如白细胞介素、细胞黏附因子等，其生物学与临床意义目前尚不清楚。

3. 心脏重构（ventricular remodeling）　在致病因素作用下，心脏的几何形态、心肌细胞表型、间质成分发生一系列改变和重组以及功能改变的病理与病理生理过程，称心脏重构。心脏重构以心室，尤其是左心室认识较充分。

（1）心脏重构的生物学及临床意义：既是器官水平的代偿机制，同时也是细胞水平的损伤机制，改善心脏重构即是保护心肌细胞。心脏重构的过程是心脏从代偿走向失代偿的过程，与疾病的进展有关，是长期预后的一项重要判断指标，亦是心力衰竭治疗的主要目标之一。

（2）心脏重构的原因及其结果：常见的有如上所述的心力衰竭基本病因、神经体液因素、心动过速、机械信号及其传递异常等。这些损伤因素经不同分子信号途径转入细胞内，引起心肌细胞肥大、变性、坏死、凋亡，引起间质胶原合成增加和其成分改变，心室壁肥厚或变薄，心肌纤维化、瘢痕形成等，同时心室腔几何形态发生变化，逐渐球形化。

（3）心脏重构临床观察指标：包括左心室收缩末期和 / 或舒张末期内径、容积，左心室收缩末期和 / 或舒张末期横径与长径比值，其比值越接近 1 说明球形化越明显，预后越差。心室壁厚度及运动协调性亦是心脏重构重要临床观察指标。

4.能量饥饿机制及负荷心肌病学说　心力衰竭的心肌处于能量饥饿状态。

（1）能量产生障碍：肥大衰竭心肌由于存在绝对或相对供血不足，与正常心肌细胞比较，衰竭心肌细胞脂肪酸 β 氧化能力下降，存在能量产生障碍。已在活体组织证明其高能磷酸键减少，心肌细胞内能量储存减少。

（2）能量利用转化障碍：肥大衰竭心肌肌凝蛋白 ATP 酶活性下降，不能有效地将高能磷酸键上的化学能转化成机械能以用于心脏做功，存在能量利用转化障碍。

目前关于改善能量代谢治疗心力衰竭尚未能找到有效的治疗靶点。

5.衰竭心肌分子生物学生物化学异常

（1）心力衰竭时心肌细胞表型改变：包括收缩蛋白、调节蛋白、各种酶类等。大多表现为向胎儿型同工体转变，如肌凝蛋白重链、肌凝蛋白轻链、肌钙蛋白 T、肌钙蛋白 I 及肌凝蛋白轻链激酶向胎儿型同工体转变等，从而使心肌收缩力下降。

（2）兴奋 - 收缩耦联异常：Ca^{2+} 是兴奋收缩耦联关键的中介物质。心力衰竭时，心肌细胞 Ca^{2+} 代谢障碍，表现为胞质收缩期 Ca^{2+} 峰浓度减低，舒张期胞质 Ca^{2+} 下降延迟，甚至不完全，造成收缩期心肌收缩力下降，舒张期心肌舒张不完全，顺应性下降。其原因主要是细胞膜 Ca^{2+} 通道、肌质网 Ca^{2+} 释放通道和两者上的 Ca^{2+} 泵及钠 - 钙交换器减少、功能减低。

6.心电重建与心律失常　心力衰竭患者几乎都有心律失常的发生，是其主要死因之一。与正常心脏比较，心力衰竭时离子通道谱，包括钠离子通道谱的表达发生了改变，导致心力衰竭时心电重建的发生，心电异质性明显增加，是恶性心律失常发生的分子基础。由于离子通道谱的表达发生了改变，故作用于离子通道的抗心律失常药物增加心力衰竭的死亡率。此外，由于心脏损伤因素和心脏重建可导致心室内传导阻滞，包括左、右束支传导阻滞和心室内弥漫性传导阻滞，从而引起心脏收缩不同步，后者是心脏再同步化（CRT）治疗的靶点。

第二节　慢性心力衰竭

一、临床流行病学及临床过程

（一）临床流行病学

慢性心力衰竭是大多数心血管疾病的最终归宿，也是最主要死亡原因。美国心脏病学会（ACC）和美国心脏学会（AHA）2005 年公布美国的心力衰竭患者约有 500 万，每年新增 55 万。我国无全国性的流行病学资料。根据国家心血管病中心 2018 年中国心血管疾病报告，2000 年中国 35 ～ 74 岁慢性心力衰竭患病率 0.9%（男性 0.7%，女性 1.0%），北方（1.4%）高于南方（0.5%），城市（1.1%）高于农村（0.8%），发病率随年龄增加而增加。住院死亡率 4.1%。死于心力衰竭的患者数目还在逐年上升，其原因与高血压、冠心病、糖尿病、肥胖及人口的老龄化有关。瓣膜病、先天性心脏病引起的心力衰竭逐渐减少。

（二）临床过程

慢性心力衰竭临床分为 A、B、C、D 四期：A 期是指患者只存在高血压、冠心病、糖尿病等心力衰竭易患因素，尚未引起心脏结构和功能损伤；B 期是指患者存在高血压、冠心病、糖尿病等心力衰竭易患因素，同时心脏结构及功能已经出现损伤，但是无心力衰竭的临床表现；C 期为各种原因引起心力衰竭的临床表现，只要出现一次即应该划入 C 期；A、B 期为心力衰竭早期，多在各种疾病及易患因素中讨论，D 期是心力衰竭的终末期，多数患者需要机械循环支持和心脏移植。心力衰竭临床分期目的是将心力衰竭防治窗口前移，强调预防在心力衰竭防治中的重要性。临床上所讨论的心力衰竭多数为 C 期。

慢性心力衰竭 C 期多表现为血流动力学恶化阶段即失代偿阶段、慢性心力衰竭易损阶段和血流动力学稳定阶段交替出现，是慢性心力衰竭临床过程的特点。

（1）血流动力学恶化阶段：临床上主要表现是短期内心力衰竭症状明显加重，患者往往不能平卧，水肿明显加重，心脏功能多在Ⅲ到Ⅳ级，往往需要住院静脉给药治疗。多是诱因引起，部分患者去除诱因后又可转为易损阶段、血流动力学稳定阶段。一部分患者心功能极差，如不及时改善恶化的血流动力学，则无机会去除诱因，而因血流动力学恶化致死。这一部分患者往往需要静脉使用改善血流动力学的药物，目前大多数学者将其归到急性心力衰竭的范畴，但是病因、临床表现及预后与初发急性心力衰竭均存在显著的不同。恶化的血流动力学亦是促使诱因出现的原因，如肺淤血加重易引起肺部感染或感染难控制。因此，改善血流动力学是大多数慢性心力衰竭患者住院的首要治疗目标，为改善心脏重构治疗措施的落实提供前提保障。

（2）慢性心力衰竭易损阶段：亦称为心力衰竭易损期。血流动力学改善后持续 3 个月左右，心力衰竭患者容易再次发生血流动力学恶化而住院，猝死率发生高，故称这一时期为心力衰竭易损期。可能与血流动力学稳定后，体内激素、炎症因子及其内环境恢复到血流动力学稳定阶段需要一定时间有关。

（3）血流动力学稳定阶段：血流动力学相对稳定，无须静脉给药，口服药物门诊观察治疗，社区管理即可。其治疗目标是预防血流动力学恶化，延长患者寿命，改善患者生活质量。主要治疗原则是拮抗过度代偿的神经内分泌系统，矫正心脏异常心脏电生理改变及病理生理学异常，改善心脏重构。

二、慢性收缩性心力衰竭（HFrEF）

（一）临床表现及诊断

心力衰竭的诊断需综合病史、症状、体征、实验室检查、心脏影像学检查和功能学检查进行评估。首先，根据病史、症状、体格检查、心电图、胸片判断有无心力衰竭的可能性；然后，通过心力衰竭生物标志物（如利钠肽）检测和超声心动图检查明确是否存在心力衰竭及其类型，再进一步确定心力衰竭的基本病因和诱因；最后，还需评估病情的严重程度及预后，以及是否存在并发症。全面、准确的诊断是心力衰竭患者有效治疗的前提和基础，临床诊断应包括心脏病的病因、病理解剖、病理生理及心功能分级等诊断。

1. 临床表现　左心衰竭和全心衰竭常见，单纯右心衰竭较少见。心力衰竭临床表现主要有四个方面：心排血量减低、肺淤血（左心衰竭）、体循环淤血（右心衰竭）、原发心脏病本身的表现。

2. 实验室和辅助检查

（1）常规实验室检查：血常规检查、尿常规检查、粪常规检查以确定是否有感染、贫血、肾脏损伤等；肝功能检查确定是否有肝酶增高判断肝脏淤血；肾脏功能检查判断是否同时合并肾脏功能不全，动态检查尚可以判断是肾前性还是肾性肾脏功能不全，以辅助判断心力衰竭的严重程度；电解质检查判断是否存在电解质紊乱，特别是确定是否存在低血钾、低血镁、低血钠，对心力衰竭的严重程度的判断和治疗具重要意义。如合并贫血，进一步检查血清铁、铁蛋白和总铁结合力。

（2）BNP 和 NT-proBNP 测定：有助于心力衰竭诊断和预后、治疗效果的判断。症状性和无症状性左心室功能障碍患者血浆 BNP 水平均升高，BNP 诊断心衰的敏感性、特异性、阴性预测值和阳性预测值分别为 97%、84%、97% 和 70%。血浆 BNP 可用于鉴别心源性和肺源性呼吸困难，BNP 正常的呼吸困难基本可除外心源性。血浆高水平 BNP 预示严重心血管事件，包括死亡的发生。心力衰竭经治疗，血浆 BNP 水平下降提示预后改善。大多数心衰呼吸困难的患者 BNP 在 400 pg/mL 以上；BNP ＜ 100 pg/mL 时不支持急性心衰的诊断；BNP 在 100 ～ 400 pg/mL 还应考虑其他原因，如肺栓塞、慢性阻塞性肺病、心力衰竭代偿期等。BNP ＜ 35 pg/mL 时通常可排除慢性心力衰竭，但其敏感度和特异度较急性心力衰竭低。

NT-proBNP 是 BNP 激素原分裂后没有活性的 N- 末端片段，与 BNP 相比，半衰期更长，更稳定，其浓度可反映短暂时间内新合成的而不是贮存的 BNP 释放，因此更能反映 BNP 通路的激活。血浆 NT-proBNP 水平与年龄、性别和体重有关，老龄和女性升高，肥胖者降低，肾功能不全时升高。血浆 NT-proBNP 水平也随心衰程度加重而升高，在伴急性冠状动脉综合征、慢性阻塞性肺病、肺动脉高压、高血压、心房颤动（AF）时也会升高。NT-proBNP 临床应用中国专家共识推荐：采用"双节点"策略，如就诊时 NT-proBNP ＜ 300 pg/mL，则该患者急性心力衰竭的可能性很小。如高于相应年龄层次的节点（50 岁以下、50 ～ 75 岁和 75 岁以上者分别为 450 pg/mL、900 pg/mL 和 1800 pg/mL），则该患者急性心力衰竭的可能性很大。如检测值介于上述两节点之间的"灰区"，可能是程度较轻的急性心力衰竭或是非急性心力衰竭所致，此时应结合其他检查结果进一步鉴别诊断。

（3）心电图检查：心电图检查对心力衰竭诊断无意义，但完全正常心电图基本可以排除心力衰竭诊断。心力衰竭有多种心电图表现，包括原发疾病的表现，如心肌梗死临床表现，也可以出现各种心律失常，包括：①室性期前收缩最常见，几乎所有心力衰竭患者均可发生；②各种心动过速；③各种室内传导阻滞；④房室传导阻滞等。心电图的异常还可提供某些病因信息（如心肌梗死），心电图所见也可提供治疗适应证（如心房颤动的抗凝治疗、显著心动过缓的起搏治疗、QRS 波群增宽的心脏再同步化治疗）。

（4）X 线检查：主要有以下 2 点表现。①心影大小及外形：心力衰竭时心影常扩大，心影增大的程度取决于原发的心血管疾病。此外，心影大小及外形还可为心脏病的病因诊断提供重要线索。②肺淤血及肺水肿表现：肺淤血的程度可判断左心衰竭的严重程度，典型者上肺静脉影增粗，较下肺静脉影明显，呈鹿角样；当肺静脉压＞ 25 ～ 30 mmHg 时可见 Kerley B 线，为肺野外侧水平线状影，是肺小叶间积液的表现，为肺淤血的特征性 X 线征象；急性肺泡性肺水肿时，肺门呈蝴蝶状阴影，肺野可见向心性大片融合的模糊、毛玻璃样阴影；严重时可见右侧胸腔积液或双侧胸腔积液。

（二）临床治疗

1. 治疗目标及原则　慢性心力衰竭的治疗目标从 20 世纪 90 年代以来有了重大的转变：不仅仅是改善症状，更重要的是针对心力衰竭病因发病机制，以改善心脏重构，防止和延缓心脏进一步损伤为核心，从而降低心力衰竭的死亡率和住院率。

（1）治疗目的：①延长寿命、降低死亡率；②阻止心脏损害的进一步恶化，减少住院率；③提高运动耐量，改善生活质量。

（2）治疗原则：①心力衰竭基本病因及诱因的防治；②改善血流动力学；③拮抗过度激活的神经内分泌系统；④改善心肌能量代谢，保护心肌细胞。

（3）治疗方法：在治疗目的和治疗原则的指导下，结合心力衰竭病因及发病机制制订总的方案，根据患者的具体情况（如心力衰竭的基本病因和诱因、心功能状态等个体特点）选择、调整治疗方案。

2. 病因和诱因治疗

（1）基本病因治疗：大多数心力衰竭基本病因明确，如高血压、冠心病、瓣膜病、先天性心脏病等。在心力衰竭发生的早期尚有治疗的机会，但当进入心力衰竭的晚期阶段，则失去了病因治疗机会。因此，基本病因的治疗一定要强调一个"早"字，积极控制血压、改善冠脉血供，用介入或手术方法矫正慢性心瓣膜病及先天畸形的血流动力学紊乱。有些心力衰竭基本病因不明确，如原发性心肌病，或即使病因明确，目前也尚缺乏针对性治疗方法，如遗传性心肌病等，基本病因治疗无法实施。

（2）诱因治疗：最常见的诱因为肺部感染，应选择适当的抗生素。对于有基础心脏病变尤其是瓣膜病和先天性心脏病患者，如果出现 2 周以上的发热，应警惕感染性心内膜炎。严重心律失常者抗心律失常，纠正电解质、酸碱平衡紊乱等。潜在的甲状腺功能亢进症、贫血、肺动脉血栓形成及栓塞也是心力衰竭加重的诱因，均应进行针对性治疗。

3. 慢性心力衰竭 C 期急性血流动力学恶化阶段的治疗

（1）减轻心脏负荷：包括以下 4 种方法。①休息：控制体力活动、避免精神紧张均能减低心脏负荷，有利于血流动力学紊乱的改善。但长期卧床易发生静脉血栓形成、肺栓塞、消化功能减退等并发症，同时引起肌肉萎缩、肌肉血供进一步减少而致运动耐量下降，因此，目前认为，心力衰竭患者血流动力学稳定后应该适量运动，有利于提高患者的生活质量，甚至延长生存时间。②监测体重：每日测定体重以早期发现液体潴留非常重要。如在3 d 内体重突然增加 2 kg 以上，应考虑患者有钠、水潴留（隐性水肿），需加大利尿剂剂量。③限盐：适当限盐有利于减轻水肿及心脏负荷，但过分严格限盐同时应用强效排钠利尿剂易导致低钠血症。正常成年人每日钠的摄入量为 3～6 g，轻度心力衰竭患者钠盐摄入应控制在 2～3 g/d，中到重度心力衰竭患者应 < 2 g/d，由于利尿剂疗效可靠，故临床上对于一般患者不强调限盐，但是对于难治性心力衰竭及终末性心力衰竭患者，因存在利尿剂抵抗，适当限盐是合理的。④使用利尿剂：利尿剂是治疗心力衰竭最常用的药物，可减少血容量、减轻周围组织和内脏水肿、减轻心脏前负荷、减轻肺淤血；利尿后大量排钠，使血管壁张力降低，减轻心脏后负荷，增加心排血量而改善左心室功能。对有液体潴留的心力衰竭患者，利尿剂是唯一能充分减少心力衰竭患者液体潴留的药物。合理使用利尿剂是其他治疗心衰药物取得成功的关键环节之一。如利尿剂用量不足造成液体潴留，会降低机体对 ACEI 的反应，增加使用 β 受体阻滞剂的风险。另一方面，不恰当的大剂量使用利尿剂则会导致血容量不足，增加 ACEI 和血管扩张剂发生低血压的危险，以及 ACEI 和 ARB 出现肾功能不全的风险。

第三节　急性心力衰竭

急性心力衰竭（acute heart failure，AHF，以下简称"急性心衰"）是由多种病因引起的心排血量急剧显著降低，进而导致组织器官灌注不足和循环淤血的一组急性临床综合征。可表现为急性新发作心衰或慢性心衰急性失代偿，其症状和体征通常骤然发生或急剧加重，属心脏急症，若不及时诊治，常危及生命。

根据病变累及部位可分为急性左心衰和急性右心衰，前者最多见。

一、病因和诱因

新发急性心衰的常见病因包括急性心肌损害（如急性冠状动脉综合征和重症心肌炎等），急性血流动力学障碍（如急性瓣膜功能障碍、急性心脏压塞、高血压危象和严重心律失常等）。心肌缺血所致的急性心肌损伤和坏死是引起急性心衰的最常见原因，约占30%；其次为高血压。肺源性心脏病、心肌病、心包积液、风湿性心脏病和先天性心脏病等都是常见病因。慢性心衰急性失代偿常由一个或多个诱因诱发，也可在没有明显诱因的情况下发生。

急性心衰的常见诱因有感染、各类心律失常、血容量急剧增加、情绪激动或过度体力消耗、治疗不当或原有心脏病加重、药物治疗依从性缺乏和肺栓塞等。其中，感染是心衰患者急性发病住院的主要诱因，约占45%；其次为劳累过度或应激反应（情绪激动、饱食或外伤等），约占 25%。约 25% 的患者存在 2 种及以上心衰诱因。

二、病理生理机制

不同的病因与诱因通过多种病理机制导致急性心衰。

1. 急性心肌损伤和坏死

（1）急性大面积心肌梗死：可造成心肌收缩功能急剧下降，直接导致急性心衰。在老年人和糖尿病患者，急性心肌梗死有时以急性左心衰为首要表现。

（2）急性大面积心肌缺血：也可直接诱发急性心衰。心肌细胞在缺血缺氧状态下可出现心肌顿抑和心肌冬眠，引起心脏舒缩功能异常。

（3）陈旧性心肌梗死或慢性缺血性心脏病：在心肌梗死 / 缺血进一步发作或其他诱因引起心脏负荷加重时，可出现急性心衰。

2. 急性血流动力学障碍

（1）心排血量骤然下降，外周组织器官灌注不足，表现为血压下降、脏器功能和末梢循环障碍，甚至发生心源性休克。

（2）左室舒张末压和肺毛细血管楔压升高，可发生低氧血症、代谢性酸中毒和急性肺水肿。

（3）右室充盈压升高，使体循环静脉压升高，主要脏器淤血、水钠潴留和水肿等。

3. 神经内分泌激活　交感神经系统和肾素 - 血管紧张素 - 醛固酮系统的过度兴奋是机体在急性心衰时的一种代偿性保护机制。但其长期过度兴奋会使多种内源性神经内分泌与细胞因子激活，进一步加重心肌细胞损伤，造成心功能下降和血流动力学紊乱，并反馈激活神经内分泌系统，形成恶性循环。

4. 心肾综合征　心衰和肾衰竭常并存且互为因果，临床上称为心肾综合征。主要发病机制为器官灌注不足、神经体液因子激活、循环负荷增加和一氧化氮（NO）氧自由基（ROS）平衡失调。心肾综合征可分为 5 种类型，III 型和 IV 型均可引起心衰，其中 III 型可造成急性心衰，V 型也可诱发心衰甚至急性心衰。

5. 慢性心衰的急性失代偿　稳定的慢性心衰患者在不同诱因的刺激下，可在短时间内出现心功能急性失代偿，表现为心功能急剧恶化的急性心衰。病理机制多为前负荷和 / 或后负荷增加。①心肌收缩功能进行性下降和动脉端阻力血管张力增加，导致心排血量降低，左室充盈压增高，引起肺毛细血管楔压升高并出现肺间质或肺泡水肿和呼吸困难。②慢性心衰引起肺淤血，动脉血氧饱和度下降导致组织器官缺氧及损伤；同时神经内分泌系统过度激活引起全身血管收缩，左室后负荷增加。缺氧也引起肺血管收缩，右室后负荷增加。③交感神经兴奋也使静脉血管收缩，引起静脉端血管阻力增加，静脉系统容量储存功能异常导致不适当的容量转移或再分布。在这些因素的共同作用下导致心功能急性失代偿。

三、临床表现

急性心衰主要表现为以肺淤血、体循环淤血以及组织器官低灌注为特征的症状和体征。多数患者既往可能存在各种心脏疾病或心血管病危险因素，并伴有 1 种及以上引起心功能急性失代偿的诱因。

突发呼吸困难是急性左心衰最主要的临床表现。根据病情的严重程度，可依次表现为劳力性呼吸困难、夜间阵发性呼吸困难、端坐呼吸等；体格检查可发现心脏增大、舒张早期或中期奔马律、肺动脉瓣区第二心音亢进、两肺满布干湿啰音、体循环淤血体征（颈静脉充盈、肝颈静脉回流征阳性、下肢和骶部水肿、肝肿大、腹腔积液）等。早期征兆可表现为部分原来心功能正常的患者出现原因不明的疲乏或运动耐力明显减低、心率增加 15 ~ 20 次 / 分以上。

急性肺水肿：突发严重呼吸困难、端坐呼吸、烦躁不安，伴恐惧窒息感，呼吸频率可达 30 ~ 50 次 / 分，面色灰暗，口唇发绀，大汗淋漓，咳嗽，咳大量粉红色泡沫样痰，可出现大小便失禁。听诊心率快，心尖部常可闻及舒张早期奔马律，两肺满布湿啰音和哮鸣音。

心源性休克：在血容量充足的情况下存在持续低血压，收缩压 ≤ 90 mmHg（持续 30 分钟以上），肺毛细血管楔压 PCWP ≥ 18 mmHg，心脏指数 CI ≤ 2.2 L/（min·m²），伴有组织低灌注的表现，如少尿 [尿量 < 0.5 mL/（kg·h）]，甚至无尿，皮肤苍白和发绀，四肢湿冷，意识障碍，血乳酸 > 2 mmol/L，代谢性酸中毒（pH < 7.35）。

四、辅助检查

急查血浆利钠肽水平、肌钙蛋白、尿素氮、肌酐、电解质、血糖、全血细胞计数、肝功能和甲状腺功能等。怀疑肺栓塞者需行 D- 二聚体检查，怀疑并存感染者可检测降钙素原水平。住院心衰患者在院期间每 1 ~ 2 d 测定肌酐、尿素氮和电解质；出院前可测定利钠肽水平以评估预后。

1. 利钠肽　检测血浆 B 型利钠肽（BNP）和 N 末端 B 型利钠肽原（NT-proBNP）水平。当 BNP < 100 ng/L、NT-proBNP < 300 ng/L 时一般可排除急性心衰。急性心衰的 NT-proBNP 水平与年龄有关：年龄 < 50 岁患者 NT-proBNP > 450 ng/L，50 ~ 75 岁患者 > 900 ng/L，75 岁以上患者 > 1800 ng/L。伴肾功能不全 [肾小球滤过率 < 60 mL（min·1.73m²）] 时，急性心衰的 NT-proBNP > 1200 ng/L。但在一些失代偿的终末期心衰、一过性肺水肿或急性右心衰的患者中可检测血浆利钠肽水平很低，血浆利钠肽水平升高也不能直接用于诊断急性心衰。

2. 肌钙蛋白　可用于急性心衰患者的病因诊断（如急性心肌梗死）和预后评估。绝大多数急性心衰患者可检测到血浆肌钙蛋白水平升高。此外，对于急性肺栓塞患者，肌钙蛋白水平升高对疾病危险分层也有重要意义。

3. 心电图　心电图检查可了解患者基础心脏病和潜在的诱因（心肌缺血、快速性心律失常等），对急性心衰病因诊断及鉴别诊断具有参考价值。

4.X 线胸片 急性心衰最有特异性的胸部 X 线表现是肺淤血、胸腔积液、肺间质或肺泡水肿、心脏增大。对疑似急性心衰患者应行胸片检查，以识别或排除肺部疾病或其他引起呼吸困难的疾病。X 线胸片正常并不能排除急性心衰，近 20% 患者的 X 线胸片表现几乎正常，急性心衰患者仰卧位胸片价值有限。

5. 超声心动图和胸部超声 对于血流动力学不稳定的急性心衰患者（尤其是心源性休克）和怀疑急性危及生命的结构性 / 功能性心脏异常（心脏并发症、瓣膜反流、主动脉夹层）的患者应尽快行超声心动图检查。床旁胸部超声检查可发现肺间质水肿和胸腔积液的征象。

6. 动脉血气分析 对于不能通过指脉氧仪评估，又急需明确机体氧合情况、酸碱状态和动脉血 CO_2 分压水平的患者，尤其是伴有急性肺水肿、慢性阻塞性肺病或心源性休克的患者，应行动脉血气分析。

五、诊断、鉴别诊断和病情评估、分型分级

急性心衰病情危重、进展较快，要立即识别、快速诊断，并迅速纠正危及生命的危险状况。

（一）诊断

对于有急性心衰症状或体征的患者，出现典型的肺淤血 X 线胸片和异常心电图，结合血浆利钠肽水平和超声心动图检查，基本可以明确急性心衰诊断。

（二）鉴别诊断

急性心衰需与支气管哮喘、心包积液、缩窄性心包炎以及其他原因引起的肺水肿和休克相鉴别。

1. 支气管哮喘 支气管哮喘有哮喘发作史、个人或家族过敏疾病史，多见于青少年，好发于春秋季节。发作时呼气时间延长、常有白色泡沫痰、可闻及双肺较广泛的哮鸣音；无心脏病者心脏大小正常，用 β_2 受体激动剂、糖皮质激素和氨茶碱等治疗有效。心源性哮喘是急性左心衰时出现的喘息症状，体检可见左心增大、奔马律及病理性杂音。胸部 X 线检查可见肺淤血及左心增大。多见于中老年患者。血浆利钠肽（BNP、NT-proBNP）水平等相关辅助检查有助于进一步鉴别诊断。

2. 非心源性肺水肿 心脏以外的其他原因可引起急性肺水肿，也是严重的急症，必须早期诊断和及时治疗。常见的有严重感染性肺炎、输血输液过量或过快、严重贫血和低蛋白血症、吸入有毒气体、有机磷中毒、高原缺氧、过敏反应、溺水、张力性气胸或大量胸腔积液时抽气或抽液太快太多等。这些因素造成的急性肺损伤伴进行性呼吸衰竭。其病理特征为肺微血管通透性增高、肺泡渗出富含蛋白质的液体，最终导致肺水肿和透明膜形成。主要表现为呼吸窘迫和顽固性低氧血症。不同原因引起的急性肺水肿都有相应的病史和特征，如感染性肺水肿多在起病 24 ～ 48 h 后，患者的呼吸困难加剧，咳血痰，高热，体检和胸部 X 线呈典型肺水肿。急性心衰可能同时合并肺部疾病。大量粉红色泡沫样痰和心尖部舒张期奔马律有助于心源性急性肺水肿的诊断。

3. 非心源性休克　心源性休克多与肺淤血、肺水肿并存，是急性心衰的主要特征。若无肺循环和体循环淤血征，心源性休克可能性极小。

此外，还需要对引起急性心衰的可能病因进行鉴别。可结合相应症状体征和辅助检查对急性冠状动脉综合征、高血压急症、主动脉夹层、肺栓塞、心律失常等进行鉴别。

（三）病情评估与分型、分级

急性心衰患者心肺功能初始评估和连续非侵入性监测，包括心电、血压、血氧、液体出入量等，对评估通气、外周灌注和病情进展等至关重要。

急性心衰的临床分型是根据组织的淤血和灌注情况确定的。有无组织淤血分为"湿"和"干"，有无组织低灌注分为"冷"和"暖"，由此将急性心衰分为四型：①"干暖"型，无明显组织淤血，也无明显组织低灌注，此型病情最轻；②"干冷"型，无明显组织淤血但有组织低灌注，大约占5%，多数合并低血容量；③"湿暖"型，有明显组织淤血但无明显组织低灌注，此型最为常见，多数为慢性心衰急性失代偿；④"湿冷"型，有组织淤血也有组织低灌注，病情重。淤血症状和体征主要包括肺淤血、端坐呼吸/夜间阵发性呼吸困难、外周（双侧）水肿、颈静脉怒张、淤血性肝肿大、肝颈静脉回流征、肠淤血和腹腔积液等；低灌注症状和体征主要包括：四肢湿冷、尿少、神志模糊、头晕和脉压小等。急性心衰患者早期由于交感神经系统高度激活可以表现为收缩压正常或升高（＞140mmHg），只有少数（5%～10%）表现为收缩压降低（＜90mmHg）。低血压性急性心衰患者预后较差，尤其是同时存在低灌注（湿冷型）时更严重。

急性心肌梗死患者并发急性心衰时推荐应用 Killip 分级，因其与患者的近期病死率相关。

六、治疗和监测

（一）治疗目标

1. 短期目标

（1）稳定血流动力学状态，维持收缩压≥ 90mmHg；

（2）纠正低氧，维护脏器灌注和功能；

（3）减轻急性心衰症状；

（4）预防血栓栓塞。

2. 中期目标（住院期间）

（1）鉴别急性心衰的病因、诱因和相关共存疾病；

（2）调整淤血的治疗和优化血压管理；

（3）针对病因和诱因的治疗。

3. 长期目标（出院）　开展健康管理，预防心衰加重或急性再发，提高生活质量，延长生存时间。

（二）治疗方案

1. 一般处理　对于静息时呼吸困难明显的患者，调整体位至半卧位或端坐位，双腿下垂以减少回心血量，减轻心脏前负荷。存在低氧血症的患者（血氧饱和度低于 90% 或动脉氧分压低于 60 mmHg）应予以氧疗，使血氧饱和度恢复到 95% 以上（伴慢性阻塞性肺病的患者恢复到 90%）。吸氧方式包括①鼻导管吸氧：低氧流量（1 ～ 2 L/min）开始，若无 CO_2 潴留，可采用高流量给氧（6 ～ 8 L/min）；②面罩吸氧：适用于伴呼吸性碱中毒的患者。使用阿片类药物如吗啡，可缓解患者焦虑和呼吸困难，用法为 2.5 ～ 5.0 mg 静脉缓慢注射，亦可皮下或肌内注射。应密切观察疗效和呼吸抑制的不良反应，急性肺水肿患者可谨慎使用，伴明显和持续低血压、休克、意识障碍、慢性阻塞性肺病等患者禁用。

2. 根据临床分型确定治疗方案　能更好地维护脏器灌注和功能。"干冷"型急性心衰的机体处于低血容量状态、具有外周组织低灌注的表现，首先应适当扩容，如低灌注仍无法纠正，可给予正性肌力药物。"湿冷"型急性心衰是最危重的，机体容量负荷重且外周组织灌注差，如收缩压 ≥ 90 mmHg，则给予血管扩张剂、利尿剂，若治疗效果不佳再使用正性肌力药物；如收缩压 < 90 mmHg，首选正性肌力药物，若无效则使用血管收缩药，当低灌注纠正后再使用利尿剂。对药物治疗无反应的患者，可行机械循环支持治疗。"干暖"型调整口服药物即可。"湿暖"型若为以高血压为主要表现的血管内液体再分布类型，首选血管扩张剂，其次为利尿剂；若为以淤血为主要表现的心源性液体潴留类型，首选利尿剂，其次为血管扩张剂，严重利尿剂抵抗患者可采用超滤。

3. 容量管理　机体淤血和水肿明显者应严格限盐限水、调整输液量和速度，避免加重心脏容量负荷。对于无大出血和严重脱水等明显低血容量因素的急性心衰患者，每日液体摄入量应在 1 500 mL 以内，不应超过 2 000 mL，同时限制钠摄入 < 2 g/d，保持出入量负平衡约为 500 mL/d，体重下降 0.5 kg；对于严重肺水肿患者，每日目标尿量为 3 000 ～ 5 000 mL，出入量负平衡为 1 000 ～ 2 000 mL/d，甚至可达 3 000 ～ 5 000 mL/d，以减少水钠潴留，缓解症状。3 ～ 5 d 后，若肺淤血、水肿明显消退，应减少液体负平衡量，逐渐过渡到出入量大体平衡。在负平衡下应注意防止发生低血容量、低钾血症和低钠血症等。

（三）药物治疗

1. 利尿剂　利尿剂的合理使用是急性心衰治疗的关键。有液体潴留证据的急性心衰患者均应使用利尿剂。首选静脉使用袢利尿剂，如呋塞米、托拉塞米、布美他尼等，应及早应用，以改善症状。在静脉使用利尿剂期间，需监测患者症状、尿量、肾功能和电解质，并根据患者症状和临床状态调整剂量和疗程。对于新发急性心衰患者，或没有接受过口服利尿剂治疗的慢性心衰急性失代偿患者，常用呋塞米，初始剂量为 20 ～ 40 mg 静脉注射，之后可静脉滴注 5 ～ 40 mg/h，其总剂量在起初 6h 不超过 80mg，起初 24 h 不超过 160 mg。亦可应用托拉塞米 10 ～ 20 mg 静脉注射。对于长期使用口服利尿剂的患者，最初静脉剂量应不小于长期每日口服剂量。可间歇推注或连续输注利尿剂。对于难治性水肿或症状缓解不明显的患者，可以考虑袢利尿剂和噻嗪类利尿剂或螺内酯联合使用。如果平时使用袢利尿剂治疗，有低灌注表现的患者应在纠正后再使用利尿剂。

2. 血管扩张剂 可通过降低静脉张力（前负荷）和动脉张力（后负荷）获得双重受益。收缩压是评估患者是否适宜应用此类药物的重要指标，收缩压＜ 90 mmHg 或伴有症状性低血压的患者禁忌使用；收缩压＞ 90 mmHg 或伴有高血压的患者应当考虑使用，但要谨慎控制剂量，以免过度降压引起不良预后；对于二尖瓣或主动脉瓣显著狭窄的患者应慎用血管扩张剂。射血分数保留的心衰患者因对容量更加敏感，使用血管扩张剂应谨慎。应用过程中须密切监测血压，根据血压情况调整合适的维持剂量。

3. 正性肌力药物 适用于低血压（收缩压＜ 90 mmHg）和 / 或组织器官低灌注的患者。短期静脉应用正性肌力药物可增加心排血量，升高血压，缓解组织低灌注，维持重要脏器的功能。

4. 血管收缩药物 适用于应用正性肌力药物后仍发生心源性休克或显著低血压的患者，以升高血压，维持重要脏器的灌注。心源性休克时，首选去甲肾上腺素维持收缩压。

血管收缩药物可致心律失常、心肌缺血及其他器官损害，用药中应密切监测血压、心律、心率、血流动力学及临床状态变化，当器官灌注恢复和 / 或循环淤血减轻时尽快停用。

5. 洋地黄类药物 可轻度增加心排血量、降低左心室充盈压及改善症状。主要适应证是房颤伴快速心室率（＞ 110 次 / 分）的急性心衰。毛花苷 C 静脉注射作用快、蓄积性小，治疗量与中毒量之间的差距大于其他洋地黄类强心苷，绝大部分以原型经肾排出。毛花苷 C 0.2 ～ 0.4 mg 缓慢静脉注射 10 分钟，2 ～ 4 h 后可再用 0.2 mg。急性心肌梗死后 24 h 内、严重心肌缺血、重症心肌炎伴严重心肌损伤的疾病早期应尽量避免使用。低钾血症和低镁血症易发生洋地黄中毒，应监测血钾、镁水平。

6. 抗凝治疗 急性心衰患者是静脉血栓栓塞症的高危人群。为预防深静脉血栓和肺栓塞发生，需用低剂量普通肝素或低分子肝素或磺达肝癸钠来预防静脉血栓栓塞症。若有抗凝禁忌证，可选择间歇性充气加压装置等预防静脉血栓栓塞症。

7. 改善预后的药物 慢性心衰急性失代偿和心衰恶化，若无血流动力学不稳定或禁忌证，可继续原有的优化药物治疗方案，包括 β 受体阻滞剂、ACEI/ARB，血管紧张素受体脑啡肽酶抑制剂（ARNI）、醛固酮受体拮抗剂，可根据病情适当调整用量。

（四）非药物治疗

急性心衰经多种药物治疗无效或特别危重经过评估难以用药物救治者可考虑辅助循环；对利尿剂无反应或者抵抗的患者，可考虑血液净化治疗；机械通气可较快改善心功能，减少心肌氧耗量，缩短急性左心衰的病程。

七、急性右心功能衰竭

急性右心功能衰竭（acute right heart failure，ARHF，以下简称"急性右心衰"），是由于心脏受到各种因素的影响，右心室突然扩张和 / 或功能障碍导致体循环充血、组织低灌注、低血压、心肾综合征或心肝综合征等急性进展性综合征。发病率相对较低（占急性心衰入院患者的 3% ～ 9%），但后果较严重。若不快速进行有效治疗，病死率很高。

（一）病理生理和病因

左右心室解剖结构、生理、病理生理有很大差异。右室的作用是接纳全身回流的静脉血，室壁薄、扩张性好，在一定的范围内，即使静脉回流增加，也不将这些增加的回流血液全部泵入肺循环。但肺循环在静息状态和运动状态下都是一个低压循环，一旦肺循环阻力急剧升高，就会出现右心功能不全。

急性右心衰的常见原因是急性大面积右室梗死、急性大块肺梗死、大量快速静脉输血、输液。也常见于慢性阻塞性肺病、成人急性呼吸窘迫综合征（ARDS）、先心病、瓣膜病、右室心肌病等。这些病因使右心室心肌收缩力急剧下降或右室的前后负荷突然加重而引起右心排血量急剧减低。结果导致左室充盈不足，引起左室排血量下降致低血压或休克。由于动脉压急剧下降，可反射引起肺血管收缩，肺循环阻力增高，进一步降低左室充盈压，形成恶性循环。右心室扩大失代偿而出现右室舒张末压增高和周围静脉压增高，出现体循环静脉淤血。左室衰竭本身可引起肺循环充血，使右心室后负荷增加，进一步加重右心衰竭。

（二）临床表现和诊断

急性右心衰的临床表现及体征包括体循环淤血及心排血量降低的一些表现，如低血压、心动过速、低氧血症、静脉系统淤血、颈静脉怒张、静脉压升高，组织器官低灌注、少尿、肢体末梢湿冷、乳酸增高等。

心电图、胸片、血气分析对于病因的判断有很大的提示作用。生物标志物脑钠肽（BNP）和肌钙蛋白 I（TnI）可作为参考指标，但对急性右心衰的诊断没有特异性。

超声心动图可以对右室扩张程度、右室对左室压迫"D"字征、三尖瓣反流、三尖瓣流速、三尖瓣收缩期下移幅度、室壁收缩情况进行评估，从而评价右心前后负荷及收缩力。肺动脉漂浮导管可连续性监测右室压力、肺动脉压力、右室后负荷、心排血量以及肺动脉楔压，通过公式计算出肺动脉阻力。

急性右心衰竭的诊断至少具备 2 个特征：①与右心衰竭一致的症状与体征。②右心结构和 / 或功能异常，或右心压力增加的客观依据，如右室心脏指数（CI ＜ 2.5 L/（min·m²）和右室充盈压＞ 8 mmHg。

（三）治疗

在充分评估右心前后负荷及收缩力的基础上，尽快实施规范化治疗。与急性左心衰不同，急性右心衰的治疗效果取决于病因治疗。病因不同，即使有相似的临床表现，但治疗措施具有很大的差异。

1. 病因治疗和容量管理　急性右室梗死引起的急性右心衰，血流动力学特征为心排血量降低和右室充盈压升高，其相应的临床表现为右心功能不全、低血压和休克。重要的治疗措施是首先补充血容量，以提高右房及右室的充盈压，增大右室容量，增加肺血流量，从而提高左室充盈压，增加左心排血量，纠正低血压和休克。但同时合并左心功能不全时，过量补液可加重左心功能不全，出现心源性肺水肿。因此，扩容应在有创血流动力学监测下进行。

急性肺栓塞所致急性右心衰主要针对急性肺栓塞的治疗，包括一般治疗及溶栓和／或抗凝治疗。

肺部疾病和 ARDS 所致急性右心衰的治疗在于原发病治疗和有效的容量管理。既保证适当的灌注又减少肺水肿，对保证右心功能的正常发挥具有重要意义。

2. 降低右室后负荷　几乎所有急性右心衰的患者都有后负荷的增加。应重点去除加重肺阻力的因素。首先要积极纠正低氧血症、高碳酸血症和酸中毒等加重肺阻力的因素。维持动脉氧饱和度大于 92%，但反映肺动脉血氧饱和度的混合静脉血氧饱和度 SvO_2 对肺动脉阻力影响更大。酸中毒造成肺阻力的升高，应尽量维持二氧化碳分压水平及 pH 在正常水平，并保持良好的肺通气状态。

可适当使用一些选择性的肺血管扩张剂，如内皮素受体拮抗剂、磷酸二酯酶 5 抑制剂及鸟苷酸环化酶激动剂、前列环素类似物及前列环素受体激动剂等。

3. 增加心肌收缩力　急性右心衰伴低血压可用去甲肾上腺素，维持平均动脉压大于肺动脉压。多巴酚丁胺和米力农可改善右心室肺动脉耦联，强心及扩张肺动脉，但应注意发生低血压。左西孟旦也可以开放二磷酸腺苷（ADP）依赖的钾通道，从而扩张全身肺血管。通过扩张肺血管床的血管和改善左心功能降低肺动脉压，进而改善右心功能。用法是 6 ～ 12 μg/kg 在 10 min 内推注，随后伴以维持剂量 [0.05 ～ 0.2 μg/（kg·min）]24 h。

药物治疗不理想时，可使用机械辅助循环。

第七章　心脏康复与二级预防

心脏康复在国际上的发展已经有 200 多年的历史，经历了从否定、质疑到普遍接受并大力推广的过程。我国心脏康复与二级预防处于起步阶段，医护人员和患者对心脏康复的认知水平较低，心脏康复所涉及的相关学科人才缺乏，心脏康复体系的建立和完善是现今我国心脏康复发展必须面对的挑战。

第一节　心脏康复的定义和目标

心脏康复（cardiac rehabilitation，CR）与二级预防（secondary prevention，SP）密不可分。心脏康复 / 二级预防是一门融合生物医学、运动医学、营养医学、心身医学和行为医学的专业防治体系，是以医学整体评估为基础，将心血管病预防管理措施系统化、结构化、数字化和个体化，通过综合管理危险因素，为心血管疾病患者在急性期、恢复期、维持期以及整个生命过程中提供生理、心理和社会的全面和全程管理服务和关爱。总体上分为 3 期：

1. I 期（院内康复期）　为住院期的心血管疾病患者提供康复和预防服务。本期康复目标是缩短住院时间，促进日常生活能力及运动能力的恢复，增加患者自信心，减少心理痛苦，减少再住院；避免卧床带来的不利影响，为 II 期康复提供全面完整的病情信息和准备。

2. II 期（院外早期康复或门诊康复期）　一般在出院后 1～6 个月进行。这期康复计划增加了每周 3～5 次心电、血压监护下的中等强度运动，包括有氧运动、抗阻运动及柔韧性运动训练，共 3 个月左右。推荐运动康复次数为 36 次，不低于 25 次。II 期康复为冠心病康复的核心阶段，既是 I 期康复的延续，也是 III 期康复的基础。

3. III 期（院外长期康复）　也称社区或家庭康复期，为心血管事件 1 年后的院外患者提供预防和康复服务。是第 II 期康复的延续。此期的关键是维持已形成的健康生活方式和运动习惯。

心脏康复与二级预防临床体系的建立目的是降低心血管疾病的患病率、病死率及急性心血管事件的发生，改善患者长期生活质量。

第二节　心脏康复的适应证和禁忌证

基本上心血管系统疾病均可以从心脏康复中获益。适应人群包括冠心病（内科保守治疗、血运重建 PCI/CABG 术后）、心力衰竭、心脏瓣膜病、先天性心脏病、外周动脉疾病、心脏移植、肺动脉高压、心律失常（人工心脏起搏器、复律除颤器等）、冠心病高危因素（高血压、糖尿病、高脂血症、肥胖症等）的患者。

心脏康复的禁忌证主要是指运动康复的禁忌证。绝对禁忌证包括急性心肌梗死（48 h内）、高危不稳定型心绞痛、未控制的心律失常伴发症状或血流动力学障碍、活动性心内膜炎、重度主动脉狭窄、心力衰竭失代偿、急性肺栓塞、急性心肌炎或心包炎等，以及严重认知功能障碍和精神异常、患者坚决拒绝。相对禁忌证包括冠状动脉左主干狭窄、心动过速或过缓、房颤且心室率未控制、肥厚性心肌病、高度房室传导阻滞、重度肺动脉高压、电解质异常等。

第三节　心脏康复与二级预防的内容

心脏康复与二级预防的主要内容包括患者评估、营养咨询、体重管理、血压管理、血脂管理、血糖管理、戒烟管理、心理管理、体力活动和运动训练等。

一、患者临床评估

患者的全面评估包括以下 5 点：①临床评估（病史、症状、体格检查等）；②心血管疾病的诊疗及药物情况；③并发症（包括外周动脉疾病、脑血管疾病、肺部疾病、肾脏疾病，及其他相关疾病等）；④日常生活习惯如饮食、睡眠等；⑤相关的辅助检查如心电图、心脏超声、冠脉造影检查等。完整详尽的病史有助于评估患者可能出现不良心脏事件的风险，以及为患者制订更符合个体的康复方案。

二、营养管理

1. 饮食摄入情况评估

（1）估计患者每日的总热量摄入，摄入饱和脂肪、反式脂肪、胆固醇、钠和其他营养素的含量；

（2）评估饮食习惯，包括水果和蔬菜、全谷物和鱼的摄入量，正餐和小吃的量，外出就餐的次数和酒精摄入量；

（3）评估营养干预的内容，主要是评估是否需要制定特殊膳食处方，如糖尿病饮食、高血压饮食等。

2. 饮食的干预策略　营养处方的目的是为预防和治疗心血管疾病提供营养指导。①患者教育，健康饮食。可根据中国居民膳食指南推荐，饮食要均衡营养，平衡膳食。②特殊膳食处方的制订。根据患者合并基础心血管疾病情况制定膳食，如肥胖、高血压、糖尿病、高脂血症、慢性肾病、心力衰竭等。

三、体重管理

肥胖是冠心病的独立危险因素。过度肥胖还容易导致冠心病的其他危险因素如高血压、血脂异常、糖尿病等发生。衡量超重和肥胖的最简便和常用的测量指标是腰围（WR）和体质指数（BMI）。BMI 反映全身肥胖程度，WR 主要反映腹部脂肪蓄积程度，即中心性肥胖。这两个指标都可以较好地预测心血管疾病发生的危险。

制定短期和长期体重控制目标，通常以每周减重 0.5 ~ 1.0 kg 为宜；6 ~ 12 个月内减少 5% ~ 10%，使 BMI < 25 kg/m²；腰围控制在男性 ≤ 102 cm、女性 ≤ 88 cm。减重方案有以下 3 种：①行为疗法：行为干预减重的终极目标为终身的饮食和运动行为的改变，维持长久的减重效果。②饮食模式：每日能量摄入目标可定为比需求能量少 500 ~ 1 000 kcal，鼓励低脂饮食，强调摄入蔬菜、水果和谷类食物，保持能量负平衡。③运动和体力活动：理想的减重方案主要目标是以运动和体力活动来增加能量消耗。

四、血压管理

高血压是患病率较高的慢性病之一，也是心脑血管疾病最重要的危险因素。对血压进行评估时，应注意：①测量双臂血压；②测量静息坐位血压至少 2 次；③为了排除体位性低血压，在进行药物降压治疗后分别采取卧位、坐位、立位测量血压；④高血压的诊断标准、危险评估、控制目标及随访等。

五、血糖管理

糖尿病是一种代谢性疾病。由于糖尿病的很多并发症可能是运动的禁忌证，因此需要了解以下评估内容。

1. 心血管风险　由亚临床或缺血性心脏病（无症状性心肌缺血）引起的心力衰竭和心律失常；由自主神经病变引起的血压或心率的骤升和骤降；由自主神经病变引起的运动后的直立性低血压。

2. 代谢方面风险　接受胰岛素或口服降血压药物的患者产生低血糖；高血糖恶化。

3. 肌肉骨骼肌创伤方面风险　足部溃疡（特别是神经病变出现后）；与外周神经病变相关的骨外科方面的损伤。

4. 微血管方面风险　视网膜病变：患有增生性视网膜病变的糖尿病患者应避免无氧运动、剧烈震动或 Valsalva 样运动；肾病变：低到中等强度的运动是安全的，不鼓励进行高强度运动；周围神经病变；需要进行全面的足部护理。

糖尿病患者管理的最大挑战是长期监测和控制血糖，服从负责的治疗方案，包括药物、饮食和运动治疗等。

六、血脂管理

对血脂异常患者进行临床评估时，应详细地采集病史，检测空腹总胆固醇、高密度脂蛋白、低密度脂蛋白和甘油三酯。寻找可能导致血脂升高的原因，提供治疗性生活方式改变和 / 或药物治疗。

七、戒烟管理

吸烟是心血管疾病的独立危险因素之一。戒烟可降低心血管疾病发病和死亡风险，是冠心病一级预防和二级预防的重要措施。

1. 吸烟状态及烟草依赖的评估　详细询问患者的吸烟状况和其他烟草制品的使用情况，确定吸烟量（支 / 天）和吸烟持续时间（年数），量化其他烟草制品的使用程度和类型，询问家庭和工作场所吸二手烟的情况。常应用尼古丁依赖量表（FTND）评估患者烟草依赖情况。

2.戒烟干预原则

（1）重视进行戒烟教育；吸烟的风险和戒烟的获益。

（2）非药物干预：给予心理支持治疗和行为指导。

（3）药物干预：给予戒烟药物治疗。目前的一线戒烟药物包括伐尼克兰、尼古丁替代治疗（NRT）相关制剂、安非他酮。

（4）家庭或工作中避免二手烟，预防复吸。

烟草依赖是一种慢性高复发性疾病。大多数吸烟者均有戒烟后复吸的经历，需要多次尝试才能最终戒烟。烟草依赖的治疗是一个长期过程，需要持续进行。引起烟草依赖的因素包括生物因素、心理因素和社会文化因素。因此烟草依赖戒断的过程需要医生指导，包括针对心理依赖和生理依赖的治疗，在这个过程中应强调心理支持和建议的重要性。

八、精神／心理与睡眠管理

许多恢复期的心脏病患者及家属要面对适应疾病和康复的挑战。严重心理因素包括抑郁、焦虑和与社会孤立等都会阻碍病情的恢复。因此，精神／心理因素的管理应贯穿心脏康复的始终。

1.精神／心理状态的评估　对于精神／心理状态的评估和识别，有几种方法，包括定式访谈、半定式访谈、他评焦虑抑郁量表、自评焦虑抑郁量表等。需要注意的是，无论是量表还是筛查问卷，都不是对患者的精神心理问题给予明确诊断，只是提示患者可能存在精神／心理问题，需要进行相应缓解症状的干预。

2.睡眠质量的评估　冠心病与睡眠障碍关系密切，失眠（＜6 h）和睡眠过多（＞9 h）是年龄＞35岁无心脏病史成年人发生冠心病的独立危险因素，也是冠心病患者发生抑郁的标志之一。临床医生对冠心病患者的失眠问题应足够重视，早期给予有效预防和控制。

匹兹堡睡眠质量评定表可用来评价患者的睡眠质量。处理失眠时首先需明确患者失眠原因。对于高度怀疑有睡眠呼吸暂停的患者，可采用多导睡眠监测仪来了解患者夜间缺氧程度、睡眠呼吸暂停的时间及次数。对于精神心理问题导致的睡眠障碍，应给予患者相应的指导。

3.精神／心理与睡眠管理　精神／心理与睡眠管理的目的是识别患者的精神／心理问题，并给予对症处理。

推荐措施：①评估患者的精神心理状态；②了解患者对疾病的担忧，患者的生活环境、经济状况、社会支持，给予针对性治疗措施；③通过一对一方式或小组干预对患者进行健康教育及咨询。促进患者伴侣和家庭成员、朋友等参与教育和咨询；④轻度焦虑抑郁治疗以运动康复为主，对焦虑和抑郁症状明显者给予对症药物治疗，病情复杂或严重时应请精神科会诊或转诊治疗。

对有焦虑抑郁情绪合并睡眠障碍患者建议使用镇静安眠药物。短促、足量、足疗程，包括苯二氮类和非苯二氮类或 5- 羟色胺再摄取抑制剂（SSRI）。必要时转诊精神科诊疗或会诊。

九、体力活动评估与干预

体力活动不足会影响成年人的健康，是心血管疾病风险的一个独立危险因素。体力活动不足的定义是中等强度体力活动时间＜ 150 分 / 周（或高强度体力活动时间＜ 69 ～ 75 分 / 周）。一般认为缺乏活动≥ 3 个月定义为久坐不动的生活方式，久坐不动的生活方式显著增加 CVD 风险。

评估体力活动是多维度的，且具有复杂性。最常用的两个方法是自评量表（主观）和体力活动监测器（客观）。国际体力活动问卷（IPAQ）适合心脏康复时的体力活动标准化评估。该问卷对体力活动持续时间、频率和强度进行量化。

鼓励患者进行每周≥ 5 d、每日 30 ～ 60 min 的中等强度的体力活动。建议低强度有氧运动，以尽量减少肌肉骨骼受伤的风险，推荐逐渐增加活动强度。鼓励患者进行自己喜欢或习惯的体力活动，逐步改善有氧活动和身体状况，减少心血管疾病的危险因素。

十、运动训练治疗

运动康复可显著降低总死亡率、心血管疾病相关死亡率、再住院率及情绪异常等临床预后。规律的运动训练是心脏康复的核心内容。根据患者的评估及危险分层，制定个体化的运动治疗处方是关键。

（一）运动能力评估

即体适能评估，包括心肺耐力评估、肌肉力量评估、柔韧性及平衡能力评估。

1. 心肺耐力评估　有氧运动能力评估最常用的是心肺运动试验和 6 min 步行试验。

（1）心肺运动试验：运动负荷试验是患者进行运动康复前重要的检测指标，主要用于诊断、预后判断、日常生活指导和运动处方制订以及疗效评定。心肺运动试验需要由经过严格培训的专业人员操作，临床上应用需要严格掌握适应证和禁忌证以及终止试验的指征，以保证测试安全。

（2）6 min 步行试验（6-minute walk test，6MWT）：当患者不能耐受标准的心肺运动试验时，可用 6 min 步行试验替代。6 min 步行试验是通过测量受试者徒步 6 min 可达到的最大距离来评估心肺功能，步行距离越短提示心肺功能越差。目前在试验过程中还可同时监测患者的心率、血压、血氧和自我感知劳累分级（Borg 分级）等。

2. 肌肉力量评估　骨骼肌力量评估是最大力量的评估，即 1RM，表示人体尽最大努力仅能完成一次的负荷重量。等速肌力测试仪式是目前公认最准确的肌力评估设备。

3. 柔韧性及平衡能力评估　常用的柔韧性评估方法有座椅前伸试验、抓背试验、改良的转体试验等。常用的平衡能力评估方法有 Berg 量表、单腿直立试验、功能性前伸试验、2.4 m 起身行走试验等。

（二）运动治疗方法

运动处方包括运动方式、运动时间、运动强度、运动频率及注意事项。运动方式分为有氧运动（aerobic exercise）、抗阻运动（resistance exercise）、柔韧性运动（flexibility exercise）。

1. 运动方式

（1）有氧运动：又称耐力训练，是指人体在氧气充分供应的情况下进行的体育锻炼。即在运动过程中，人体吸入的氧气与需求相等，达到生理上的平衡状态。有氧运动所致的心血管反应主要是心脏的容量负荷增加，改善心脏功能。其对冠心病的治疗作用有：使冠状动脉管径增大、弹性增加；改善血管内皮功能，从而改善冠状动脉的结构和功能；促进冠状动脉侧支循环建立，代偿性的改善冠状动脉供血供氧能力；稳定冠状动脉的斑块；增加血液流动性，减少新发病变；有益于防控冠心病的危险因素，如高血压、血脂异常、糖尿病及肥胖等。

常用有氧运动方式有行走、慢跑、骑自行车、游泳、爬楼梯，以及在器械上完成的行走、踏车、划船等。每次运动时间为 20 ～ 40 min；运动频率建议 3 ～ 5 天 / 周；运动强度为运动耐量的 50% ～ 80%。

（2）抗阻运动：是指肌肉在克服外来阻力时进行的主动运动。抗阻运动可以增强局部肌肉的耐量，改善骨骼肌的氧化能力和运动能力。与有氧运动比较，抗阻运动引起的心率反应性较低，主要增加心脏的压力负荷，从而增加心内膜下血流灌注，获得较好的心肌氧供需平衡。

抗阻运动方式包括器械训练和徒手训练，器械训练包括哑铃或杠铃、各种抗阻运动器械以及弹力带等；徒手训练通常为利用自身重力方式（如俯卧撑、深蹲等）。每次训练 8 ～ 10 组肌群，躯体上部和下部肌群可交替训练，每周 2 ～ 3 次或隔天 1 次，切记运动过程中用力时呼气，放松时吸气，不要憋气，避免 Valsalva 动作。

（3）柔韧性运动：是指一系列关节运动。柔韧性由控制关节的肌肉情况而定。如果肌肉太过紧张，关节就不能全方位的活动。改善柔韧性的运动能改善身体的敏捷和姿态，以及防止突然运动所引起的伤害。建议运动结束进行，训练原则应以缓慢、可控制方式进行，逐渐加大活动范围。训练方法：每一部位拉伸时间 6 ～ 15 s，逐渐增加到 30 s，如可耐受可增加到 90 s，其间正常呼吸，强度为有牵拉感觉同时不感觉疼痛。每个动作重复 3 ～ 5 次，总时间 5 ～ 10 min。

2. 步骤和注意事项

（1）经典的运动康复程序：包括 3 个步骤。

第一步：准备活动（warm-up）：即热身运动，多采用低水平有氧运动，持续 5 ～ 10 min。目的是放松和伸展肌肉、提高关节活动度和心血管的适应性，预防运动诱发的心脏不良事件及预防运动性损伤。

第二步：训练阶段，包含有氧运动、阻抗运动、柔韧性运动等，总时间 30 ～ 90 min。其中，有氧运动是基础，阻抗运动和柔韧性运动是补充。

　　第三步：放松运动（cool-down），有利于运动系统的血液缓慢回到心脏，避免心脏负荷突然增加诱发心脏事件。放松运动是运动训练必不可少的一部分。放松方式可是慢节奏有氧运动的延续或是柔韧性训练，根据患者病情轻重可持续 5 ～ 10 min，病情越重，放松运动的持续时间宜越长。

　　（2）注意事项：尽管心脏康复运动带来的风险很低，但运动期间同样会有不良事件发生。运动时或运动后监护出现以下情况，暂时停止运动：①运动时感觉胸痛、呼吸困难、头晕；②运动时心率波动范围超过 30 次 / 分；③运动时血压升高＞ 200/100 mmHg，收缩压升高＞ 30 mmHg 或下降 10 mmHg 以上④运动时心电图监测 ST 段下移≥ 0.1 mv 或上升≥ 0.2 mv；⑤运动时或运动后出现严重心律失常。同时，在运动场所，配备相应抢救仪器及药品，康复医师和护士要接受心脏急救培训。

第四节　自我管理与居家康复

　　心脏康复可以根据患者病情选择在医院、门诊、社区 / 家庭等场所开展。想要长期保持心脏康复的效果，需要进行居家连续性的心脏康复，因此，心血管疾病患者应该终身持续居家康复。患者应该学会自我管理，掌握必要的自我管理的措施，定期随访、评估与管理心血管疾病危险因素，掌握居家运动训练的原则与方法。另外，近年来体外反搏治疗技术、心脏体外震波治疗技术、我国传统中医药技术等在心血管疾病患者的全程康复中起到重要作用。

参考文献

[1] 王培健，魏铭 . 心脑血管疾病的预防与管理策略 [J]. 中国现代神经疾病杂志，2024，24(02)：106-112.

[2] 叶芳，聂晓亚，彭李妦，等 . 维生素 D3 联合阿托伐他汀治疗老年高血压的临床效果 [J]. 临床合理用药杂志，2024，17(01)：43-46.

[3] 赵灿，王刚，刘霄燕，等 .BMI 对慢性心力衰竭的预后价值 [J]. 临床心血管病杂志，2024，40(03)：194-198.

[4] 葛均波，马爱群，王建安，等 . 心血管系统与疾病 [M]. 北京：人民卫生出版社，2021.

[5] 韩清华，孙建勋 . 内科学 [M]. 北京：人民卫生出版社，2018.

[6] 梁万年，路孝琴 . 全科医学 [M]. 北京：人民卫生出版社，2023.

[7] 许幼晖 . 西医内科学 [M]. 北京：人民卫生出版社，2018.

[8] 张麟，罗英饰，许海峰，等 . 心力衰竭与相关疾病医答 [M]. 苏州：苏州大学出版社，2021.

[9] 何波，沈志强，陈鹏 . 心血管药物和药理学发展研究 [M]. 广州：世界图书出版广东有限公司，2020.

[10] 郭希菊，姜鹤，何峰峰，等 . 现代内科学 [M]. 广州：世界图书出版广东有限公司，2020.